U0654219

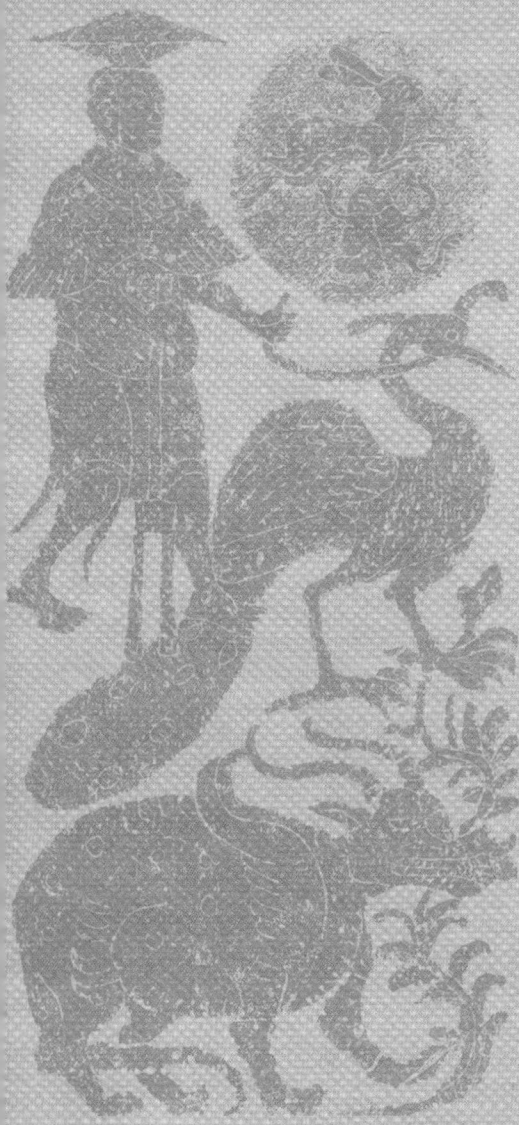

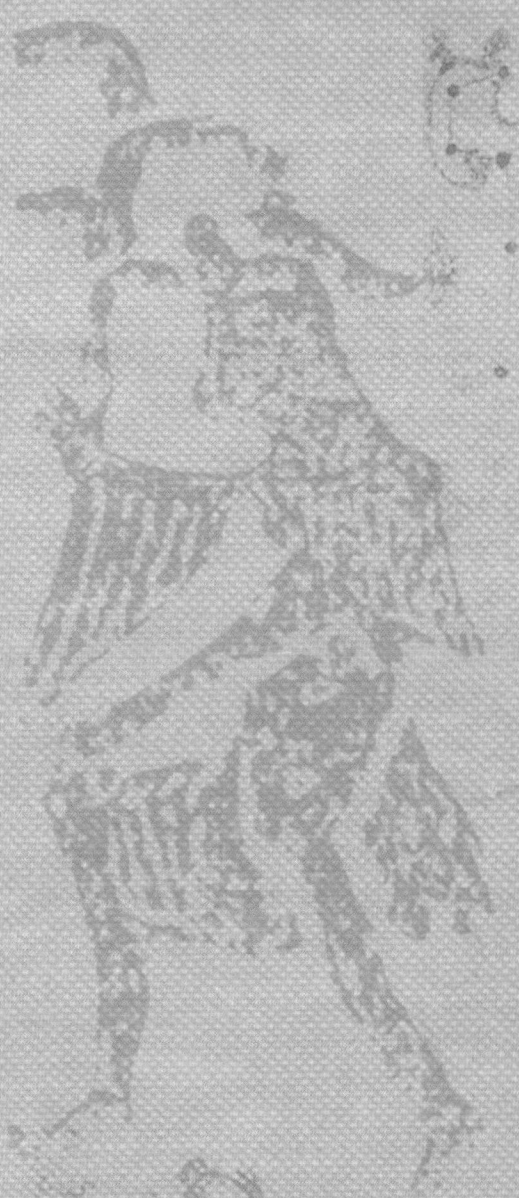

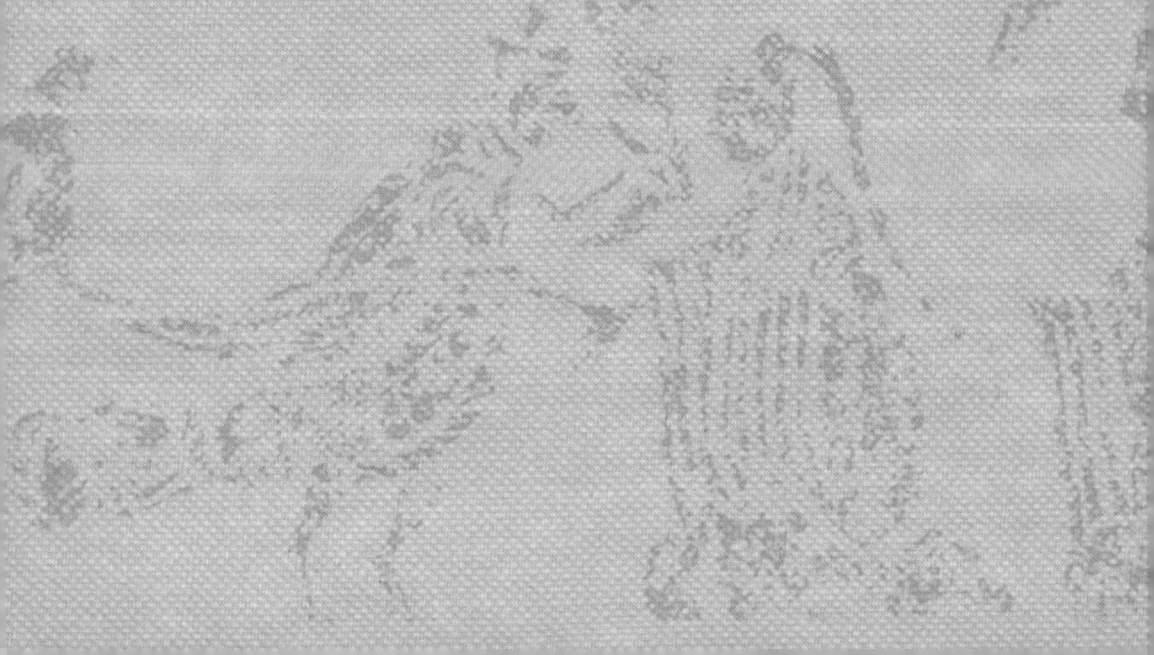

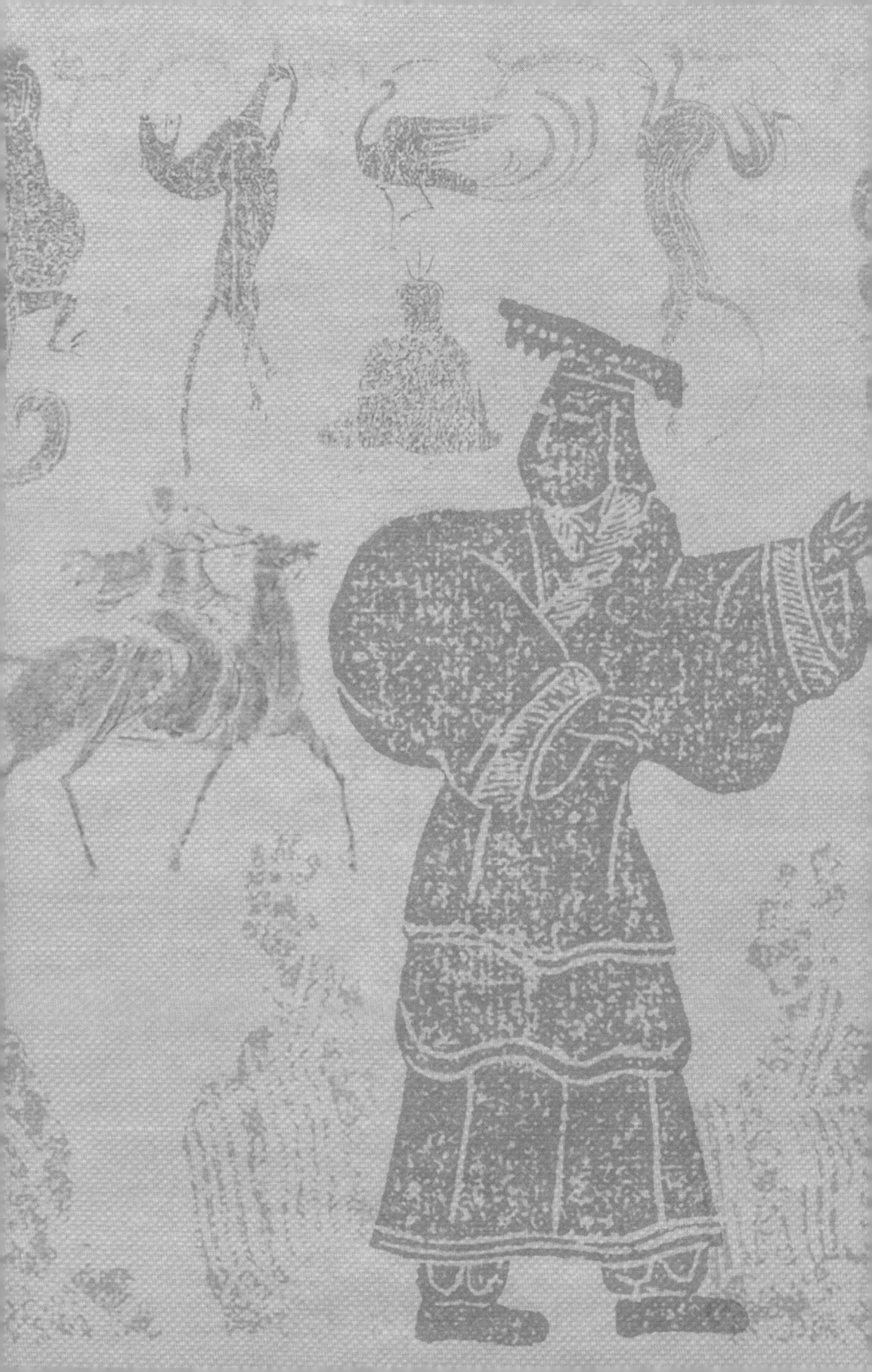

中国古医籍整理丛书

圣济总录

（第三册）

宋·赵佶　敕编

主　校　王振国　杨金萍

校注者（按姓氏笔画排序）

王飞旋　王春燕　田丹枫　刘　鹏　李怀芝

李建业　李绍林　何　永　张丰聪　陈　聪

范　磊　周　扬　金秀梅　孟　玺　郭君双

路明静　臧守虎

中国中医药出版社

·北　京·

图书在版编目（CIP）数据

圣济总录 /（宋）赵佶敕编；王振国，杨金萍主校 . —北京：中国中医药出版社，2018.12（2023.10重印）

（中国古医籍整理丛书）

ISBN 978 – 7 – 5132 – 3940 – 0

Ⅰ . ①圣…　Ⅱ . ①赵…②王…③杨…　Ⅲ . ①方书 – 中国 – 宋代　Ⅳ . ①R289.344

中国版本图书馆 CIP 数据核字（2016）第 312837 号

中国中医药出版社出版

北京经济技术开发区科创十三街31号院二区8号楼

邮政编码　100176

传真　010 64405721

保定市中画美凯印刷有限公司印刷

各地新华书店经销

开本 710×1000　1/16　印张 281.5　字数 3005 千字

2018 年 12 月第 1 版　2023 年 10 月第 2 次印刷

书号　ISBN 978 – 7 – 5132 – 3940 – 0

定价　2980.00 元

网址　www.cptcm.com

服 务 热 线　010-64405510

购 书 热 线　010-89535836

侵 权 打 假　010-64405753

微信服务号　zgzyycbs

微商城网址　https://kdt.im/LIdUGr

官 方 微 博　http://e.weibo.com/cptcm

天猫旗舰店网址　https://zgzyycbs.tmall.com

如有印装质量问题请与本社出版部联系（010 64405510）

版权专有　侵权必究

第三册目录

卷第二十一

伤寒门 …………………… 六三五
　伤寒统论 ………………… 六三五
　伤寒可汗 ………………… 六三六
　伤寒可下 ………………… 六四三
　伤寒可吐 ………………… 六四六
　伤寒可温 ………………… 六四七
　伤寒过经不解 …………… 六五三

卷第二十二

伤寒门 …………………… 六五六
　中风伤寒 ………………… 六五六
　伤寒湿温 ………………… 六六一
　伤寒时气 ………………… 六六四
　伤寒疫疠 ………………… 六六九
　伤寒结胸 ………………… 六七二

卷第二十三

伤寒门 …………………… 六七八
　伤寒谵语 ………………… 六七八
　伤寒潮热 ………………… 六八一
　伤寒烦渴 ………………… 六八四
　伤寒烦躁 ………………… 六九〇
　伤寒厥 …………………… 六九六

卷第二十四

伤寒门 …………………… 七〇〇
　伤寒头痛 ………………… 七〇〇
　伤寒喘 …………………… 七〇六
　伤寒上气 ………………… 七〇九
　伤寒咳嗽 ………………… 七一二

卷第二十五

伤寒门 …………………… 七二〇
　伤寒干呕 ………………… 七二〇
　伤寒呕哕 ………………… 七二三
　伤寒心悸 ………………… 七二七
　伤寒痞满 ………………… 七二九
　伤寒心腹胀满 …………… 七三四

卷第二十六

伤寒门 …………………… 七四〇
　伤寒霍乱 ………………… 七四〇
　伤寒小便不通 …………… 七四三
　伤寒大便不通 …………… 七四六
　伤寒下痢 ………………… 七五〇

卷第二十七

伤寒门 …………………… 七五六
　伤寒阴毒 ………………… 七五六

伤寒阳毒⋯⋯⋯⋯⋯七六三
伤寒兼食毒⋯⋯⋯⋯七六八
伤寒发斑⋯⋯⋯⋯⋯七七一

卷第二十八

伤寒门⋯⋯⋯⋯⋯⋯七七五
伤寒发黄⋯⋯⋯⋯⋯七七五
伤寒发豌豆疮⋯⋯⋯七七九
伤寒发狂⋯⋯⋯⋯⋯七八二
伤寒刚痓⋯⋯⋯⋯⋯七八六
伤寒柔痓⋯⋯⋯⋯⋯七八九

卷第二十九

伤寒门⋯⋯⋯⋯⋯⋯七九二
伤寒坏病⋯⋯⋯⋯⋯七九二
伤寒狐惑⋯⋯⋯⋯⋯七九五
伤寒百合⋯⋯⋯⋯⋯七九九
伤寒阴阳易⋯⋯⋯⋯八〇二
伤寒鼻衄⋯⋯⋯⋯⋯八〇五

卷第三十

伤寒门⋯⋯⋯⋯⋯⋯八一〇
伤寒吐血⋯⋯⋯⋯⋯八一〇
伤寒瘀血⋯⋯⋯⋯⋯八一二
伤寒口舌生疮⋯⋯⋯八一四
伤寒舌肿胀⋯⋯⋯⋯八一七
伤寒咽喉痛⋯⋯⋯⋯八一九
伤寒毒攻手足⋯⋯⋯八二二

卷第三十一

伤寒门⋯⋯⋯⋯⋯⋯八二四
伤寒后夹劳⋯⋯⋯⋯八二四
伤寒后劳复⋯⋯⋯⋯八二七
伤寒后骨节烦疼⋯⋯八二九
伤寒后余热⋯⋯⋯⋯八三一
伤寒后虚羸⋯⋯⋯⋯八三四
伤寒后虚烦⋯⋯⋯⋯八三七
伤寒后盗汗⋯⋯⋯⋯八四〇
伤寒后惊悸⋯⋯⋯⋯八四二

卷第三十二

伤寒门⋯⋯⋯⋯⋯⋯八四五
伤寒后身体虚肿⋯⋯八四五
伤寒后不思食⋯⋯⋯八四七
伤寒后宿食不消⋯⋯八四九
伤寒后不得眠⋯⋯⋯八五二
伤寒后失音不语⋯⋯八五四
伤寒后余毒攻眼⋯⋯八五六
伤寒后咽喉闭塞不通
⋯⋯⋯⋯⋯⋯⋯⋯⋯八五八

卷第三十三

伤寒门⋯⋯⋯⋯⋯⋯八六二
伤寒后变成疟⋯⋯⋯八六二
伤寒后脚气⋯⋯⋯⋯八六五
伤寒后腰脚疼痛⋯⋯八六七
伤寒后下痢脓血⋯⋯八七〇
伤寒后䘌疮⋯⋯⋯⋯八七三

辟温疫令不相传染

·············八七五

卷第三十四

中暍门 ··············八七八

中暍统论 ··············八七八

中热暍 ··············八七八

中暍闷绝 ··············八八一

疟病门 ··············八八三

诸疟统论 ··············八八三

寒疟 ··············八八四

温疟 ··············八八六

寒热往来疟 ··············八八八

瘅疟 ··············八九一

卷第三十五

疟病门 ··············八九五

间日疟 ··············八九五

痰疟 ··············八九六

痎疟 ··············八九九

劳疟 ··············九〇二

久疟 ··············九〇八

鬼疟 ··············九一一

疟母 ··············九一四

卷第三十六

疟病门 ··············九一七

足厥阴肝疟 ··············九一七

手少阴心疟 ··············九一九

足太阴脾疟 ··············九二〇

手太阴肺疟 ··············九二二

足少阴肾疟 ··············九二四

足少阳胆疟 ··············九二六

足阳明胃疟 ··············九二七

足太阳膀胱疟 ··············九二九

疟病发渴 ··············九三〇

卷第三十七

疟病门 ··············九三三

疟病发热身黄小便不利

·············九三三

疟痢 ··············九三六

瘴气 ··············九三七

瘴疟 ··············九四三

寒热往来 ··············九四五

卷第三十八

霍乱门 ··············九四八

霍乱统论 ··············九四八

霍乱吐利 ··············九四八

霍乱呕吐不止 ··············九五一

霍乱四逆 ··············九五五

霍乱欲死 ··············九五六

霍乱心腹痛 ··············九五八

霍乱心腹筑悸 ··············九六一

霍乱心腹胀 ··············九六二

卷第三十九

霍乱门 ··············九六六

霍乱昏塞下利 ··············九六六

干霍乱……………………九六八

中恶霍乱……………………九七〇

霍乱烦渴……………………九七二

霍乱心烦……………………九七四

霍乱逆满……………………九七六

霍乱干呕……………………九七八

霍乱呕哕……………………九八〇

霍乱下利……………………九八一

霍乱转筋……………………九八四

霍乱心下痞逆…………………九八八

霍乱后烦躁卧不安

……………………九九〇

卷第四十

霍乱门…………………………九八〇

卷第二十一

伤寒门

伤寒统论　伤寒可汗　伤寒可下　伤寒可吐　伤寒可温　伤寒过经不解

伤寒门

伤寒统论

论曰：风寒暑湿，饮食劳倦，皆能为病，是谓五邪。冬伤于寒者，春必病温；春伤于风者，夏必飧泄；夏伤于暑者，秋必痎疟；秋伤于湿者，冬必咳嗽，是乃四时之气也。然五邪所中虽不同，本皆外邪，大率同类。唯冬时严寒，其毒厉尤甚，人或中之，病在冬时，则正名伤寒；若邪毒藏于肌肤，至春之时，乘温而发者，为温病；若留连日久，至夏之时，乘盛暑而发者，为暑病，所谓先夏至日为病温，后夏至日为病暑是也。其病传之次，先客于太阳，其病令人头项痛，腰脊强，其脉尺寸皆浮；太阳不已，传于阳明，其病体热，目疼鼻干，不得卧，其脉尺寸皆大[1]；阳明不已，传于少阳，其病胸胁痛而耳聋，其脉尺寸皆长[2]；少阳不已，太阴受之，其病腹满体重，其脉尺寸俱微；太阴不已，少阴受之，其病口燥舌干而渴，或背微恶寒，其脉尺寸俱沉；少阴不已，厥阴受之，其病烦满，舌卷囊缩，其脉尺寸俱缓。病之所传，不过三阳三阴而已。其未满三日者，邪在阳经，未入于里，其病在表，宜汗之而愈；若经四日者，邪入阴经，其病在里，宜下之而愈，特其大略尔。盖有一日而传至数经者，亦有数日而尚在太阳者，阳病虽宜发汗，阳明之病反宜下之；阴病虽宜下之，少阴之病或

----

① 大：明抄本、乾隆本、日本抄本、文瑞楼本同，《乡药集成方》卷五"伤寒门"引《圣济总录》作"长"。

② 长：日本抄本、文瑞楼本同，明抄本、乾隆本作"弦"。

宜温之，由人之禀受虚盛，其传有迟速。又有不传经者，当审其脉证。

凡此六经受病，五邪脉证各不同，伤风者必恶风，其脉浮缓；伤寒者必恶寒，其脉浮紧；以至伤暑脉虚，伤湿脉濡；人迎紧盛为伤寒，气口紧盛为伤食。诊得五邪，知其本也；诊得六经，知其标也。有病虽在表而不可汗者，或在里而不可下者；或若汗之太多，则津液燥竭，遂致亡阳；下之太早，则邪气动膈，乃成结胸，清浊相干，则变为霍乱；热毒内瘀，则变为瘀血；又或为发黄者，湿热相蒸也；或为发斑者，阳毒太盛也。阳盛之人，得之于热，乃为阳毒；阴盛之人，得之于寒，乃为阴毒；虫动则为狐惑；坏病之甚，则为百合。若劳复、阴阳易之类，虽差后，犹宜节慎。变态多端，不可备举，当以类求之，皆以适当为良。唯二感之病，表里皆受邪，为难治。其他或阴证似阳，阳证似阴，或阴盛隔阳，阳盛隔阴者，在诊病者以意详之。

伤寒可汗

论曰：伤寒病汗之而愈者，以初得病一日至三日，阳经受邪，未传诸阴，其邪在表，故当发汗，此大约也。然病数日，脉浮，太阳证不罢者，亦可汗之，当以脉证为准。凡头痛发热，恶风振寒，是为可汗之证，其脉浮者，是为可汗之脉。阳虚则恶寒，脉浮为在表，或浮而弱，或浮而紧，或浮大而数，皆宜汗之。衄家脉虽得之，不可汗，故《内经》曰其在皮肤者，汗而发之。

治伤寒太阳病，头痛发热，身疼腰痛，骨节疼痛，恶风无汗而喘者，**麻黄汤**方

麻黄去根节。三两　桂去粗皮。三两　甘草炙，剉。一两　杏仁去皮尖、双仁。七十枚

上四味，㕮咀如麻豆大。每服五钱匕，水一盏半，煎至八分，去滓温服，覆取微汗，不须啜粥。余如桂枝法将息。

治伤寒太阳中风，脉紧，发热恶寒，身痛，不汗出而烦燥者，**大青龙汤**方

麻黄去根节。六两　桂去粗皮　甘草炙，剉。各二两　杏仁去皮尖、双仁。四十枚　生姜三两　枣大者，十枚　石膏一鸡子大。碎

上七味，㕮咀如麻豆大。每服五钱匕，水一盏半，煎至八分，去滓温服。脉微汗出恶风者，不可服。

治伤寒太阳病，得之八九日，如疟状，发热恶寒，热多寒少，其人不呕清便，一日二三度发①。脉微缓者，为欲愈也；脉微而恶寒者，此阴阳俱虚，不可更发汗、更下、更吐也。面色反有热色者，未欲解也，以其不能得小汗出，身必痒，**属桂枝麻黄各半汤**方

桂去粗皮。一两半　芍药　生姜切　甘草炙　麻黄去根节。各一两　大枣四枚　杏仁二十四枚。汤浸，去皮尖、双仁

上七味，㕮咀如麻豆大。每服五钱匕，水一盏半，煎至八分，去滓温服。

治伤寒太阳病，外证未解，脉浮弱者，当以汗解，宜**桂枝汤**方

桂去粗皮　芍药　生姜各三两　甘草炙。二两　大枣十二枚

上五味，㕮咀如麻豆大。每服五钱匕，水一盏半，煎至八分，去滓温服。须臾啜热稀粥助药力，取微汗。

治伤寒少阴病，得之二三日，宜微发汗，以二三日无②证，故微发汗也。**麻黄附子甘草汤**方

麻黄去根节　甘草炙。各二两　附子一枚。炮裂，去皮脐

上三味，㕮咀如麻豆大。每服五钱匕，水一盏半，煎至八分，去滓温服。

治伤寒初觉一二日，头项腰脊痛，恶寒，**葱豉汤**方

葱白十四茎　豉半合。炒　干姜炮。一分　麻黄去根节　桂去

---

① 发：原无，乾隆本、日本抄本、文瑞楼本同，据明抄本及《伤寒论·辨太阳病脉证并治上第五》补。

② 无：日本抄本、文瑞楼本及《伤寒论·辨少阴病脉证并治第十一》同。明抄本、乾隆本及《金匮玉函经》卷四、《注解伤寒论》卷六此后有"里"字，义胜。

粗皮　芍药各半两

上六味，㕮咀如麻豆大。每服五钱匕，水二盏，煎至一盏，去滓温服。良久投葱豉热粥，盖覆出汗。

治伤寒服葱豉汤后，未得汗，再服**葱粥方**

葱白一十茎。并头切　豉三合。炒　生姜半两。拍碎

上三味，用水五盏，煎至二盏半，去滓，入白米，依常法煮粥，入少盐搅匀，任意食之，衣覆出汗；未汗，再服。

治伤寒初得一二日，出汗，**麻黄葛根汤方**

麻黄去根节。一两半①　葛根剉　柴胡去苗。各一两　芍药三分

上四味，粗捣筛。每服五钱匕，水一盏半，豉一百粒，开口椒一七粒，连须葱白三寸，薄荷二十叶，同煎至八分，去滓热服。服后葱豉汤一盏投之，衣覆取汗；汗未快，再服。

治伤寒初觉烦热，头疼脚痛，**解毒汤方**

柴胡去苗。半两　黄芩去黑心　荆芥穗各一分

上三味，剉如麻豆大。每服五钱匕，水一盏半，生姜一枣大，拍碎，煎至八分，去滓，入生地黄汁一合，白蜜半匙，更煎三五沸，热服。

治伤寒初觉头痛，恶寒壮热，腹内热，脉洪大，一二日，宜**葛根汤方**

葛根剉　黄芩去黑心　柴胡去苗。各半两　葱白五茎　豉一合。炒

上五味，㕮咀如麻豆大。每服五钱匕，水二盏，生姜一枣大，拍碎，煎至一盏，去滓温服；良久再服，得汗即止。

治伤寒初患一二日，体热头痛，**麻黄解肌汤方**

麻黄去根节。一两　石膏碎　葛根剉。各一两半　甘草炙。一分半　芍药　杏仁汤浸，去皮尖、双仁，炒。各半②两　桂去粗皮。三分

---

① 一两半：乾隆本、日本抄本、文瑞楼本同，明抄本作"一两"。
② 半：文瑞楼本同，明抄本、乾隆本、日本抄本作"一"。

上七味，粗捣筛。每服五钱匕，水一盏半，生姜五片，煎至八分，去滓温服。

治伤寒一二日，头疼壮热，遍身疼痛，其脉洪数，**葛根汤**方

葛根剉　白术　芍药　干姜炮。各半两　麻黄去根节　桂去粗皮。各三分　甘草炙。一分半

上七味，粗捣筛。每服五钱匕，水一盏半，煎至八分，去滓热服。如脉微，即加附子半两。

治伤寒三日，发汗，**神丹丸**方

人参　白茯苓去黑皮　半夏汤洗七遍，炒。各一两一分①　附子炮裂，去皮脐　乌头炮裂，去皮脐。各一两

上五味，捣罗为末，入丹砂一分，研匀，炼蜜和捣三五百杵，丸如大豆大。每服三丸，薄荷茶下，令体中睏睏然。又以热粥投之，汗出即止。

治伤寒初得一二日，头痛壮热，恶寒，脉浮紧者，**石膏人参解肌汤**方

石膏碎　麻黄去根节。各一两　柴胡去苗　人参各半两　桂去粗皮　甘草炙。各一分　葛根剉。二两

上七味，粗捣筛。每服三钱匕，水一②盏，入葱、豉、生姜，煎至七分，去滓热服，不拘时。

治伤寒三日已前，表证不除，**柴胡汤**方

柴胡去苗　麻黄去根节　石膏各一两　甘草半两。炙

上四味，粗捣筛。每服三钱匕，水一盏，入盐豉三十粒，葱白二寸，煎至六分，去滓，并三服，汗出为度。

治伤寒初病三日内，脉浮，有表证，**芎䓖汤**方

芎䓖四两　苍术一斤半。剉，麸炒熟，木臼内杵去黑皮，取净者一斤　藁本去苗、土。一两　甘草二两。炙

上四味，粗捣筛。每服三钱匕，水一盏，生姜五片，煎至六

---

① 一两一分：日本抄本、文瑞楼本同，明抄本、乾隆本作"一两"。

② 一：明抄本、乾隆本、文瑞楼本同，日本抄本作"二"。

分，去滓，稍热并三服。

治伤寒初得一二日至三日，头痛痰逆，肢体烦躁，恶风身热憎寒，**荆芥汤**方

荆芥穗四两　前胡去芦头　旋覆花各三两　甘草炙。二两　白术　半夏①汤洗七遍，焙干　麻黄去根，不去节②　芍药各一两

上八味，粗捣筛。每服三钱匕，水一盏，生姜三片，枣三枚，擘，煎至七分，去滓热服，不拘时。

治伤寒二三日，头痛体疼，发表，**五味桂枝汤**方

桂去粗皮　葛根剉。各一两　麻黄去根节。一两半　山栀子仁半两　石膏一分

上五味，粗捣筛。每服三钱匕，水一盏，葱白一茎，切，豉三十粒，煎至七分，去滓热服；良久再服，以葱白稀粥投之，微汗即差。

治伤寒三日内表证不解者，**五解汤**方

麻黄去根节。二两　白术一两半　葛根剉　甘草炙，剉　山栀子仁　桔梗炒　石膏碎　杏仁汤浸，去皮尖、双仁，麸炒。各一两

上八味，粗捣筛。每服三钱匕，水一盏，入葱白、盐豉，同煎至七分，去滓，连并热服，不拘时，汗出为度。

治伤寒三日，头疼壮热，骨节痠疼，**白术汤**方

白术　五味子　甘草　石膏各四两　干姜三两

上五味并生③，粗捣筛。每服三钱匕，水一盏，盐一捻，煎至八分，去滓，连并热服。不问有汗无汗，自解。如伤寒挟冷腹痛，加生姜三片，枣二枚同煎。

治伤寒头痛，发热恶寒，解表，**六味桂枝汤**方

桂去粗皮　麻黄去根节　石膏　干姜炮　白术生用　苍术米泔浸，麸炒。各一两

上六味，粗捣筛。每服三钱匕，水一盏，生姜三片，葱白二

---

①　白术半夏：日本抄本、文瑞楼本同，明抄本、乾隆本此2味药在甘草前。

②　去根不去节：明抄本、乾隆本、文瑞楼本同，日本抄本作"去根节"。

③　生：明抄本、乾隆本、文瑞楼本同，日本抄本无。

寸，豉七粒，同煎至八分，去滓热服，不拘时。

治伤寒一日至三日，头痛，壮热烦闷，其脉洪数，**人参汤**方

人参一两　白术　甘草炙。各半两　麻黄去根节　桂去粗皮。
各三分

上五味，粗捣筛。每服三钱匕，水一盏，生姜三片，煎至七
分，去滓，连并温服，不拘时，衣覆出汗。

治伤寒，头痛体疼，寒热不解，**十味人参汤**方

人参　厚朴去粗皮，生姜汁炙　桂去粗皮　甘草炙，剉　杏仁
汤浸，去皮尖、双仁，炒　白术　干姜炮　白茯苓去黑皮　陈橘皮
汤浸，去白，焙。各一两　麻黄去根节，汤煮，掠去沫。二两

上一十味，粗捣筛。每服三钱匕，水一盏，入生姜二片，枣
一枚，擘破，煎至七分，去滓热服，才觉伤风，并三两服，汗出
立差。

治伤寒表不解，头痛体疼，发汗，**羌活汤**方

羌活去芦头　独活去芦头　柴胡去苗　前胡去芦头　人参　白
茯苓去黑皮　桔梗炒　芎䓖　甘草炙。各一两　枳壳去瓤，麸炒。
二两

上一十味，粗捣筛。每服三钱匕，水一盏，入生姜二片，薄
荷少许，同煎至六①分，去滓温服，不拘时候。

治伤寒二三日，头痛肌热，烦躁不解，四肢倦痛，可汗，**香
术汤**方

苍术米泔浸一宿，切，焙。二两　陈橘皮汤浸，去白，焙　防
风　麻黄去根节，汤煮，掠去沫，焙干　当归切，焙　桂去粗
皮　甘草炙。各一两　白茯苓去黑皮　吴茱萸洗，焙，干炒　人
参　厚朴去粗皮，生姜汁炙　羌活去芦头。各半两

上一十二味，除桂外，剉碎，慢火炒黄，入桂同粗捣筛。每
服三钱匕，水一盏，入葱白一寸，生姜二片，同煎至六分，去滓
温服，不拘时候。

---

① 六：明抄本、乾隆本、文瑞楼本同，日本抄本作"七"。

治伤寒一日至三日以前，身热脉大，肢体疼痛，汗不出，**葱豉汤方**

苍术米泔浸，去皮，剉，麸炒黄　麻黄去根节，汤煮，掠去沫，焙。各二两　甘草炙，剉　桂去粗皮。各一两

上四味，粗捣筛。每服三钱匕，水一盏，入葱白三寸，盐豉二十粒，同煎至七分，去滓热服，不拘时候。

治伤寒表不解，取汗，**前胡汤方**

前胡去芦头　柴胡去苗　羌活去芦头　芎藭　人参　枳壳去瓤，麸炒　甘草炙，剉　芍药各半两　麻黄去根节，汤煮，掠去沫，焙。一两

上九味，粗捣筛。每服三钱匕，水一盏，入葱白三寸，煎至七分，去滓热服。如要发汗，更入薄荷三五叶同煎，服讫，以厚被盖覆，如人行五里再服，徐令汗透遍身，即旋去衣被，避风。若伤寒后余毒未解，潮热往来，数服即解。

治伤寒表未解，气脉闭塞，津液不通，水饮气停在胸府，结而成痰，膈脘否闷，倚息短气，体重多唾，头目旋运，嗜卧好眠，额角偏痛，腠理开疏，体常汗出，消饮，**茯苓汤方**

白茯苓去黑皮　前胡去苗　芎藭　羌活去芦头　桔梗炒　人参　独活去芦头　甘草炙　柴胡去苗。各半斤　陈橘皮去白。四两

上一十味，同捣罗为散。每服三钱，沸汤点服，不计时候。或剉如麻豆，用前件药半两，水三盏，煎至一盏半，去滓，分温二服。

治伤寒头痛，恶寒发热，肢体疼倦，**前胡汤方**

前胡去芦头　羌活去芦头。各六两　防风去叉。四两①　桔梗炒。三两　荠苨去芦头。二②两。剉　蛇蜕皮一两。剪碎，炒令黄　陈橘皮汤浸，去白，焙干，秤。半两　蝉壳净，去土。一两　甘草炙，剉。一两半③　人参二两

---

①　两：文瑞楼本同，明抄本、乾隆本无，日本抄本作“分”。
②　二：明抄本、乾隆本、文瑞楼本同，日本抄本作“三”。
③　一两半：日本抄本、文瑞楼本同，明抄本、乾隆本作“一两”。

上一十味，粗捣筛。每服三钱匕，水一盏，入生姜三片，薄荷七叶，煎至七分，去滓温服。

治四时伤寒初觉，**桂心汤方**

桂去粗皮　芍药　甘草炙，剉　葛根剉。各等分

上四味，粗捣筛。每服四钱匕，水一盏半，生姜二片，枣一枚，擘，同煎至八分，去滓温服。

伤寒可下

论曰：凡伤寒邪入于阴，其病在里，法当下之。诸腹满不大便，或口燥舌干而渴，或潮热谵语，皆为可下之证。诸诊得脉沉而实，即为可下之脉。但脉证已具，不必拘以日数，急宜攻里。若病虽过经，而里证未备者，未可下也。故经曰阳盛阴虚下之则愈，其法谓此。

阳明病，不吐、不下、心烦者，可与调胃承气汤。太阳病三日，发汗不解，蒸蒸热者，可与调胃承气汤。伤寒吐后腹胀满者，可与**调胃承气汤**方

甘草炙。二两　大黄以清酒洗。四两

上二味，咬咀。每服五钱匕，水一盏半，煎至一盏，去滓，入芒消一钱匕，更煎一二沸，温服。

阳明病脉迟，虽汗出不恶寒者，其身必重，短气腹满而喘，有潮热者，此外欲解，可攻里也。手足濈然汗出者，此大便已硬也，与大承气汤。若汗多，微发热恶寒者，外未解也，其热不潮，未可与承气汤；若腹大满不通者，可与小承气汤微和胃气，勿令至大泄下。**大承气汤**方

大黄酒洗。四两　厚朴去粗皮，炙。半斤　枳实麸炒。五枚

上三味，咬咀。每服五钱匕，水一盏半，煎至一盏，去滓，入芒消一钱匕，更煎一二沸，温服。

阳明病，其人多汗，以津液外出，胃中燥，大便必硬，硬则谵语，小承气汤主之。若一服谵语止者，勿再服，**小承气汤**方

大黄四两　厚朴去粗皮，炙。二两　枳实麸炒。大者，三枚

上三味，㕮咀。每服五钱匕，水一盏半，煎至一盏，去滓温服。初服汤，当更衣；不尔者，尽饮之。若更衣者，勿服。

治伤寒四日已后，烦热不解，大小肠涩，**柴胡汤**方

柴胡去苗　黄芩去黑心。各一两　犀角镑　芍药各三分①　山栀子仁半两　大黄细剉，炒。一两半　木通剉。三分　朴消一两一分

上八味，粗捣筛。每服五钱匕，水一盏半，入竹叶三七片，同煎至一盏，去滓，空腹②服，大小肠通为度；如未通，再服。

治伤寒十余日，热结在里，往来寒热者，**与大柴胡汤**方

柴胡去苗。半斤　枳实麸炒。四枚③　黄芩去黑心　芍药各三两　半夏二两半。汤洗七遍，去滑　大黄二两

上六味，㕮咀。每服五钱匕，水一盏半，入生姜十片，枣三枚，去核，同煎至一盏，去滓温服。

治伤寒四日已后，腹胀满痛，喘粗壮热，**四味承气汤**方

大黄细剉，醋炒。二两　枳壳去瓤，麸炒。一两半　朴消二两　甘草炙，剉。三分

上四味，粗捣筛。每服五钱匕，水一盏半，煎至一盏，去滓，空腹温服。

治伤寒五日，口干头痛，大便涩，**黄芩汤**方

黄芩去黑心　山栀子仁　大黄剉，醋炒。各一两　陈橘皮汤浸，去白，焙。一分④　朴消一两

上五味，粗捣筛。每服五钱匕，水一盏半，煎至一盏，去滓温服。

治伤寒发汗不解，蒸蒸发热者，**调胃承气加橘皮汤**方

---

① 分：日本抄本、文瑞楼本同，明抄本、乾隆本作"两"。
② 空腹：原作"腹空"，文瑞楼本同，文义不顺，据明抄本、乾隆本、日本抄本及前后文例乙转。
③ 枚：文瑞楼本同，明抄本、乾隆本、日本抄本作"两"。
④ 分：日本抄本、文瑞楼本同，明抄本、乾隆本作"两"。

陈橘皮汤浸，去白，焙。半两　大黄剉，醋炒。一两　甘草炙。半两

上三味，细剉。每服四钱匕，水一盏半，煎至一盏，去滓，入芒消一钱匕，搅令匀，更煎三两沸，温服。

治伤寒日数过多，心中气闷，或发疼痛，狂言不定，烦躁不得眠，大小便不通，**柴胡大黄汤**方

柴胡去苗　大黄湿纸裹煨　朴消　枳壳去瓤，麸炒①。各一两　甘草炙，剉。半两

上五味，粗捣筛。每服五钱匕，水一盏半，煎至一盏，去滓温服，日二服，不可过多。若大小肠通，则汗自出。

治伤寒脉大，潮躁伏热，**宣毒散**方

大黄剉，炒　甘草炙，剉。各半两　朴消研。一分　牵牛子一两。半生半炒

上四味，捣罗为散。每服二钱匕，用龙脑、腻粉、蜜水调下。一方炼蜜为丸如梧桐子大，每服十五丸，用龙脑、腻粉水下。

治伤寒八九日，大便不通，心神闷乱，**小黄芩汤**方

黄芩去黑心。一两　大黄剉，炒。二两　枳壳去瓤，麸炒　大腹剉，醋炒。各一两

上四味，粗捣筛。每服三钱匕，水一盏，煎至七分，去滓，不计时候温服，如人行三五里，未通，再服，以利为度。

治阳盛发狂有斑，大小便秘涩，**大青散**方

大青　知母　黄芩去黑心　大黄煨　山栀子仁　升麻　黄连去须。各一两　甘草炙，剉。半两

上八味，捣罗为散。每服三钱匕，入朴消一钱匕，用蜜水调下。

治伤寒时气温热病，大便不通，**承气丸**方

大黄剉，炒。三②分　郁李仁汤浸，去皮，研　枳实去瓤，麸

---

① 枳壳去瓤麸炒：日本抄本、文瑞楼本同，明抄本、乾隆本作"枳实炙"。
② 三：明抄本、乾隆本、文瑞楼本同，日本抄本作"二"。

炒　朴消研。各一两

上四味，捣研为末，和匀，炼蜜丸如梧桐子大。每服二十丸，生姜汤下；未利，再服，不计时候。

伤寒可吐

论曰：诸病吐之而愈者，邪在胸中也。伤寒大法，谓四日以上，若入阴经，其传未深，邪气高而里实，客于胸膈，下之则动胃，发之则亡阳，唯宜吐而出之。然亦不必拘此，凡寒邪热毒，痰实在胸中者及有宿食在胃脘者，皆当吐之。但诊其脉寸口或浮、或滑、或数、或紧，与诸部不同者，其证胸心痞满，郁郁而痛，不能息，多涎唾，饮食入则吐，欲吐复不能出，或手足厥冷，反心下满而烦，饥不能食，吐下后心中懊憹者是也。《内经》所谓其高者因而越之，即其法也。

治胸有寒，病如桂枝证，头不痛，项不强，寸脉微浮，胸中痞硬，气上冲喉咽不得息，当吐之，**瓜蒂散**方

瓜蒂熬　赤小豆各一分

上二味，各捣筛，再和匀。每服一钱匕，豉一合，汤七合，先渍之，须臾煮作稀糜，去滓取汁，调散，放温顿服；不吐，少少加之，快吐为度。诸亡血虚家不可与。

治伤寒三四日，胸中痰壅，憎寒壮热，头痛，**撩膈汤**方

桃枝一握。东引者，取梢　柳枝一握。取梢　甘草一分。生用　乌梅去核。三枚　山栀子仁一分

上五味，各细剉，同用浆水一大盏半，煎至一盏，去滓，空心分为二服；相次再服，取吐为度。

服前撩膈汤吐后，头痛，壮热未退，即服此**三物汤**方

薄荷一握。剉　人参半两。剉　生姜切。一分

上三味，用水一大盏，煎至半盏，去滓，空心温服，晚再服。

治伤寒四日，毒气入胃，喉中闭闷，**吐痰散**方

瓜蒂微炒　丁香各一分　赤小豆半合。炒熟①

上三味，捣罗为散。每服一钱匕，空心温水调下。当吐下后，便可煮葱豉粥补之。

治温病，胸中满闷，**取吐方**

猪胆三枚　苦酒二合

上二味，同搅匀，绵滤过，顿服；未吐，再服。

治伤寒四日已上，呕逆，**苦参散**吐方

苦参

上一味，为细散。每服三钱匕，温酒五合，调服之，即吐②。

治伤寒四日后，太阴初受，**常山汤**吐之方

常山　鳖甲去裙襕，醋炙　石膏碎　柴胡去苗　知母焙　甘草生，剉。各半两

上六味，粗捣筛。每服三钱匕，水一盏，入竹叶二七③片，同煎至半盏，去滓温服。当吐涎沫后，却服和气汤药。

治伤寒出汗后，心胸妨闷，烦热未退，**人参汤**吐方

人参半两　灯心一小束　枳壳去瓤，麸炒。一分　大腹皮一枚。剉　茶末二钱　生甘草

上六味，除茶末外，各细剉，用淡浆水二大盏，煎至一盏，去滓，下茶末搅匀，分温二服，以纸捻子于咽喉中引，取吐为度。

伤寒可温

论曰：伤寒病虽有三阴三阳，然在阳则太阳病多，在阴则少阴病多，以二经为表里故也。至于阳明、太阴病颇稀少，而少阳、厥阴病又少也。然究观古人治阳明则多下，于少阴则多温。盖阳明者胃也，胃受病，则不恶寒，反恶热，濈濈汗出，大便秘，谵

---

① 半合炒熟：原无，明抄本、乾隆本、日本抄本、文瑞楼本同，据《太平圣惠方》卷九"治伤寒四日候诸方"（作"半分（合）炒熟"）及《医方类聚》卷四十六"伤寒门"引《圣惠方》（作"半合炒熟"）补。

② 吐：《乡药集成方》卷五"伤寒门"引《圣济总录》此后有注文："《伤寒类要》：苦参二两，以水二升，煮取一升，顿服之。若吐或汗愈。"

③ 二七：日本抄本、文瑞楼本同，明抄本、乾隆本作"七"。

语潮热，须下之乃愈。若乃气弱本虚人初中病，腠理寒，邪气更不经三阳，而便见少阴证。盖少阴者肾也，肾受病，则身冷恶寒，四肢厥逆，脉微细，心烦，但欲寐，或自利而渴，须温之乃愈。虽然三阴病大约可温，而古人特于少阴详言之者，则少阴病尤宜温故也。

治伤寒少阴病，得之一二日，口中和，其背恶寒者，当灸之，**附子汤**方

附子炮裂，去皮脐。二枚[①]　人参一两　白术四两　芍药　白茯苓去黑皮。各三两

上五味，剉如麻豆大。每服五钱匕，以水一盏半，煎取七分，去滓温服，日三[②]。

治伤寒少阴病脉沉者，急温之，宜**四逆汤**方

甘草炙。二两　干姜炮。一两半　附子一枚。生用，去皮脐

上三味，各剉如麻豆大。每服五钱匕，以水一盏半，煎取七分，去滓温服。强人可倍加姜、附。

治伤寒少阴病，下利清谷，里寒外热，手足厥冷，脉微欲绝，身反不恶寒，其人面色赤，或腹痛，或干呕，或咽痛，或利止脉不出者，**通脉加减四逆汤**方

甘草炙。二两　附子大者，一枚。生用，去脐皮　干姜炮。三[③]两

上三味，各剉如麻豆大。每服五钱[④]匕，以水一盏半，煎至七分，去滓温服，其脉即出者愈。面色赤者，加葱九茎；腹中痛者，去葱，加芍药二两；呕者，加生姜二两；咽痛者，去芍药，加桔梗一两；利止脉不出者，去桔梗，加人参二两。病皆与方相应者，乃服之。

治伤寒手足厥冷，脉细欲绝，其人内有久寒者，宜**当归四逆**

---

① 二枚：日本抄本、文瑞楼本同，日本抄本旁注"《纂要》作一两"，明抄本、乾隆本作"二两"。

② 三：文瑞楼本同，明抄本、乾隆本、日本抄本作"二"。

③ 三：文瑞楼本及《伤寒论·辨少阴病脉证并治第十一》同，明抄本、乾隆本、日本抄本作"二"。

④ 钱：原作"盏"，据明抄本、乾隆本、日本抄本、文瑞楼本改。

加吴茱萸生姜汤方

当归切，焙　芍药　桂去粗皮　细辛去苗叶。各三两　吴茱萸汤洗，焙干，炒　甘草炙　木通各二两

上七味，剉如麻豆大。每服五钱匕，以水一盏，酒一盏，入生姜半分，切，大枣三枚，擘破，煎取一半，去滓温服。

治伤寒头疼壮热，恐成阴毒，**附子饮方**

附子炮裂，去皮脐　白术各半两　桔梗　细辛去苗叶。各一两

上四味，剉如麻豆。每服五钱匕，用水一盏半，煎至七分，去滓，空心温服，衣盖取汗，或得吐即差；如未吐、汗，再服。

治厥阴伤寒，脉弦长者生，沉细不足者死，宜**通关饮方**

附子炮裂，去皮脐。一两　干姜炮①　羌活去芦头　桔梗　甘草炙，剉　五加皮各半两　桂去粗皮。三分　黄耆炙，剉。一分　防风去叉。一分半

上九味，剉如麻豆。每服五钱匕，水一盏半，煎至七分，去滓，食前温服，日二。

治伤寒阴盛身寒，脉候沉细，头痛体疼，**桂心汤方**

桂去粗皮　麻黄去根节　甘草炙　人参各半两　白术　杏仁汤浸，去皮尖、双仁，炒黄　附子炮裂，去皮脐。各三分

上七味，咬咀如麻豆大。每服五钱匕，用水一盏半，入生姜半分，拍碎，同煎取七分，去滓温服。

治伤寒阴盛，手足厥冷，体寒脉微，**回阳汤方**

延胡索炒　半夏切，生姜汁炒黄　甘遂醋炒干②。各一两　陈橘皮汤浸，去白，焙　附子炮裂，去皮脐　桂去粗皮　麻黄去根节，汤煮，去沫，焙。各半两　槟榔一枚　天南星一枚。炮

上九味，剉如麻豆。每服二钱匕，酒八分，煎至七分，去滓温服。服一炊顷，患人头面浑身觉热时，便与衣服盖覆，令汗出。

治伤寒面青，心下坚硬，开口出气，身体不热，头面多汗，

---

① 炮：日本抄本同，明抄本、乾隆本、文瑞楼本无。

② 醋炒干：日本抄本、文瑞楼本同，明抄本、乾隆本作"麸炒"。

四肢厥冷，**温白丸方**

半夏汤浸去滑，切，焙　白附子炮　硫黄研。各一两

上三味，捣研为末，用粳米饭捣和为丸如梧桐子大。每服二十丸，温酒下。吐逆，炒生姜盐酒下，或艾醋汤下；阴毒，并吃三五[①]服，不计时候。

治伤寒伏阴气[②]，胸膈妨闷，吐逆不定，手足厥冷，**白术饮方**

白术炒　附子炮裂，去皮脐　高良姜炮　桂去粗皮　人参　干姜炮。各一两　藿香去梗。一分

上七味，剉如麻豆。每服三钱匕，水一盏，同煎至七分，不计时候，去滓温服。

治伤寒四肢厥冷，其脉沉细，**益智汤方**

益智去皮　乌头炮裂，去皮脐。各一两　青橘皮汤浸，去白，焙干。三分　麻黄去根节　干姜炮。各半两

上五味，剉如麻豆。每服三钱匕，水一盏，入生姜三片，盐半钱，煎至六分，去滓，不计时候，稍热服。

治伤寒阴证，脉候沉细，**正元汤方**

麻黄去根节　陈橘皮去白，焙　大黄生，剉　甘草炙，剉　干姜炮　桂去粗皮　芍药　附子炮裂，去皮脐　吴茱萸汤洗十遍，焙　半夏汤洗七遍，焙。各半两

上一十味，剉如麻豆。每服二钱匕，水一盏，入生姜三片，枣二枚，煎至七分，去滓，热呷，以衣被盖覆取汗；未汗，如人行五里再服，或连吃三服，汗出立差。

治伤寒手足逆冷，脉息沉细，头疼腰重，**退阴汤方**

乌头炮裂，去皮脐　干姜炮。各半两

上二味，粗捣，炒令转色，放冷，再捣筛。每服一钱匕，水一盏，盐一捻，煎至半盏，去滓温服。

治伤寒，浑身手足厥冷，面青，唇口无色，心中寒栗，**吴茱**

---

① 三五：日本抄本、文瑞楼本同，明抄本、乾隆本作"二三"。

② 气：日本抄本、文瑞楼本同，明抄本、乾隆本无。

萸散方

吴茱萸汤洗，焙，炒　硫黄研　桂去粗皮　附子炮裂，去皮脐　芎劳各一分

上五味，捣罗为散。煎艾叶汤调下三钱匕；阴盛者，兼灸气海数十壮。

治伤寒阴盛隔阳，身冷烦躁，脉细沉紧，**黑龙散方**

附子一枚及半两者。烧存性，用冷灰焙，去火毒

上一味，捣极细，入腊茶一钱匕，和匀，分作二服。每服用水一盏，蜜半匙，同煎至六分，放冷服。须臾躁止得睡，汗出为效。

治伤寒阴盛，手足多冷，脉沉细，助阳消阴，**返阴丸方**

硫黄　消石　阳起石　太阴玄精石　白矾　石膏各半两。碎

上六味，研为末，同入铫子内熬成汁为度，放冷细研，用水浸炊饼为丸，如梧桐子大，煎艾汤下十五丸。

治阴盛伤寒，身体疼痛，**青白散方**

石膏半斤。为末　干姜炮　乌头椎碎　草乌头椎碎。各一两。以上四味，先用铁器盛石膏烧通赤，次入三味，用碗合定，不透气，候冷，同众药捣研　麻黄去根节　藿香去梗。各一两　皂荚灰　自然铜烧通赤，醋淬七遍。各半两

上八味，捣研为细散。每服一钱匕，空心食前，温酒调下；如疟气伤寒，艾茶煎汤调下。

治伤寒四肢厥冷，脉微自汗，心胸痞满，**返阴散方**

阳起石　石膏　寒水石三味同烧令赤，出火毒，细研，入诸药　附子炮裂，去皮脐　干姜炮　甘草炙，剉。各一两　硫黄研。半两

上七味，捣研为散。每服二钱匕，生姜汁温水调下。阴毒并服之。

治伤寒憎寒壮热，头痛膈闷，四肢疼倦，**附子汤方**

附子炮裂，去皮脐。半两　白茯苓去黑皮　人参　细辛去苗叶　柴胡去苗　陈橘皮去白，焙。各一两　甘草炙，剉　厚朴去粗

皮，生姜汁炙　莎草根去须　黄耆炙，剉　赤芍药各半两

上一十一味，剉如麻豆。每服二钱匕，水一盏，入生姜五片，枣二枚，擘，同煎至六分，去滓温服，不拘时。

治伤寒表里未解，荣卫气逆，手足厥冷，上喘阴证，或霍乱吐泻，非时腹胀，及年高荣卫虚弱，脏腑不和，膀胱紧急，腰腿痹痛，及妇人产后劳冷等疾，**均气汤方**

白术米泔浸，细剉，焙干，微炒　天台乌药细剉，微炒。各二两　人参　青橘皮去白，炒　甘草炙，剉　白芷各一两　白茯苓去黑皮。半两

上七味，粗捣筛。每服三钱匕，水一盏，生姜三片，枣二枚，同煎至七分，去滓温服。如吐逆，入藿香少许。

治伤寒阴盛①，**四物**②**桂枝汤方**

桂去粗皮　麻黄去根节。各三分　附子炮裂，去皮脐。一两　干姜炮。一分

上四味，㕮咀如麻豆大。每服五钱匕，用水一盏半，入生姜半分，切，枣三枚，擘破，同煎至八分，去滓，不拘时候温服。

治伤寒服冷药过多，心腹胀满，脚膝厥冷，昏闷不知人，**桂心汤方**

桂去粗皮　厚朴去粗皮，生姜汁炙。各三分③　芍药一两　干姜炮　槟榔剉。各半两

上五味，粗捣筛。每用五钱匕，水一盏半，煎取八分，去滓，入童子小便一合，搅匀，空腹分温二服。

治伤寒四肢厥冷，**蒸熨方**

吴茱萸汤洗，焙干。三升

上一味，用温酒浸令通湿，以生绢袋二个盛，蒸令极热，取茱萸袋子，更互熨四肢、前后心及手足心，候气通彻即止。

---

① 阴盛：日本抄本、文瑞楼本同，明抄本、乾隆本作"阴证"。
② 四物：日本抄本、文瑞楼本同，明抄本、乾隆本作"四味"。
③ 分：明抄本、乾隆本、文瑞楼本同，日本抄本作"两"。

又用药熨，气通畅后，宜服此方

人参一两　生姜煨，切。二两

上二味，各细剉，用水一盏半，煎至八分，去滓，分温二服；如食顷，再服。

伤寒过经不解

论曰：伤寒为病，六经受邪，始传于三阳，病在表者可汗；其满三日，传于三阴，病入里者可下。其不两感于寒，更不传经，不加异气者，至七日，太阳病衰，头痛少愈；八日，阳明病衰，身热少歇^①；九日，少阳病衰，耳聋微闻；十日，太阴病衰，腹满减如故；十一日，少阴病衰，渴止舌干而嚏；十二日，厥阴病衰，囊纵，少腹微下，大气皆去，病人精神爽慧也，故伤寒愈者皆在十二日。若过此经，病犹不解者，为邪热结于里。其状或谵言妄语，或郁郁微烦，或腹满吐下。皆缘治之失宜，邪气稽留，故病过经不能解也，当随其证以治。若更感异气，变为他疾者，当依坏病法疗之。

治伤寒十三日，过经谵语者，有热也，当以汤下之。若小便利者，大便当硬，而反下利，脉调和者，知医以丸药下之，非其治也。若自下利者，脉当微厥，今反和者，此为内实也，**调胃承气汤方**

大黄四两。去皮，酒洗　甘草二两。炙

上二味，剉如麻豆。每服五钱匕，水一盏半，煎至七分，去滓，入芒消一钱匕，更煎一两沸，放温顿服。

治伤寒过经不解，热结在里，往来寒热，烦渴躁闷，**犀角汤方**

犀角屑一两　柴胡去苗　吴蓝各三分　大青　升麻各一两　乌梅去核　黄芩去黑心。各三^②分　甘草炙，剉。半两

---

① 歇：文瑞楼本同，明抄本、乾隆本、日本抄本作"微"，日本抄本旁注"微作歇"。

② 三：明抄本、乾隆本、文瑞楼本同，日本抄本作"一"。

上八味，粗捣筛。每服五钱匕，水一盏半，入竹叶三十片，煎取七分，去滓，食后温服。

治伤寒过经，半月不解，**鳖甲汤**方

鳖甲去裙襕，醋炙　柴胡去苗　升麻各一两　乌梅去核。半两　枳实去瓤，麸炒　犀角屑　黄芩去黑心。各一两　甘草炙，剉。半两

上八味，粗捣筛。每五钱匕，水一盏半，煎至七分，去滓，下地黄汁二合，搅匀，食后分温二服。

治伤寒十三日，过经不解，脐腹胀满，小便淋涩，烦闷燥渴，**木通汤**方

木通剉　葛根剉　青橘皮汤浸，去白，盐炒　槟榔剉　滑石　瞿麦穗各一两

上六味，粗捣筛。每服三①钱匕，水一盏，入葱白二寸，同煎至六分，去滓温服，不计时候。

治伤寒过经，心胸痞满，烦躁狂言，积热毒气，及妇人血风血气，经候不调，寒热有积，**万应散**方

甘遂连珠者　威灵仙去土　五灵脂各一两

上三味，捣罗为散，每服一钱匕。如伤寒日数多，有积热者，用鸡子清蜜水调下；如妇人前件病证者，绵灰酒调下；寻常热气，蜜水调下；冷即用葱汤调下；阳毒积热，入腻粉、白丁香各半钱，生姜汁蜜水调下。

治伤寒发汗、下之后，过经不解，胸胁满结，渴而不呕，但头汗出，往来寒热，小便不通，**柴胡汤**方

柴胡去苗。二两　桂去粗皮　黄芩去黑心。各一两　牡蛎生用　甘草炙。各半两　栝楼根一两半　木通剉。一两

上七味，粗捣筛。每服五钱匕，水一盏半，入生姜半分，拍碎，葱白五寸，同煎至七分，去滓，食后温服。

治伤寒过经不解，三焦滞闷，身重疼痛，**保安散**方

---

① 三：日本抄本、文瑞楼本同，明抄本、乾隆本作"五"。

黄耆剉 木通剉 青橘皮汤浸，去白，焙 桑根白皮剉 白术 陈橘皮汤浸，去白，焙。各半两 木香三分 黑牵牛一两，炒，捣取末半两

上八味，捣罗为散。每服二钱匕，浓煎枣汤调下。

卷第二十二

伤寒门

中风伤寒　伤寒湿温　伤寒时气　伤寒疫疠　伤寒结胸

伤寒门

中风伤寒

论曰：中风伤寒，三阳三阴，候各不同。太阳中风，其脉阳浮阴弱，其证发热自汗，盖阳浮热自发，阴弱汗自出，啬啬恶寒，淅淅恶风，翕翕发热，鼻鸣干呕。又曰：太阳病，发热汗出，脉缓者，名为中风。不可燔炙。若以火发其汗，邪风为火热所劫，血气流溢，荣卫失常，两阳熏灼，其身发黄，阳盛即衄，阴虚即小便难，阴阳俱虚竭，则身体枯燥，但头汗出，齐颈而还，腹满微喘，口干咽烂；或不大便，久则谵言，甚者至哕，手足躁[1]扰，循衣摸床，其小便利者可治。阳明中风，即阳明病能食为中风，其证口苦咽干，腹满，微热恶寒，脉浮若紧，下之[2]则腹满小便难。少阳中风，两耳无闻，目赤，胸中满而烦，不可吐，吐之则悸而惊。太阴中风，四肢烦疼，其脉阳微阴涩而长，为欲愈。少阴中风，其脉阳微阴浮为欲愈。厥阴中风，其脉微浮为欲愈，不浮为未愈。凡此六经中风之病，其状虽异，大抵其脉皆浮，经所谓浮为风是也。

治伤寒，太阳中风，脉浮紧，发热恶寒，身痛，不汗出而躁烦者，**大青龙汤方**

麻黄去根节，煮，去沫。六两　桂去粗皮　甘草炙，剉。各二[3]

---

① 躁：原作"搔"，日本抄本、文瑞楼本同，于义不通，据明抄本、乾隆本及《金匮玉函经·辨不可火病形证治第二十一》、《脉经》卷二"病不可火证第十六"改。

② 脉浮若紧下之：明抄本、乾隆本、日本抄本、文瑞楼本同，《伤寒论·辨阳明病脉证并治第八》作"脉浮而紧，若下之"。

③ 二：明抄本、乾隆本、文瑞楼本同，日本抄本作"一"。

两　杏仁去皮尖、双仁。四十枚　石膏如鸡子大。碎

上五味，㕮咀如麻豆大。每服五钱匕，水一盏半，入生姜一枣大，拍碎，枣二枚，去核，同煎至八分，去滓温服，取微汗。汗多者，以温粉粉之。

治中风伤寒，阳浮阴弱，阳浮者热自发，阴弱者汗自出，恶寒发热，鼻鸣干呕等疾，**桂枝汤**方

桂去粗皮　芍药各三分　甘草炙，剉。半两

上三味，粗捣筛。每服五钱匕，水一盏半，入生姜一枣大，拍碎，枣二枚，去核，同煎至一盏，去滓温服，不拘时，以汗为度；未汗，更服，仍作生姜稀粥投之，以助药力。

治中风伤寒，**防风汤**方

防风去叉　麦门冬去心，焙　山芋①　大黄剉，炒　桂去粗皮。各一两　白术　白附子炮　牛膝去苗，酒浸，切，焙　半夏汤洗七遍，与生姜等分同捣，焙　芎䓖　肉苁蓉酒浸，切，焙　黄耆剉　远志去心，焙　干姜炮。各三分　甘草炙。半两

上一十五味，粗捣筛。每服五钱匕，水一盏半，入生姜一枣大，拍碎，枣二枚，去核，同煎至八分，去滓温服，空心日午临卧各一。

治中风伤寒，头痛，四肢疼痛，身体沉重，**石膏汤**方

石膏　甘草炙　麻黄去根节，煎，掠去沫，焙　桂去粗皮　芍药各二分②

上五味，粗捣筛。每服五钱匕，水一盏半，入生姜一枣大，拍碎，煎至八分，去滓，空心温服。

治伤寒巨阳中风，项背强，啬啬恶寒，汗不出，**姜附汤**方

附子③炮裂，去皮脐。一两　干姜炮　葛根　甘草炙，剉　桂

---

①　山芋：日本抄本、文瑞楼本及《医方类聚》卷五十八"伤寒门三十二"引《圣济总录》同，明抄本、乾隆本作"山茱萸"。

②　分：日本抄本、文瑞楼本同，日本抄本旁注作"又作两"，明抄本、乾隆本作"两"。

③　附子：日本抄本、文瑞楼本及《医方类聚》卷五十八"伤寒门三十二"引《圣济总录》同，明抄本、乾隆本作"白附子"。

去粗皮。各三分　芍药半两　麻黄去根节，先煎，掠去沫，焙。一两半

上七味，剉如麻豆。每服三钱匕，水一盏，入枣二枚，去核，同煎至七分，去滓，食前温服取汗；未汗，再服。

治中风伤寒，头目四肢疼痛，恶寒干呕，**桂附汤方**

桂去粗皮　芍药各一两半　麻黄去根节，先煎，掠去沫，焙　甘草炙。各一两　附子炮裂，去皮脐。三分

上五味，剉如麻豆。每服五钱匕，水一盏半，入生姜一枣大，拍碎，枣二枚，去核，同煎至八分，去滓，食前温服，以热粥投之取汗，避风。

治中风伤寒，脉浮紧，发热恶寒，身体疼痛，汗不出而烦，**麻黄桂心汤方**

麻黄去根节，先煎，掠去沫，焙①。二两　桂去粗皮　甘草炙，剉　干姜炮。各一两　石膏一两半　干薄荷叶　杏仁去皮尖、双仁。各半两

上七味，粗捣筛。每服五钱匕，水一盏半，入枣二枚，去核，同煎至八分，去滓，食前温服。

治中风伤寒，头痛沉重，**麻黄汤方**

麻黄去根节，先煎，掠去沫，焙。二两　附子炮裂，去皮脐。一两　细辛去苗叶　干姜炮。各三分　甘草炙，剉　杏仁去皮尖、双仁。各半两

上六味，剉如麻豆。每服三钱匕，水一盏，煎至七分，去滓，食前温服，日三。

治中风伤寒，头痛发热，胸中气逆，恶寒呕哕，小便难，足冷，**桂心汤方**

桂去粗皮。一两　芍药　附子炮裂，去皮脐　麻黄去根节，先煎，掠去沫，焙。各三分　甘草炙，剉　杏仁去皮尖、双仁　半夏

---

① 焙：明抄本、乾隆本、文瑞楼本同，日本抄本作"炮"。

汤洗七遍，生姜等分同捣，焙^①　干姜炮。各半两

上八味，剉如麻豆。每服三钱匕，水一盏，入葱白三寸，生姜一枣大，拍碎，同煎至七分，去滓，食前温服，日三。

治中风伤寒初得，其外证头项疼，腰背强，壮热语涩，恍惚，涕唾稠黏，遍身拘急，**桂枝汤方**

桂去粗皮。三分　芎䓖　半夏汤洗七遍，生姜等分同捣，焙^②　附子炮裂，去皮脐　菖蒲　麻黄去根节，先煎，掠去沫，焙　羌活去芦头　细辛去苗叶。各半两　白芷一分

上九味，剉如麻豆。每服三钱匕，水一盏，入生姜一枣大，拍碎，煎至七分，去滓，食前温服，盖覆取汗。

治中风伤寒，身体反强，**天麻汤方**

天麻　麻黄去根节，煎，掠去沫，焙　羌活去芦头　附子炮裂，去皮脐　桂去粗皮。各半两　杏仁去皮尖、双仁，炒　人参　细辛去苗叶　白术各一分^③

上九味，剉如麻豆。每服四钱匕，水一盏，酒半盏，入生姜一枣大，拍碎，同煎至八分，去滓，食前温服。

治中风伤寒，头痛，四肢烦疼，**二附散方**

附子炮裂，去皮脐　白附子炮　半夏汤洗七遍，炒干。各一分

上三味，捣罗为散。每服半钱匕，浓煎生姜汤调下，不拘时，得汗即止。

治中风伤寒，头痛恶寒，四肢烦疼，心躁闷，**麻黄细辛丸方**

麻黄去根节，煎，掠去沫，焙。一两　细辛去苗叶　人参　白茯苓去黑皮　甘草炙，剉　白术各半两　栝楼根三分

上七味，捣罗为末，炼蜜和捣，丸如鸡头大。每服一丸，食前薄荷蜜汤研下。

治中风伤寒，初受病一日至三日，头痛，肢体疼，烦躁恶风，身热憎寒，**白术汤方**

---

① 焙：明抄本、乾隆本、文瑞楼本同，日本抄本作"炮"。
② 焙：明抄本、乾隆本、文瑞楼本同，日本抄本作"炮"。
③ 分：明抄本、乾隆本、文瑞楼本同，日本抄本作"两"。

白术　石膏各二两　干姜炮。半两　五味子炒　甘草炙，
剉　人参　芎䓖　麻黄去根节，煎，掠去沫，焙。各一两

上八味，粗捣筛。每服三钱匕，水一盏，生姜三片，枣二枚，
同煎至七分，去滓，稍热服。

治中风伤寒，壮热，肢节疼痛，头目昏眩，咳嗽喘粗，**石膏
芍药汤**方

石膏碎　芍药　前胡去芦头　葛根　柴胡去苗。各一两　升麻
半两　桑根白皮剉　荆芥穗　黄芩各三分

上九味，粗捣筛。每服三①钱匕，水一盏半，煎至八分，去
滓，稍热服。

治中风伤寒，头目昏眩，壮热，肩背拘急疼痛，**前胡汤**方

前胡去芦头　蔓荆实去白皮　芎䓖　麻黄去根节，煎，掠去沫，
焙　甘菊花　防风去叉　羌活去芦头　白茯苓去黑皮　石膏碎　甘
草炙，剉。各三两②　枳壳去瓤，麸炒。四两　黄芩一两半

上一十二味，粗捣筛。每服三钱匕，水一大盏，入生姜二片，
煎至七分，去滓温服。

解中风伤寒，头痛体疼，发热恶寒，**石膏独活汤**方

石膏碎。一两　麻黄去根节，煎，掠去沫，焙　羌活去芦
头　独活去芦头　甘草炙，剉　天南星炮　青橘皮去白，麸炒　枳
壳去瓤，麸炒　干姜炮　柴胡去苗　益智去皮　桂去粗皮。各半两

上一十二味，粗捣筛。每服三钱匕，水一盏，葱白二寸，豉
二七粒，煎至一分，去滓热服，盖覆出汗。

治中风伤寒，头目昏眩，憎寒壮热，四肢烦倦，**荆芥汤**方

荆芥穗　木通剉。各四两　羌活去芦头　独活去芦头　芎
䓖　麻黄去根节，煎，掠去沫，焙　甘草炙。各一两

上七味，粗捣筛。每服三钱匕，水一盏，煎至七分，去滓
温服。

---

① 三：明抄本、乾隆本、文瑞楼本同，日本抄本作"二"。
② 两：日本抄本、文瑞楼本同，明抄本、乾隆本作"分"。

治中风伤寒，百节痠疼，**前胡白术汤方**

前胡去芦头　白术　防风去叉。各二两　柴胡去苗　薰草　白鲜皮各一两半　石膏碎。三两　麻黄去根节，煎，掠去沫，焙。四两　甘草炙。一两

上九味，粗捣筛。每服三钱匕，水一盏，入薄荷五叶，同煎至七分，去滓温服，不拘时。

治中风伤寒，身热头痛，肢体烦疼，**百解汤**方

前胡去芦头　柴胡去苗　甜葶苈微炒　半夏汤洗七遍，去滑　麻黄去根节，汤煮，掠去沫，焙　羌活去芦头　独活去芦头　桔梗炒　人参　陈橘皮汤浸，去白，焙　白术　枳壳去瓤，麸炒　甘草炙，剉　白茯苓去黑皮　芎藭　石膏碎　杏仁汤浸，去皮尖、双仁。等分

上一十七味，粗捣筛。每服三钱匕，水一盏，入生姜三片，同煎至七分，去滓温服，不计时候。

伤寒湿温

论曰：伤寒有五，其一为中湿。盖风湿之气中人为病，发热与温病相类，故曰湿温也。此因汗出当风，或因取冷过度，致阴湿气袭人肌肤，流传经络。其证喜汗出，关节疼痛，发热而烦，小便不利，大便反快，是谓中湿。若风湿相搏，则一身尽疼，日晡所剧，湿热相蒸，则身必熏黄。凡治风湿者，欲其微汗，即风气解而湿自去；湿甚者，当利其小便，不可大发汗，大汗则风去湿在，其病不去。亦不可下之，下之早则哕，下之而利不止即死。诊其脉当沉而细，《难经》曰湿温之脉阳濡而弱、阴小而急是也。

治湿温病，一身尽疼，发热，日晡即剧。此病伤于汗出当风，或久伤取冷所致，**麻黄杏仁薏苡仁甘草汤方**

麻黄去根节。三①两。煎，掠去沫　杏仁去皮尖、双仁。三十枚。炒　薏苡仁一两　甘草炙。一两

---

① 三：明抄本、乾隆本、文瑞楼本同，日本抄本作"一"。

上四味，咬咀。每服五钱匕，水一盏半，煎取八分，去滓温服。

治伤寒八九日，风湿相搏，身体疼痛，不能自转侧，不呕不渴，脉浮虚而涩者，桂枝附子汤主之。若其人大便坚，小便自利者，术附子汤主之。

桂枝附子汤方

桂去粗皮。四两　附子炮裂，去皮脐。三枚[①]　甘草炙。二两

上三味，咬咀。每服五钱匕，水一盏半，入生姜五片，枣二枚，擘破，同煎取八分，去滓热服。

术附子汤方

附子炮裂，去皮脐。三[②]枚　白术四两　甘草炙。二两

上三味，剉如麻豆大。每服五钱匕，水一盏半，入生姜五片，枣二枚，擘破，煎取七分，去滓温服。初一服，其人身如痹，半日许，复服之；三服后，其人如冒状，勿怪，此以附子、术并走皮内，逐水气，未得除，故使之然耳，法当加桂四两。此本一方二法，以大便坚，小便自利，故去桂也；以大便不坚，小便不利，当加桂。附子三枚恐多也，虚弱家及产妇，宜减服之。

治风湿相搏，骨节疼烦掣痛，不得屈伸，近之则痛剧，汗出短气，小便不利，恶风不欲去衣，或身微肿者，**甘草附子汤**主之方

甘草炙。二两　附子炮裂，去皮脐。二枚[③]　白术三两　桂去粗皮。四两

上四味，咬咀如麻豆大。每服五钱匕，以水一盏半，煎取七分，去滓温服，日三服。初服得微汗则解，能食；汗止复烦者，少减服之。《千金》云：身肿者，加防己四两；悸气，小便不利者，加茯苓三两。既有附子，今加生姜三两。

治湿家身烦疼，**麻黄汤加术**四两发其汗为宜，慎不可以火攻

---

① 枚：明抄本、乾隆本、文瑞楼本同，日本抄本作"两"。
② 三：明抄本、乾隆本、文瑞楼本同，日本抄本作"二"，旁注"二一作三"。
③ 枚：明抄本、乾隆本、文瑞楼本同，日本抄本作"两"。

之，方

麻黄去根节。三两　桂去粗皮。二^①两　甘草炙。一两　杏仁去皮尖、双仁。七十枚　白术四两

上五味，咬咀如麻豆大。每服五钱匕，以水一盏半，煎取七分，去滓温服，取微似汗则解。

治风湿，脉浮身重，汗出恶风者，**防己黄耆汤**主之方

防己四两　黄耆五两　甘草炙。二^②两　白术三两

上四味，咬咀如麻豆大。每服五钱匕，以水一盏半，入生姜半分^③，拍碎，大枣二枚，擘破，同煎取七分，去滓温服，日三。喘者，加麻黄；胃中不和者，加芍药；气上冲者，加桂；下有陈寒者，加细辛。服后当如虫行皮中，腰以下如冰，后坐被上，又以一被绕腰以温下，令微汗差。

治风湿，身体疼痛，恶风微肿，**杏仁汤方**

杏仁去皮尖、双仁，炒。二十五枚　桂去粗皮　麻黄去根节，先煮一两沸，焙干　芍药　天门冬去心，焙。各一两

上五味，咬咀如麻豆大。每服五钱匕，水一盏半，入生姜半分，切，煎取七分，去滓温服，不拘时候。

治湿温伤寒，身凉脉短，日逐有汗者，下虚上攻，头目昏痛，**温风丸方**

白附子　阳起石　滑石各一两　寒水石四两。烧

上四味，捣研为末，用糯米粥饮和丸如梧桐子大。每服二十丸，用荆芥木香汤下。

治湿温伤寒，四五日后，汗出肢体冷，**安息香丸方**

安息香一分　五灵脂二两半　麻黄去根节。半两　附子尖七个　巴豆去皮，醋煮。半两

上五味，捣罗四味为末，研巴豆为膏，入众药，丸如弹子大。

---

① 二：明抄本、乾隆本、文瑞楼本同，日本抄本作"一"。

② 二：明抄本、文瑞楼本同，乾隆本作"一"，日本抄本作"三"，旁注"三作二"。

③ 分：日本抄本、文瑞楼本同，明抄本、乾隆本作"两"。

每服一丸，麸炭上烧存性，生姜汤化下。

伤寒时气

论曰：春温夏热，秋凉冬寒，是为四时正气。非其时有其气，人或感之，病无少长，率相似者，谓之时气。如春时应温而或寒，夏时应热而或冷，以至当秋而热，当冬而温^①，皆是也。其候与伤寒温病相类，但可汗可下之证，比伤寒温病疗之宜轻尔。

治时气二三日不解，头痛，壮热恶寒，**葛根汤**方

葛根剉。一两　麻黄去根节，煎，掠去沫，焙。二^②两　陈橘皮汤浸，去白，焙　甘草炙，剉　黄芩去黑心　知母焙　杏仁汤浸，去皮尖、双仁，炒。各一两

上七味，粗捣筛。每服三^③钱匕，水一盏，入生姜三^④片，同煎至七分，去滓温服。

治时气，头痛壮热，**石膏汤**方

石膏碎。二两　葛根剉　栀子仁　柴胡去苗　赤芍药各一两　甘草炙，剉。半两

上六味，粗捣筛。每服五钱匕，水一盏半，入生姜一枣大，拍碎，煎至八分，去滓温服，不拘时候。

治时气壮热，头痛呕逆，**前胡汤**方

前胡去芦头　知母焙　犀角镑　葛根剉　赤芍药各一两　石膏碎。二两

上六味，粗捣筛。每服五钱匕，以水一盏半，入生姜半分，拍碎，葱白二寸，切，煎至八分，去滓温服，不拘时候。

治时气头痛壮热，肢体烦疼，**七圣汤**方

麻黄去根节，煎，掠去沫，焙。三两　苍术炒。二两　橘皮

---

①　春时应温……当冬而温：此24字日本抄本、文瑞楼本同，明抄本、乾隆本作"春应温而反寒，夏应热而反冷，秋应凉而反热，冬应寒反温"。
②　二：乾隆本、日本抄本、文瑞楼本同，明抄本作"一"。
③　三：明抄本、乾隆本、文瑞楼本同，日本抄本作"一"。
④　三：文瑞楼本同，明抄本、乾隆本、日本抄本作"二"。

汤浸，去白，焙　木通剉。各一两　桔梗炒。一两半　山茵陈一两　甘草炙，剉。二两

上七味，粗捣筛。每服三钱匕，水一盏，入生姜三片，煎至七分，去滓温服。

治时气①，浑身疼痛，壮热不解，**人参汤方**

人参　赤茯苓去黑皮　白术　干葛剉　甘草剉，生用。各一两　麻黄去根节，煎，掠去沫，焙。一两半

上六味，粗捣筛。每服三钱匕，水一盏，入葱白、盐豉各少许，同煎至六分，去滓温服。

治时气一二日，头痛壮热，心神烦闷，**八神汤方**

麻黄去根节，煎，掠去沫，焙。一两　当归切，焙　甘草炙，剉　大黄剉，炒　白术　山栀子仁各半两　芍药　荆芥穗各一分

上八味，粗捣筛。每服三钱匕，水一盏，入薄荷三叶，葱白一寸，生姜二片，同煎至六分，去滓热服。

治时行②一日至三日，头痛壮热，心神烦闷，**柴胡汤方**

柴胡去苗　石膏碎　麻黄去根节，煎，掠去沫，焙。各一两　甘草炙，剉。半两

上四味，粗捣筛。每服三钱匕，水一盏，入豉三十粒，葱白二寸，同煎至六分，去滓热服，并三服，汗出效，不计时。

治时行身热头疼，四肢痠痛，**山茵陈散方**

山茵陈四两　苍术米泔浸一宿，去皮作片，炒。三两　麻黄去根节，煎，掠去沫，焙。一两　石膏碎，研。各一两

上四味，捣罗为散。每服二钱匕，热葱茶清调下，连并三服，衣覆取汗。

治时行憎寒壮热，骨节烦疼，项③强，**麻黄厚朴汤方**

麻黄去根节，煎，掠去沫。一斤④　厚朴去粗皮，剉。半

---

① 时气：日本抄本、文瑞楼本同，明抄本、乾隆本作"时气伤寒"。
② 时行：日本抄本、文瑞楼本同，明抄本、乾隆本作"时气"。
③ 项：日本抄本、文瑞楼本同，明抄本、乾隆本此前有"头疼"。
④ 斤：日本抄本、文瑞楼本同，明抄本、乾隆本作"两"。

斤^①　甘草剉　大黄剉。各四^②两

上四味，生用，粗捣筛。每服三钱匕，水一盏，入生姜三片，葱白二^③寸，豉二十粒，同煎至七分，去滓热服，连三服，汗出立愈。

治时气头目昏疼，久积热毒，鼻口出血，**清凉散方**

麻黄去根节，煎，掠去沫，焙　大黄剉　芍药各一两

上三味，捣罗为细散。每服一钱匕，砂糖冷水调下，食后服。

治时行表不解，壮热恶寒，**人参干葛汤方**

人参　干葛剉　白芍药　桔梗炒。各一两　赤茯苓去黑皮。三^④分　甘草炙，剉　木香各半两　麻黄去根节，煎，掠去沫，焙。一^⑤分

上八味，粗捣筛。每服三钱匕，水一盏，煎至七分，去滓热服，并三两服，温覆出汗。

治四时伤寒，头疼，遍身壮热，口苦舌干，**大安汤方**

麻黄去根节，煎，掠去沫　恶实炒。各三两　甘草炙，剉。二^⑥两　人参　赤茯苓去黑皮。各半两　天门冬去心，焙　麦门冬去心，焙。各一^⑦两

上七味，粗捣筛。每服三钱匕，水一盏，生姜三片，枣二枚，同煎至七分，去滓温服，并三服，取汗差。

治时气头痛，五心烦热，语言狂乱，**五解汤方**

麻黄去根节，煎，去沫。二两　白术　桔梗炒　石膏碎　杏仁去皮尖、双仁，炒　越桃一半生，一半炒。各一两

上六味，粗捣筛。每服三钱匕，水一盏，豉七粒，葱白一寸，生姜三片，薄荷五叶，同煎至七分，去滓热服。如欲出汗，并煎

---

①　斤：日本抄本、文瑞楼本同，明抄本、乾隆本作"两"。

②　四：明抄本、乾隆本、文瑞楼本同，日本抄本作"二"。

③　二：明抄本、乾隆本、文瑞楼本同，日本抄本作"三"。

④　三：明抄本、乾隆本、文瑞楼本同，日本抄本作"一"。

⑤　一：日本抄本、文瑞楼本同，明抄本、乾隆本作"三"。

⑥　二：明抄本、乾隆本、文瑞楼本同，日本抄本作"一"。

⑦　一：明抄本、乾隆本、文瑞楼本同，日本抄本作"三"。

两服，衣被盖覆差。

治时气头痛壮热，或暑毒伏心，状如疟疾，**茵陈麻黄散**方

山茵陈四两　麻黄去根节，煎，去沫，焙。五两　石膏碎。一两　蜀椒去目并闭口者，炒出汗　苍术水浸，去粗皮。二两①

上五味，捣罗为细散。每服二钱匕，点②茶调下；如狂言热躁，砂糖冷水调下。

治时气出汗、吐、下后，四肢赢劣，呕逆减食，**白术汤**方

白术剉，炒。一两　厚朴去粗皮，生姜汁炙透　黄耆细剉　人参　白茯苓去黑皮　桔梗剉，炒　桂去粗皮　陈橘皮汤浸，去白，焙　甘草炙，剉。各一两

上九味，粗捣筛。每服五钱匕，水一盏半，煎至八分，去滓温服，不拘时。

治时气头痛壮热，三日内，宜服**麻黄大黄散**方

麻黄去根节。一两　大黄剉　桂去粗皮　黄芩去黑心　甘草炙，剉　芍药　干姜炮。各半③两

上七味，捣罗为散。每服三钱匕，暖酒调下，衣被盖取汗。

治初得伤寒时气，**桂枝汤**方

桂去粗皮　甘草炙，剉　芍药　干姜炮。各半两　杏仁去皮尖、双仁，炒黄。四七枚　麻黄去根节。一两

上六味，粗捣筛。每服五钱匕，水一盏半，煎至八分，去滓，并两服，以衣被盖令汗透。

治时气，解表发汗，**五苓散**方

赤茯苓去黑皮　桂去粗皮　泽泻剉　白术炒，剉。各一分　猪苓去黑皮。半两

上五味，捣罗为散。每服五钱匕，以新汲水调，顿服讫，以葱豉粥投之，厚衣盖覆取汗。

---

① 二两：明抄本、乾隆本、文瑞楼本同。日本抄本此前有"各"，义长。
② 点：日本抄本、文瑞楼本同，明抄本、乾隆本作"热"。
③ 半：日本抄本、文瑞楼本同，明抄本、乾隆本作"一"。

治时气^①发汗，**葱白汤方**

葱白烂研。二两　生姜细切。一^②两　豉一合。拍碎　细茶末二钱

上四味，先以水二盏，煎葱并姜至一盏半，次下豉，煎少时即入茶末，去滓顿服，厚衣盖覆取汗。

治初得伤寒时气，壮热头痛，**解表汤方**

甘草炙，剉。二两　生姜二两半　黑豆二合

上三味，吹咀。每服五钱匕，水一盏半，煎至八分，去滓顿服，厚衣盖覆出汗。

治伤寒时气，**附桂散方**

附子炮裂，去皮脐　桂去粗皮。各半两

上二味，捣罗为散。每服三钱匕，热酒调，顿服，厚衣盖，汗出为度。

和养三焦，调顺阴阳，升降痞滞，祛遣寒邪，温中散湿^③，暖胃和脾，滋助气血，思美饮食，虚寒瘤冷，痰癖动气，心膈疼痛，噎闷呕逆，一切气疾，不日痊愈，**万灵^④汤方**旧名万灵散

前胡去芦头　柴胡去苗　秦艽去苗、土　甘草炙。各半斤　蘹香子炒　木香　桂去粗皮。各一斤　槟榔十枚　肉豆蔻去壳。半斤　芍药半斤　青橘皮去白。半斤　芎䓖半斤　甜葶苈半斤。微炒　桔梗四两

上一十四味，粗捣筛。每服三钱匕，水一盏，大枣二枚，擘破，同煎至七分，去滓，食前温服。

治时气热病，狂言心躁，**苦参汤方**

苦参不拘多少

上一味，焙燥，粗捣筛。每服二钱匕，水一盏，煎至八分，去滓，连三服差。

①　时气：日本抄本、文瑞楼本同，明抄本、乾隆本作"时气伤寒"。

②　一：日本抄本、文瑞楼本及《乡药集成方》卷五"伤寒门"引《圣济总录》同，明抄本、乾隆本作"二"。

③　湿：日本抄本、文瑞楼本同，日本抄本旁注"一本作寒"，明抄本脱，乾隆本作"寒"。

④　万灵：明抄本、日本抄本、文瑞楼本同，乾隆本作"前胡"。

伤寒疫疠

论曰：人居天地间，禀气于阴阳，气和则安，气鳌[1]则病。故一岁之内，节气不和，寒暑乖候，皆为疫疠之气，感而为病，故名疫疠。其状无问长少，率皆相似，俗又名天行。其病与时气温热等病相类，治各随其证，以方制之。

治温疫病，头痛壮热，恶寒不解，**神明白散**[2]方

白术剉，炒。二两　桔梗　细辛去苗叶。各一两　附子炮裂，去皮脐。二两　乌头炮裂，去皮脐。四两

上五味，捣罗为散。以绢囊盛，带之，居间里间皆无病。有病疫疠者，温酒服方寸匕，覆取汗，或得吐即差。若经三四日，抄三钱匕，水二盏，煎一盏半，去滓，分温三服。

治时行疫疠，壮热咳嗽，头痛心闷，**前胡汤方**

前胡去芦头　升麻　麦门冬去心，焙。各三分　贝母去心　紫菀去苗、土　杏仁去皮尖、双仁，炒，研。各半两　甘草炙。一分[3]　石膏一两一分

上八味，粗捣筛。每服三钱匕，水一盏，竹叶二七片，煎至七分，去滓，不拘时温服。

治伤寒，辟毒气疫病，**七物赤散方**

丹砂别研　乌头炮裂，去皮脐。各二两　细辛去苗叶　羊踯躅　干姜炮裂　白术切，炒。各一两　栝楼一两半

上七味，捣罗为散。每服半钱匕，温酒调服，汗出解；不解，增至一钱匕。

治时行[4]疫疠病，头痛，体热，渴躁，百骨节疼痛，**麻黄汤方**

麻黄去根节　葛根剉。各一两　黄芩去黑心　栀子仁　芍

① 鳌（lì戾）：《乡药集成方》卷五"伤寒门"引《圣济总录》此后有注文："鲁帝切，谓背戾也"。鳌，乖违，《汉书·张耳陈余传》："何乡者慕用之诚，后相背之鳌也？"古同"戾"。

② 神明白散：文瑞楼本同，明抄本、乾隆本、日本抄本作"神白散"。

③ 分：明抄本、乾隆本、文瑞楼本同，日本抄本作"两"。

④ 时行：日本抄本、文瑞楼本同，明抄本、乾隆本作"时气"。

药　杏仁去皮尖、双仁，炒。各三分

上六味，粗捣筛。每服三钱匕，水一盏，入豉五十粒，同煎至七分，去滓温服。

治时行疫疠，兼风热目疼，心中妨闷，**葛根汤**方

葛根一两　芍药三分　葱白三茎。切　豉半合[①]

上四味，剉二味如麻豆，用水三盏，煎至一盏半，去滓，分温二服。

治时行疫疠病，壮热，头痛，唇干，**石膏汤**方

石膏碎。一两　葛根剉。三分[②]　芍药　贝母去心　百合　升麻各半两　栀子仁　甘草炙。各一分

上八味，粗捣筛。每服三钱匕，水一盏半，豆豉五十粒，葱白三寸，同煎至一盏，去滓温服。

治时行疫疠一二日，头疼，壮热，烦躁，**麻黄解肌汤**方

麻黄去根节　升麻　甘草炙，剉　芍药　石膏碎。各一两　杏仁去皮尖、双仁，炒，研。半两　贝齿烧。一分

上七味，粗捣筛。每服五钱匕，水一盏半，煎至一盏，去滓，不计时候温服。

治时行疫疠，未经汗下，体热烦闷，**桂心汤**方

桂去粗皮。三分　芍药一两　麻黄去根节　杏仁去皮尖、双仁，炒，研　黄芩去黑心　甘草炙。各半两

上六味，粗捣筛。每服三钱匕，水一盏，生姜三片，枣一[③]枚，擘，煎至七分，去滓温服。

治时行疫疠，壮热恶寒，食即呕吐，**前胡汤**方

前胡去芦头　生干地黄焙　麦门冬去心，焙　陈橘皮汤浸，去白，焙　甘草炙　人参各半两

上六味，粗捣筛。每服三钱匕，水一盏，竹叶二七[④]片，煎至

---

① 合：明抄本、乾隆本、文瑞楼本同，日本抄本作“两”。
② 分：明抄本、乾隆本、文瑞楼本同，日本抄本作“两”。
③ 一：日本抄本、文瑞楼本同，明抄本、乾隆本作“二”。
④ 二七：日本抄本、文瑞楼本同，明抄本、乾隆本作“七”。

七分，去滓温服。

治时行疫疠，发表攻里不尽，形证尚在，其人垂死不疗者，**苦参汤**方

苦参二两

上一味，粗捣筛。每服三钱匕，酒一盏，煎至半盏，去滓，顿服即差。

治时行疫疠病，数日未得汗，浑身壮热，呕逆不下食，**柴胡汤**方

柴胡去苗。一两　麻黄去根节。一两半　升麻一两　桂去粗皮。三分　大黄剉，炒。一两　甘草炙。三分　鳖甲醋炙，去裙襕。一两一分　枳实去瓤，麸炒　知母焙。各三分　栀子仁一分

上一十味，粗捣筛。每服五钱匕，水一盏半，入生姜三片，煎至七分，去滓温服。

治时行温疫，恶气热毒攻心胁，气满胀急，及注忤鬼气，**沉香丸**方

沉香剉　丁香　薰陆香各半两　犀角屑　升麻　木香　羚羊角屑　黄芩去黑心　栀子仁各三①分　麝香研。一钱　鬼臼一分　芒消　大黄剉，炒。各一两

上一十三味，捣研为末，令匀，炼蜜和丸如梧桐子大。每服十九至二十丸，米饮下。

治时行疫疠一二日，头痛壮热，**柴胡汤**方

柴胡去苗。一②两　芍药一两③　栀子仁　黄芩去黑心。各半两　石膏碎　葛根剉。各一两

上六味，粗捣筛。每服五钱匕，水一盏半，葱白三寸，豉三十粒，煎至七分，去滓，不计时候温服。

治疫疠病，始得之，头疼壮热，**葱豉汤**方

---

① 三：日本抄本、文瑞楼本同，明抄本、乾隆本作"二"。
② 一：文瑞楼本同，明抄本、乾隆本、日本抄本作"二"。
③ 两：明抄本、乾隆本、文瑞楼本同，日本抄本作"分"。

葱白二①茎。细切　豉一合　蜀椒四十九粒。去目并闭口，炒出汗

上三味，粗捣筛。水三盏，煎至二盏，去滓，顿热服，汗出差；未愈，更煎服。

治疫疠病，壮热烦躁，头疼体痛，**救生散方**

人参　五味子　白术各半两　麻黄去根节。三两　桂去粗皮　厚朴去粗皮，姜汁炙　大黄剉，炒。各一两　附子炮裂，去皮脐。半两　甘草炙。半两

上九味，捣罗为散。每服二钱匕，新汲水调下，后用热水漱，良久吃生姜热茶一盏投，以衣被覆之。如阳毒汗出，阴毒泻下，立差。

治天行时疫，三二日内，未经汗下，**术豉汤方**

苍术炒。五两　豉炒。三两半　麻黄去根节。二两

上三味，粗捣筛。每服三钱匕，水一大盏，煎至七分，去滓热服，盖覆出汗；未汗，再服。

伤寒结胸

论曰：伤寒病发于阳，下之早，邪毒之气结聚于胸膈，故名结胸。其证心下坚硬，按之则痛，项强如柔痓②状。或从心下至少腹坚满而痛，其痛不可近，其脉寸口浮，关上自沉，是其候也。若正在心下，按之即痛，而脉浮滑，亦名结胸。凡此本太阳病，脉浮而动数，医反下之，胃中空虚，客气动膈，令人短气躁烦，心中懊侬，阳气内陷，心下坚满，则为结胸。又或因得病二三日，不能卧，但欲起者，心下必结。若脉微弱者，此素有积寒，而反下之，利止，必作结胸；但下之而脉浮者，必结胸，皆当下之。脉促者，不为结胸也。脉若浮，即不可下，下之则死，结胸证具

---

① 二：日本抄本、文瑞楼本同，明抄本、乾隆本作"三"。
② 痓：明抄本、日本抄本、文瑞楼本同，乾隆本作"痉"。

而躁^①者亦死。又有水结在胸胁者，又有脏结者。结胸无大热，为水结；似结胸状，饮食如故，时下利，阳^②脉浮，关脉小细沉紧^③者，为脏结。舌上白胎滑者，为难治。若心下痞坚，按之不痛者，非结胸，乃痞也。宜审察而各依其法治之。

治伤寒结胸，心下坚实，大便不利，**陷胸丸方**

大黄细剉，醋炒　葶苈子隔纸炒　杏仁汤浸，去皮尖、双仁，炒，研。各二两　朴消一两。研细，与杏仁再同研令如脂^④

上四味，除杏仁、消外，捣罗为末，再同研匀，入少炼蜜和，更杵三五百下，丸如弹丸大。每服一丸，别入甘遂末半钱匕，蜜一合，用水一中盏，煎至四合，温顿服之，一宿乃下。如不下，更服，取下为效。

治伤寒结胸，头项强，心下痛，按之实硬，**大陷胸汤方**

大黄细剉，醋炒。二两　甘遂湿纸裹煨。一钱　朴消别研。二^⑤两

上三味，各捣研为末。每服用水一中盏，入大黄末二钱匕，煎五七沸，去滓，次下朴消末一钱匕，再煎一两沸，次下甘遂末一字匕，搅匀，温服，取快利为度。

治伤寒小结胸病，正在心下，按之则痛，脉浮滑者，**小陷胸汤方**

黄连去须。一两　半夏汤洗七遍，焙。二两半　栝楼实大者，一枚

上三味，各细剉，先以水五盏煎栝楼实，取三盏，去滓，入黄连、半夏各一分，煎取一盏半，去滓，分温三服。

---

① 躁：文瑞楼本同，明抄本、乾隆本、日本抄本及《伤寒论·辨太阳病脉证并治下第七》作"烦躁"。
② 阳：明抄本、乾隆本、日本抄本、文瑞楼本同，《伤寒论·辨太阳病脉证并治下第七》作"寸"。
③ 脉小细沉紧：原作"上沉细而紧"，日本抄本、文瑞楼本同，据明抄本、乾隆本及《伤寒论·辨太阳病脉证并治下第七》改。
④ 脂：日本抄本、文瑞楼本同，明抄本、乾隆本作"膏"。
⑤ 二：乾隆本、日本抄本、文瑞楼本同，明抄本作"一"。

治伤寒结胸，心闷汗出，**葶苈散方**

葶苈子隔纸炒①。三分　大黄剉，醋炒。半两　槟榔剉　桂去粗皮　陈橘皮汤浸，去白，焙　赤茯苓去黑皮　甘草炙，剉。各一分

上七味，捣罗为散。每服二②钱匕，空心温熟水调服。

治伤寒寒实结胸，无热证者，与三物小陷胸汤，用前方，**白散**亦可服，方

桔梗微炒。三分　巴豆去皮、心，熬黑，研如脂。一分　贝母去心。三分

上三味，除巴豆外，捣罗为散，入巴豆合研匀。每服强人半钱匕，羸人减之，并温熟水调服。病在膈上必吐，在膈下必利；不利，进热粥一杯；利不止，进冷粥一杯。身热皮粟不解，欲引衣自覆，若以水潠之洗之，益令热却不得出，当汗而不汗则烦。假令汗出已腹中痛，与芍药三两，如上法。

治伤寒结胸，心下痛，如石坚硬，小便不利，**葶苈汤方**

葶苈子隔纸炒。三分　槟榔剉。半两　桑根白皮炙，剉。三分　杏仁汤浸，去尖皮③、双仁，炒　大黄剉，醋炒。各半两　朴消三分

上六味，粗捣筛。每服五钱匕，水一盏半，煎至八分，去滓，食前温服。

治伤寒下后虚，气不理④，毒复上攻，毒气相搏，结于胸中，纵不下者，毒已入胃，胃中不通，毒还攻上，心中结满，厥逆欲绝，心起高胸⑤，手不可近，当先理其气，**增损理中丸方**

人参　白术　甘草炙，剉　栝楼根剉　枳实麸炒，去瓤　赤茯苓去黑皮　牡蛎熬。各二两　干姜炮。一两半

上八味，捣罗为末，炼蜜丸如弹丸大。每服一丸，熟水化下；

---

① 炒：明抄本、乾隆本、文瑞楼本同，日本抄本作"焙"。
② 二：明抄本、乾隆本、文瑞楼本同，日本抄本作"一"。
③ 尖皮：明抄本、乾隆本、日本抄本、文瑞楼本作"皮尖"。
④ 理：明抄本、乾隆本、文瑞楼本同，日本抄本作"利"。
⑤ 心起高胸：明抄本、乾隆本、日本抄本、文瑞楼本同，《普济方》卷一百四十一"伤寒门"作"心胀胸高"。

不歇，再服。不过五六丸，胸中豁然。

治伤寒结胸，毒气内盛，手足逆冷，腹胀，喘息急，大便不通，**陷胸青龙汤**方

牵牛子微炒。一两半　人参三分　陈橘皮汤浸，去白，焙。半两　桂去粗皮　槟榔剉。各一分①　大黄剉，醋炒。半两　朴消一两

上七味，粗捣筛。每服五钱匕，水一盏半，入生姜半分，拍碎，同煎至七分，去滓，食前温服。

治伤寒热病，饮水，结胸硬满，**大黄桔梗汤**方

大黄剉，醋炒。二两　桔梗炒。一两　甘草炙，剉　朴消各半两

上四味，粗捣筛。每服五钱匕，水一盏半，煎至七分，去滓，食前温服。

治伤寒结胸气逆，手足厥冷，呕逆不定，**大金针丸**方

阳起石研　不灰木　阿魏研。各半两　巴豆二十五枚。去皮、心、膜，不出油，研　杏仁二十五枚。去皮尖、双仁，研

上五味，捣研为细末，用软粟米饭为丸，如小弹丸大。每服一丸，用针穿灯焰上烧，烟绝为末，生姜米饮调服，以利为效。

治结胸伤寒，心下痛，按之实硬，**泥金丸**方

木香　丁香　大戟　甘遂麸炒。各一分　附子炮裂，去皮脐。一枚②　紫菀去土。三钱　黑牵牛三③钱。半生半炒　腻粉三钱　硫黄两皂子大　槟榔大者，一枚。剉　水银沙子三钱　巴豆二十粒。去皮、心、膜，用胡饼面裹，慢火烧熟，去面不用

上一十二味，各捣研为末，再和令匀，炼蜜为丸如小鸡头大。看虚实，每服一丸，烂嚼烧生姜一块子，同咽下，药不得嚼。

治伤寒结胸，已转下，不除者，**大戟散**方

大戟炒　甘遂炒。各一两　腻粉半两　硫黄研。一分　水银盏子内与硫黄同研作沙子。半两

---

① 分：日本抄本、文瑞楼本同，明抄本、乾隆本作“两”。
② 枚：明抄本、乾隆本、文瑞楼本同，日本抄本作“两”。
③ 三：明抄本、日本抄本、文瑞楼本同，乾隆本作“一”。

上五味，捣研为散。再同研匀，每服二钱匕，温浆水调下。

治伤寒结胸，逐利热毒，**越桃丸方**

越桃 桃花暴干。各一分 大黄生，剉。半两 郁金二钱 白牵牛取末。五两 郁李仁①去皮，研。一两 丹砂研。一钱② 巴豆霜研。五钱

上八味，捣研为末，滴水丸如小豆大。每服一丸，蜜水下。

治伤寒结胸，伏阳在里，心下坚硬，按之则痛，**陷胸散方**

前胡去芦头 甘遂麸炒 甜葶苈隔纸炒 大黄剉，微炒 杏仁汤浸，去皮尖、双仁，麸炒 马牙消研。各一两

上六味，捣研为末。每服一钱匕，生姜蜜水调下，更看虚实加减。

治伤寒结胸，心下坚硬，**宣毒丸方**

大黄剉 白牵牛炒。各一两 滑石 朴消 甘遂麸炒 郁李仁去皮③，炒，研。各半两 大戟麸炒。一分 续随子去皮，煮，研。半两

上八味，捣研为末，炼蜜和丸如弹丸大。看虚实，以龙脑蜜水化下一丸。

治伤寒结胸及疮胗后毒气攻心，涎④嗽喘急，**大通散方**

甘遂麸炒。一分 生地黄一两 与甘遂一处同捣，焙干 槟榔剉。二枚 麦蘖微炒。半两 铅白霜研。一分

上五味，捣研为末。看虚实，用龙脑浆水调下半钱匕。

治伤寒阴气结伏在胸膈，虚痞，或痛不可忍者，**金针丸方**

不灰木二钱 阳起石 阿魏各一钱 白丁香 丹砂研 乳香 腻粉各一钱半 硫黄一分 巴豆去皮、心、膜，出油。二七⑤粒

上九味，同研匀细，糯米粽子和丸如梧桐子大。每服五丸至

---

① 郁李仁：日本抄本、文瑞楼本同，明抄本、乾隆本此前有"腻粉三钱"。
② 钱：日本抄本、文瑞楼本同，明抄本、乾隆本作"分"。
③ 皮：日本抄本、文瑞楼本同，明抄本、乾隆本作"皮尖"。
④ 涎：日本抄本、文瑞楼本同，明抄本、乾隆本作"咳"。
⑤ 二七：乾隆本、日本抄本、文瑞楼本同，明抄本作"七"。

七丸，丁香汤下，不拘时候。

治伤寒结胸，心下坚痛，**膈毒丸**方

郁李仁去皮　黑牵牛炒　大戟　甘遂各一分　牛黄研　乳香研。各一钱　麝香研　龙脑研。各半钱

上八味，捣研为末，同再研匀，用白面糊和丸如梧桐子大。每服七丸，煎灯心小麦汤下，临卧服。

治伤寒结胸，**圣饼子**方

甘遂　大戟去皮。各半两　黑牵牛生用。一两半　轻粉一钱匕　粉霜一钱　巴豆去皮，醋煮黄。十四枚　水银一钱入锡，一钱结沙子

上七味，先将前三味为末，入白面五钱，水和作饼子，文武火煨焦黄，再为末，入后四味拌匀，水和为丸如绿豆大，捏作饼子。每服三饼，茶清下。

治伤寒结胸，热气蕴蓄，**宣风丸**方

大黄末　牵牛子①末　郁李仁去皮，研。各半两　巴豆一分。去心、皮、膜、油、煠，研

上四味，再同研匀，炼蜜为丸小豆大。看虚实，生姜蜜水下一丸至二丸。

治伤寒结胸，心下坚满，**金黄散**方

黑牵牛末　大黄末各一钱匕　郁金末　胡黄连末各半钱匕

上四味，作一服，入腻粉一钱匕，新水调下，伤寒四日五日后结胸可服，或吐或泻或汗出即愈；小儿量大小加减。

---

① 牵牛子：日本抄本、文瑞楼本同，明抄本、乾隆本作"黑牵牛子"。

卷第二十三

伤寒门

伤寒谵语　伤寒潮热　伤寒烦渴　伤寒烦躁　伤寒厥

伤寒门

伤寒谵语

论曰：伤寒不应发汗而汗之，遂致亡阳，津液内竭，胃中燥实，则令谵语。此病或由津液不和①，内②有燥屎，或三阳合病，或瘀热蓄血在里，或妇人热入血室，皆使谵语也。然谵语属胃，胃者足阳明经也，阳明为病主身热，故谵言妄语，则身当有热，脉当洪大，而洪大亦阳脉也，故其病为顺③。若谵语而手足四厥，脉反沉细而微者，为逆也。然又有郑声者，取其郑重之意，与谵语相类。盖古人以此分虚实，医者当以脉证参合别之，不可不慎。故谓虚则郑声，实则谵语。

治伤寒阳明病，其人多汗，以津液外出，胃中燥，大便必硬，硬则谵语，宜小承气汤。若一服谵语止，更莫服。**小承气汤方**

大黄四两　厚朴去粗皮，姜汁炙。二两　枳实大者，麸炒，三枚

上三味，剉如麻豆大。每服五钱匕，水一盏半，煎至七分，去滓温服。

治伤寒阳明病下血谵语者，此为热入血室。但头汗出者，刺期门，随其实而泻之，濈然汗出则愈。汗出谵语者，以有燥屎在胃中。此为风也，须下者，过经乃可下之。下之若早，语言必乱，以表虚里实故也。下之愈，宜**大承气汤方**

---

① 不和：元刻本、明抄本、日本抄本、文瑞楼本同，乾隆本作"内竭"。
② 内：元刻本、明抄本、日本抄本、文瑞楼本同，乾隆本作"胃"。
③ 顺：诸校本同，日本抄本旁注《纂要》顺作烦满"。

大黄酒洗。四两　厚朴去粗皮，生姜汁炙。半斤　枳实麸炒。
五枚

上三味，剉如麻豆。每服五钱匕，水一盏半，煎至七分，去
滓，入芒消一钱匕，更上微火一两沸，温服。

治伤寒三阳合病，腹满身重，难以转侧，口不仁，面垢，谵
语遗尿。发汗则谵语，下之则额上生汗，手足逆冷。若自汗出者，
白虎汤方

知母六两　石膏碎。一斤　甘草炙。二两　粳米六合

上四味，粗捣筛。每服五钱匕，水一盏半，煎至七分，去滓
温服。

治伤寒热实，得汗不解，腹满胀痛，烦躁谵语，**柴胡汤**方

柴胡去苗。一两　大黄剉，微炒　黄芩[1]去黑心　芍药　半夏
汤洗七遍，焙干。各三分　枳壳去瓤，麸炒。半两

上六味，咬咀如麻豆。每服五钱匕，水一盏半，入生姜一分，
拍碎，煎至七分，去滓温服。

治伤寒邪热在胃，谵言妄语，身体壮热，**犀角汤**方

犀角镑　大青　人参各三分[2]　远志去心。一分　升麻一两
半　柴胡去苗　黄芩去黑心。各一两　甘草炙，剉。半两

上八味，粗捣筛。每服五钱匕，水一盏半，入生姜半分，拍
碎，芦根、茅根各五寸，同煎至半盏，去滓温服。

治伤寒脉沉在里而反发汗，津液越出，大便难甚，表虚里实，
遂发谵言，其人如狂，**枳实汤**方

枳实去瓤，麸炒　木香各一分　朴消三分[3]　大黄剉，微炒。一
两　甘草炙。半两

上五味，粗捣筛。每服五钱匕，水一盏半，煎至七分，去滓

---

① 黄芩：元刻本、明抄本、日本抄本、文瑞楼本同，乾隆本在枳壳后，剂
量作"三钱"。

② 分：元刻本、日本抄本、文瑞楼本同，明抄本、乾隆本作"两"。

③ 朴消三分：元刻本、明抄本、日本抄本、文瑞楼本同，乾隆本作"厚朴
五分"。

温服①。

治伤寒里实，谵语狂妄，**芎劳汤方**

芎劳三分　大黄剉，炒。一两　甘草②炙，剉。半两

上三味，粗捣筛。每服五钱匕，水一盏半，煎至七分，去滓温服。

治伤寒热病，谵言妄语，四肢烦热，**犀角汤方**

犀角镑　柴胡去苗　吴蓝　马牙消各一两　升麻　葛根剉。各一两半　甘草炙。半两

上七味，粗捣筛。每服五③钱匕，水一盏半，煎至七分，去滓，食后温服，日再。

治伤寒热实，烦躁谵语，**柴胡汤方**

柴胡去苗　人参　黄芩去黑心。各一两　犀角镑　朴消　茯神去木。各三分　甘草炙，剉。半两

上七味，粗捣筛。每服五钱匕，水一盏半，煎至七分，去滓温服。

治伤寒经六七日不解，默默烦心，腹中干燥，大肠结涩，谵言妄语，**人参柴胡汤方**

人参三分　柴胡去苗。一两　芍药　知母　黄芩去黑心　大黄剉，微炒　萎蕤　半夏汤洗七遍，焙　甘草炙。各半两

上九味，粗捣筛。每服五钱匕，水一盏半，入生姜一分，拍碎，同煎至七分，去滓温服。

治伤寒烦热不解，谵言妄语，欲发狂走，**黄芩散方**

黄芩去黑心　甘遂麸炒黄　龙胆去芦头。各一两

上三味，捣罗为散。每服一钱匕，冷水调下，更令病人饮水三两盏，腹满则吐之。此方疗积热甚效。

---

① 上五味……温服：此23字元刻本、日本抄本、文瑞楼本同，明抄本、乾隆本作"水煎五钱，去渣，入朴消一钱沸服"。

② 甘草：元刻本、明抄本、日本抄本、文瑞楼本及《医方类聚》卷五十八"伤寒门三十二"引《圣济总录》同，乾隆本无此药而作"枳实一钱"。

③ 五：元刻本、日本抄本、文瑞楼本同，明抄本、乾隆本作"三"。

治伤寒发热烦躁，言语谵妄，目赤口干，心神恍惚，**栝楼散方**

栝楼根二两　郁金　甘草生。各一两

上三味，捣罗为散。每服一钱，生姜蜜水调下，不拘时候①。

治伤寒发②汗多，亡阳谵语者，不可下，**与柴胡桂枝汤**，和其荣卫，以通津液，后自愈，方

柴胡去苗。四两　桂去粗皮　黄芩去黑心　芍药　人参各一两半③　半夏汤洗七遍，焙　甘草炙。各一两

上七味，到如麻豆。每服五钱匕，水一盏半，入生姜半分，拍碎，大枣两枚，擘破，同煎至七分，去滓温服，日三。

伤寒潮热

论曰：伤寒潮热者，谓潮作有时。由邪气入里，故病有日晡所发潮热，已而微利者；有微发潮热而大便溏者；有潮热而咳逆者；有结胸而潮热者。大凡潮热，皆以邪气内实也，制方者，宜酌其轻重。

治伤寒阳明病，发潮热，大便溏，小便自可，胸胁满不去者，**小柴胡汤方**

柴胡去苗。八两　黄芩去黑心　甘草炙　人参各三两　半夏④二两半⑤。汤洗七遍

上五味，细剉如麻豆大，拌匀。每服四钱匕，水一盏半，生姜半分，切，大枣二枚，擘破，煎至八分，去滓温服，日三⑥。

---

① 上三味……不拘时候：此21字元刻本、日本抄本、文瑞楼本同，明抄本、乾隆本作"共末，姜汁蜜水空心下一钱。如人行五里，再一服"。

② 发：诸校本同，日本抄本旁注"发作病"。

③ 各一两半：元刻本、文瑞楼本同，明抄本、乾隆本无，日本抄本作"各一两"，旁注"一有半字"。

④ 半夏：元刻本、日本抄本、文瑞楼本同，明抄本、乾隆本此后有"姜汁制"。

⑤ 二两半：元刻本、日本抄本、文瑞楼本同，明抄本、乾隆本作"二两"。

⑥ 三：元刻本、日本抄本、文瑞楼本同，明抄本、乾隆本作"二"。

治伤寒十三日不解，胸胁满而呕，日晡所发潮热，已而微利。此本柴胡证[1]，下之以不得利，今反利者，知医以丸药下之，此非其治也。潮热者，实也，先宜服小柴胡汤以解外，后与**柴胡加芒消汤方**

柴胡去苗。二两　黄芩去黑心　人参　甘草炙。各一[2]两　半夏八钱。汤洗七遍　芒消研。二两

上六味，除芒消外，细剉如麻豆大。每服四钱匕，水一盏半，生姜半分，切，大枣二枚，擘破，煎至八分，去滓，入芒消末一钱匕，再煎令沸，温服。

治阳明病谵语潮热，脉滑而疾者，**小承气汤方**

大黄酒洗，剉，炒。四两　厚朴去粗皮，姜汁炙。二两　枳实麸炒。一两

上三味，细剉如麻豆大，拌匀。每服四钱匕，水一盏半，煎至八分，去滓温服。初服当利；不尔，再服。

治伤寒阳明病，潮热，大便微硬者，**大承气汤方**

大黄酒洗，剉，炒。四两　厚朴去粗皮，姜汁炙。半斤　枳实麸炒　芒消研。各二两

上四味，哎咀如麻豆大。每服四钱匕，水一盏半，煎至七分，去滓温服，以利为度。热不潮者，不可与之。

治伤寒经十日已上，潮热不解，日晡即发，发即壮热如火，胸满呕逆，**六味柴胡汤方**

柴胡去苗。一两　桂去粗皮　栝楼根各半两　黄芩去黑心。三分　牡蛎烧赤　甘草炙。各一分

上六味，粗捣筛。每服五钱匕，水一盏半，生姜半分，拍碎，煎至七分，去滓温服[3]。

---

① 证：原无，元刻本、文瑞楼本同，明抄本、日本抄本作"症"，据乾隆本及《伤寒论·辨太阳病脉证并治中第六》补。

② 各一：元刻本、日本抄本、文瑞楼本同，明抄本、乾隆本作"二"。

③ 服：元刻本、文瑞楼本同，明抄本、乾隆本此后有"以利为度"，日本抄本无。

治伤寒后潮热不退，或时头痛目眩，此是腹中有结燥，**柴胡厚朴汤**方

柴胡去苗　厚朴去粗皮，姜汁炙　朴消研。各一两　大黄剉，炒。一两半　枳壳去瓤，麸炒。三分

上五味，粗捣筛。每服五钱匕，水一盏半，煎至七分，去滓温服，以利为度。

治伤寒十日已上，潮热不退，**柴胡石膏汤**方

柴胡去苗　石膏碎　赤茯苓去黑皮　白术　萎蕤　羚羊角镑。各一两　栀子仁一分　桑根白皮剉。三分

上八味，粗捣筛。每服五钱匕，水一盏半，煎至七分，去滓温服。

治伤寒差后，已经十余日，潮热不退，身体沉重，昏昏如醉，**前胡汤**方

前胡去芦头　百合　葛根剉。各一两① 麦门冬去心，焙。半两② 石膏碎　麻黄去根节。各三分③

上六味，粗捣筛。每服五钱匕，水一盏半，煎至八分，去滓温服④。

治伤寒过经，潮热不解，或时作寒如疟状，**柴胡鳖甲汤**方

柴胡去苗　鳖甲去裙襕，醋炙　赤茯苓去黑皮。各一两　黄芩去黑心　知母⑤焙　桑根白皮剉。各⑥三分　甘草炙。半两

上七味，粗捣筛。每服五钱匕，水一盏半，生姜半分，拍碎，

---

① 各一两：元刻本、日本抄本、文瑞楼本同，明抄本作"三两"，乾隆本无。

② 半两：元刻本、日本抄本、文瑞楼本同，明抄本、乾隆本作"两半"。

③ 各三分：元刻本、日本抄本、文瑞楼本同，明抄本、乾隆本作"六两"。

④ 上六味……温服：此23字日本抄本、文瑞楼本同，明抄本、乾隆本作"水煎，五钱服，日二。又治差后二七日，将变百合病，名百合前胡汤，味同，分两少异"。

⑤ 知母：元刻本、日本抄本、文瑞楼本同，明抄本、乾隆本此后有"五钱"。

⑥ 各：元刻本、日本抄本、文瑞楼本同，明抄本、乾隆本无。

煎至七分①，去滓温服，不拘时。

治伤寒后潮热不退，发歇②无时，**秦艽汤**方

秦艽去苗、土　鳖甲醋炙，去裙襕。各一两　甘草炙。半两

上三味，粗捣筛。每服五钱匕，水一盏半，生姜半分，拍碎，豉一百粒，葱白五③寸，煎至七分，去滓温服。

治伤寒汗下后，潮热不退，口干烦躁，**柴胡人参汤**方

柴胡去苗　人参　知母焙　石膏碎　葛根剉　赤茯苓去黑皮。各一两　甘草炙。半两

上七味，粗捣筛。每服五钱匕，水一盏半，生姜半分，拍碎，煎至七分，去滓温服，不拘时。

治伤寒余毒，潮热不解，**秦艽柴胡汤**方

秦艽去土　柴胡去苗　知母焙　青蒿各一两　大黄剉，炒　鳖甲醋炙，去裙襕　鬼臼　常山各半两

上八味，粗捣筛。每服三钱匕，水一盏，煎至半盏，去滓温服，不拘时。

治伤寒潮热不退，**常山汤**方

常山剉。三分　乌梅肉炒　鳖甲去裙襕，醋炙　黄耆剉。各一两　大黄剉，炒　甘草炙。各半两　柴胡去苗。二两

上七味，粗捣筛。每服三钱匕，水一盏半，入小麦一匙，生姜三片，煎至七分，去滓热服，不拘时，日三。

伤寒烦渴

论曰：肾者水脏，膀胱者津液之府，二经为表里。伤寒热入于脏，流于少阴之经，则肾受病矣。肾水恶燥，热盛则燥，故渴而引饮。又伤寒邪气，非发汗吐下则不能除。治④发汗吐下过甚，

---

① 生姜……煎至七分：此10字元刻本、日本抄本、文瑞楼本同，明抄本、乾隆本作"姜一片，枣一枚，水煎五钱"。

② 发歇：元刻本、日本抄本、文瑞楼本同，明抄本、乾隆本作"发作"。

③ 五：元刻本、日本抄本、文瑞楼本同，明抄本、乾隆本作"三"。

④ 治：元刻本、文瑞楼本及《乡药集成方》卷六"伤寒门"引《圣济总录》同，明抄本、乾隆本作"若"，日本抄本脱。

则亡津液。津液耗少，热气内生，亦令渴^①也。

治伤寒服桂枝汤，大汗出，大烦渴不解，脉洪大者，**白虎加人参汤**方

知母焙。三两　石膏碎。八两　甘草炙。一两　糯米三合　人参一两半

上五味，㕮咀如麻豆大。每服五钱匕，水一盏半，煎至米熟，去滓温服。

治伤寒发热，六七日不解，烦渴饮水，水入则吐，此为水逆，**五苓散**方

猪苓去黑皮　赤茯苓去黑皮　白术各二分　泽泻一两一分^②　桂去粗皮。半两

上五味，捣罗为散。每服一钱半匕，温熟水调下，不拘时，日三服。多饮暖熟水，汗出愈。

治伤寒脉浮发热，渴欲饮水，小便不利，**猪苓汤**方

猪苓去黑皮　赤茯苓去黑皮　阿胶剉，炙　泽泻　滑石各一两^③

上五味，粗捣筛。每服五钱匕，水一盏半，煎至八分，去滓温服^④。

治伤寒数日不解，心躁烦乱，小腹胀急，脐下闷痛，大渴喘乏，**八味知母汤**方

知母焙　芍药　麦门冬去心，焙　柴胡去苗　泽泻各三分　石膏一两半　黄芩去黑心　甘草炙。各半两

上八味，粗捣筛。每服三钱匕，水一盏，入生姜一枣大^⑤，拍

---

① 令渴：元刻本、日本抄本、文瑞楼本同，日本抄本旁注"又作令病人烦渴"，明抄本、乾隆本作"令病人烦渴"。

② 一两一分：元刻本、日本抄本、文瑞楼本同，明抄本、乾隆本作"一两"。

③ 泽泻滑石各一两：元刻本、日本抄本、文瑞楼本同，明抄本、乾隆本作"肉桂 泽泻一两"。

④ 服：元刻本、日本抄本、文瑞楼本同，明抄本、乾隆本此后有"以差为度"。

⑤ 生姜一枣大：日本抄本、文瑞楼本同，元刻本作"生姜枣大"，明抄本作"姜枣"，乾隆本作"生姜二片，枣一枚"。

碎，竹叶三七片，同煎至七分，去滓，食后温服。

治伤寒躁渴头痛，不得眠睡，四肢烦痛，**葛根饮**[①]方

葛根剉　黄芩去黑心　大青　石膏碎　人参各一两　甘草炙。半两

上六味，粗捣筛。每服三钱匕，水一盏，煎至六分，去滓温服。

治伤寒六七日，烦渴不止，**麦门冬饮方**

麦门冬去心，焙　土瓜根　枇杷叶拭去毛，炙黄。各一两　甘草炙。半两

上四味，粗捣筛。每服三钱匕，水一盏，煎至六分，去滓温服，不拘时。

治伤寒烦渴不止，**栝楼汤**方

栝楼根一两

上一味，细剉。每服五钱匕，水一盏半，煎至八分，去滓温服，不拘时[②]。

治伤寒下后，除热，止烦渴，**人参汤**方

人参　麦门冬去心，焙　五味子炒　石膏碎。各一两　甘草炙。半两

上五味，粗捣筛。每服五钱匕，水一盏半，煎至八分，去滓温服，不拘时。

治伤寒下后，头疼，口干烦渴，**葛根石膏汤**方

葛根剉　麦门冬去心，焙　黄芩去黑心　升麻各一两　石膏碎。一两半　甘草炙。半两

上六味，粗捣筛。每服三钱匕，水一盏，煎至七分，去滓温服，不拘时。

治伤寒吐下后，内外有热，烦渴不止，**黄芩芦根汤**方

黄芩去黑心　芦根　人参　赤茯苓去黑皮。各一两　桂去粗皮。

---

① 饮：元刻本、日本抄本、文瑞楼本同，明抄本、乾隆本作"散"。

② 时：《乡药集成方》卷六"伤寒门"引《圣济总录》此后有注文曰："《圣惠方》入新竹叶二七片同煎。"

半两

上五味，粗捣筛。每服五钱匕，水一盏半，入生姜一枣大，拍碎，枣三枚，擘破，同煎至八分，去滓温服，不拘时。

治伤寒温病吐下后，余热未尽，头痛，口干烦渴，**麻黄葛根汤**方

麻黄去根节　甘草炙。各一两　知母焙　葛根剉　石膏碎。各一两半

上五味，粗捣筛。每服五钱匕，水一盏半，煎至七分，去滓，食后①温服。

治伤寒温病吐下后，有余热，烦渴不止，**芍药黄连汤**方

芍药　黄连去须　麦门冬去心，焙。各三分②　栝楼根半两　甘草炙。一分③　黄芩去黑心。一两④

上六味，粗捣筛。每服三钱匕，用水一盏，煎至六分，去滓，食后温服。

治伤寒吐利后，烦渴不止，**竹茹汤**方

青竹茹鸡子大　人参半两　乌梅两枚。去核

上三味，细剉。每服三钱匕，水一盏，煎至八分，去滓温服，不拘时。

治伤寒热气熏蒸脏腑，烦渴，饮水不休，**葛根郁金汤**方

葛根剉　郁金剉　石膏碎　荆芥穗各一分　甘草炙。一钱

上五味，粗捣筛。每服三钱匕，水一盏，煎至七分，去滓，食后临卧温服。

治伤寒烦躁大渴，饮水不休，**升麻饮**方

---

①　每服五钱匕……食后：此17字元刻本、日本抄本、文瑞楼本同，乾隆本作"先以水煎麻黄二三沸，去沫，次入药五钱，同煎"，明抄本与乾隆本略同，但无"先以"、"同煎"。

②　各三分：元刻本、日本抄本、文瑞楼本，明抄本作"一两"，乾隆本作"二两"。

③　一分：元刻本、文瑞楼本同，日本抄本作"一两"。明抄本、乾隆本甘草无"一分"，在栝楼根前。

④　一两：元刻本、日本抄本、文瑞楼本同，明抄本、乾隆本作"一两半"。

升麻剉　黄芩去黑心　葛根剉　柴胡去苗　山栀子仁　荆芥穗　牡丹皮　黑牵牛各一分^①　黄连去须　消石研。各一钱^②

上一十味，粗捣筛九味，拌和研者。每服三钱匕，水一盏，煎至七分，去滓温服，食后临卧。

治伤寒时气，烦渴，饮水不止，**黄连丸方**

黄连去须　栝楼根各一两　葛根半两

上三味，捣罗为末，炼蜜丸如梧桐子^③大。每服三十丸，煎大麦汤温下，不拘时。

治伤寒后^④胃热引饮，烦渴不止，**茯苓地黄汤**方

赤茯苓去黑皮　生干地黄焙　栝楼根各一两^⑤　知母焙。半两　麦门冬去心，焙。一两半

上五味，粗捣筛。每服五钱匕，水一盏半，入小麦一百粒，淡竹叶三五^⑥片，枣三^⑦枚，擘破，同煎至八分，去滓温服，不拘时。

治伤寒后毒气上攻，津液燥少，大渴引饮，**土瓜根汤**方

土瓜根　甘草炙。各半两　豉半^⑧合

上三味，并细剉，分作三服。每服用水一盏半，入大枣二^⑨枚，擘破，同煎至七分^⑩，去滓，食后温服。

治伤寒后体虚，心脾积热，口干烦渴，**栝楼丸方**

栝楼根　黄连去须　茯神去木　麦门冬去心，焙。各一两　桑

---

① 各一分：元刻本、日本抄本、文瑞楼本同，明抄本、乾隆本作"一两"。
② 各一钱：元刻本、日本抄本、文瑞楼本同，明抄本、乾隆本作"一分"。
③ 梧桐子：元刻本、日本抄本、文瑞楼本同，明抄本、乾隆本作"小豆"。
④ 后：元刻本、日本抄本、文瑞楼本同，明抄本、乾隆本无。
⑤ 栝楼根各一两：元刻本、文瑞楼本同，明抄本、乾隆本作"栝楼一两"，日本抄本作"栝楼根"。
⑥ 三五：元刻本、日本抄本、文瑞楼本同，明抄本、乾隆本作"二七"。
⑦ 三：元刻本、日本抄本、文瑞楼本同，明抄本、乾隆本作"二"。
⑧ 半：元刻本、明抄本、日本抄本、文瑞楼本同，乾隆本作"一"。
⑨ 二：元刻本、日本抄本、文瑞楼本同，明抄本、乾隆本作"一"。
⑩ 七分：元刻本、日本抄本、文瑞楼本同，明抄本、乾隆本作"三钱"。

根白皮剉　犀角屑　人参　地骨皮^①　铁粉　黄芩去黑心。各三分^②　甘草炙。半两

上一十一味，捣罗为末，炼蜜和捣五百杵，丸如梧桐子大。每服三十丸，食后煎小麦汤下。

治伤寒后烦渴，饮水无度，日渐瘦悴^③，**知母犀角汤**方

知母焙　犀角屑　升麻各半两　石膏碎。三分

上四味，并细剉。每服五钱匕，以水一盏半，入竹叶三七片，小麦五十粒，同煎七分，去滓，入土瓜根汁、栝楼根汁各半合，搅匀，食后温服。

治伤寒汗后烦热，躁渴不止，**黄芩饮**方

黄芩去黑心　桑根白皮剉。各三分　葛根剉　麦门冬去心，焙。各一两　甘草炙。半两

上五味，粗捣筛。每服三钱匕，水一盏，煎至七分，去滓温服，不拘时。

治伤寒大汗后烦渴及热不解，**知母汤**方

知母焙　人参　石膏碎。各一两　甘草炙。半两^④

上四味，粗捣筛。每服三钱匕，水一盏，煎至六分，去滓温服，不拘时。

治伤寒烦渴，小便不利，**猪苓汤**方

猪苓去黑皮，剉　赤茯苓去黑皮　滑石碎　葛根剉　泽泻剉

上五味，等分，粗捣筛。每服五钱匕，水一盏半，煎至八分，去滓，不计时候温服。

治伤寒霍乱，发热烦渴，**紫苏丸**方

---

① 地骨皮：元刻本、日本抄本、文瑞楼本同，明抄本、乾隆本在桑根白皮后，剂量作"五钱"。

② 黄芩去黑心各三分：日本抄本、文瑞楼本同，明抄本、乾隆本作"片芩，生，三分"，在地骨皮后。

③ 瘦悴：日本抄本、文瑞楼本同，明抄本、乾隆本作"消瘦"。义皆通。

④ 半两：元刻本、日本抄本、文瑞楼本同，明抄本、乾隆本作"二钱"。

紫苏叶　藿香叶各二两　干木瓜不入盐者^①　人参　甘草微炙，
剉。各一两　白茯苓去黑皮。三两　桂去粗皮。半两

上七味，捣罗为细末，入麝香二钱，同研令匀，炼蜜和丸如
樱桃^②大。每服一丸，嚼破，以温熟水下，不拘时候。

伤寒烦躁

论曰：伤寒阳气多阴气少，病发于阳经者，故令烦躁。其候
身热，而烦渴引水浆。若胃中干燥者，必谵语。亦有少阴经烦躁
者，当辨之。

治伤寒太阳中风，脉浮紧，发热恶寒，身疼痛，不汗出而烦
躁者，大青龙汤主之。若脉微弱，汗出恶风者，不可服之。服之
则厥逆，筋惕肉瞤，此为逆。**大青龙汤方**

麻黄去根节。六两　桂去粗皮　甘草炙，剉。各二两　杏仁去
皮尖、双仁，炒。四十枚　石膏如鸡子大^③。碎

上五味，㕮咀如麻豆大。每服五钱匕，水一盏半，生姜五片，
枣二枚，擘，煎至八分，去滓温服。汗出多者，温粉粉之。一服
汗者，停后服。

治伤寒太阳病发汗后，大汗出，胃中干，烦躁不得眠，欲饮
水者，少少与之，令胃气和则愈。若脉浮，小便不利，微热消渴
者，**五苓散**主之方

猪苓去黑皮　白术　赤茯苓去黑皮。各三分　桂去粗皮。半
两　泽泻一两一分^④

上五味，捣罗为散。每服二钱匕，白饮调下，日三。多饮暖
水，汗出愈。

治伤寒若吐若下后，七八日不解，热结在里，表里俱热，时

---

① 干木瓜不入盐者：元刻本、日本抄本、文瑞楼本同，明抄本作"木瓜"，
乾隆本作"木香"。

② 樱桃：日本抄本、文瑞楼本同，乾隆本作"芡实"，明抄本作"共实"，
或为"芡实"之误。

③ 如鸡子大：元刻本、日本抄本、文瑞楼本同，明抄本、乾隆本作"三两"。

④ 一两一分：元刻本、日本抄本、文瑞楼本同，明抄本、乾隆本作"一分"。

时恶风，大渴，舌上干燥而烦，欲饮水数升者，**白虎加人参汤**主之方

知母六两　石膏一斤。碎　甘草二①两。炙　人参三两

上四味，㕮咀如麻豆大。每服五钱匕，水一盏半，入粳米一匙同煎，米熟，去滓温服。立夏后立秋②前乃可服，立秋后不可服。正月③二月三月尚冷，亦不可服，服之则呕利而腹痛。诸亡血虚家，亦不可服，服之则腹痛利者，但可温之当愈。

治伤寒汗下后，病仍不解，烦躁者，**茯苓四逆汤**主之方

白茯苓去黑皮。四两　人参一两　附子一枚④。生用，去皮脐，破八片　干姜一两半⑤　甘草二两。炙

上五味，剉如麻豆大。每服五钱匕，水一盏半，煎至八分，去滓温服。

治伤寒少阴病，吐利，手足逆冷，烦躁欲死者，**吴茱萸汤**主之方

吴茱萸汤洗，焙，炒。一升　人参二两

上二味，㕮咀如麻豆大。每服五钱匕，水一盏半，生姜一枣大，切，大枣二枚⑥，擘，煎至八分⑦，去滓温服，日三。

治伤寒烦躁不解，脉大，喘热头疼，**知母汤**方

知母　栝楼根　甘草微炙。各一两　石膏二两

上四味，粗捣筛。每服三钱匕，水一盏，入粳米少许，煮米熟，去滓温服，不拘时。

治伤寒头痛，大热烦躁，**黄芩散**方

黄芩去黑心　玄参各二两　大黄剉，炒　甘草炙，剉　枳壳去

①　二：元刻本、日本抄本、文瑞楼本同，明抄本、乾隆本作“三”。
②　立秋：元刻本、日本抄本、文瑞楼本同，明抄本作“秋”，乾隆本作“秋分”。本段后句“立秋”同。
③　正月：元刻本、日本抄本、文瑞楼本同，明抄本、乾隆无。
④　枚：元刻本、日本抄本、文瑞楼本同，明抄本、乾隆本作“两”。
⑤　一两半：元刻本、日本抄本、文瑞楼本同，明抄本、乾隆本作“二两”。
⑥　二枚：元刻本、日本抄本、文瑞楼本同，明抄本无，乾隆本作“一枚”。
⑦　煎至八分：元刻本、日本抄本、文瑞楼本同，明抄本、乾隆本作“水煎五钱”。

瓢，麸炒。各一两　升麻一两半。焙

上六味，捣罗为散。每服二钱匕，熟水调下立愈。

治伤寒心神烦躁，壮热狂言，毒气伏留于胸膈，**大黄汤**方

大黄剉，炒　黄连去须　甘草炙，剉。各半两　麦门冬去心，焙　柴胡去苗。各一两

上五味，粗捣筛。每服三钱匕，水一盏，入竹叶十片，生姜三片，煎至六分，去滓温服，不拘时。

治伤寒烦躁，退热，**葛根散**方

葛根剉　黄耆剉　甘草炙，剉。各五两　山栀子仁八两　石膏碎，研。三两

上五味，捣研为散。每服二钱匕，新汲水入蜜调下。

治伤寒狂躁闷乱，**大安丸**方

凝水石半斤。煅赤，黄土内罨两宿，取出研末，用菠薐汁和作饼，阴干再研，又和又阴，三次为度　朴消四两[①]　甘草二两。炙，剉，为末

上三味，同研匀细，再用菠薐汁和丸，难丸，即入少许炊饼，丸如弹子大，又一等[②]如梧桐子大。每服一丸，生地黄汁化下。如复躁时，即化大丸子，下小丸子十五丸，只一服定。如缓急无地黄汁，新水化下。

治伤寒大热，烦躁闷乱，**不灰木散**方

不灰木二两　滑石研　凝水石煅，研　板蓝根　甘草生用。各一两

上五味，捣研为散。每服二钱匕，用生米泔化乳糖一枣大调下[③]。

治伤寒烦躁闷乱不解，**鸡清散**方

郁金二枚。一枚生使，一枚煨熟

---

① 两：元刻本、日本抄本、文瑞楼本同，明抄本、乾隆本此后有"研"。

② 一等：日本抄本、文瑞楼本同，明抄本、乾隆本作"有丸"。

③ 生米泔……调下：此11字元刻本、日本抄本、文瑞楼本同，明抄本、乾隆本作"米泔水入蜜下二钱"。

上一味，捣罗为散，用新汲水一盏，生鸡子清一枚调匀，顿服。取利一行，躁热立定。

治伤寒阳盛烦躁及夏月中热发躁，**八石散**方

代赭三两　凝水石　甘草炙，剉。别为末　不灰木各八两　金星石　银星石　云母　石膏　太阴玄精石各四两　阳起石二两。别生研①

上一十味，除阳起石、甘草外，余八味固济瓷罐中，歇口，约一秤炭火煅赤，频将代赭出醋中淬五度，去火，候冷取出，湿地上纸衬，盆合土盖两宿，捣罗，更细研，三二日，入阳起石、甘草末拌匀。每服半钱至一钱匕，生姜蜜水或新汲水调下。

治伤寒躁闷，口干时渴，狂言②乱道，**凝水石丸**方

凝水石半斤。用炭火半秤烧半日，取出放温土上出火毒，研两日，令极细，以瓷器③盛于井中，浸一宿④　龙脑研　硼砂研。各一分　甘草炙，剉为末。一分　天竺黄⑤半两。研

上五味，合研匀细，糯米粥和丸如弹子大。每服一丸，生姜蜜水化下。

治伤寒烦躁狂言，咽膈壅闷⑥，口干多渴，**梅红汤**方

乌梅肉炒　知母焙　贝母去心　藿香叶⑦　五味子⑧　蛤粉　人参　赤茯苓去黑皮　大黄剉，炒　甘草炙，剉。各一两

---

①　云母……别生研：此20字元刻本、日本抄本、文瑞楼本同，明抄本、乾隆本作"太阴玄（元）精石煅　云母石　阳起石　石膏二两"。

②　狂言：元刻本、日本抄本、文瑞楼本同，明抄本、乾隆本作"妄狂"。

③　瓷器：日本抄本及《医方类聚》卷五十九"伤寒门三十三"引《圣济总录》同，明抄本、乾隆本作"瓶中"，文瑞楼本作"瓷器"。瓷器，瓮类容器，北魏·贾思勰《齐民要术·种红蓝花栀子》："绞讫，著瓮器中，以布盖上。"

④　宿：元刻本、日本抄本、文瑞楼本同，明抄本、乾隆本作"日"。

⑤　天竺黄：元刻本、日本抄本、文瑞楼本同，明抄本、乾隆本此前有"冰片一分"。

⑥　壅闷：元刻本、日本抄本、文瑞楼本同，明抄本、乾隆本作"壅秘"。

⑦　藿香叶：元刻本、日本抄本、文瑞楼本同，明抄本、乾隆本作"藿香"。

⑧　五味子：元刻本、日本抄本、文瑞楼本同，明抄本、乾隆本此后有"炒"字。

上一十味，粗捣筛。每服三钱匕，水一盏，入小麦①、竹叶②，煎至六分，去滓温服。

治伤寒热盛，狂躁闷乱，欲发黄，及发疮胗，热毒气盛，口干烦渴，**必效散方**

生地黄　生地胆草　生龙胆并研绞取汁，三停，共一盏，同浸横纹甘草末一两，候汁尽阴干　菠薐紫叶肥者，去茎，阴干。半两　龙脑一钱。研　牛黄半钱。研

上六味，捣罗甘草、菠薐为末，与龙脑、牛黄合研。每服二钱匕，研林檎绞取汁，新汲水相和调服。如大段躁热③及欲发黄，即别入龙脑少许相和，鸡子清调服；小儿服一钱或半钱匕。

治伤寒三日后，心烦躁热狂言，**铅霜散方**

铅白霜一分　马牙消一两

上二味，研匀。每服半钱匕，生姜蜜水调下，小儿一字匕。

治阳毒伤寒五六日以上，但胸中烦热，干呕躁闷，**芦根汤方**

芦根一两　知母焙　栝楼根　柴胡去苗　黄芩去黑心　甘草炙，剉。各一两半

上六味，粗捣筛。每服二钱匕④，水一盏，生姜三片⑤，煎至七分⑥，去滓温服，不拘时。

治伤寒温病后烦躁，**龙胆汤方**

---

① 小麦：元刻本、日本抄本、文瑞楼本同，明抄本、乾隆本此后有"一撮"。

② 竹叶：元刻本、日本抄本、文瑞楼本同，明抄本、乾隆本此后有"十片"。

③ 大段躁热：元刻本、日本抄本、文瑞楼本及《医方类聚》卷五十九"伤寒门"引《圣济总录》同，明抄本作"大凡躁热"，乾隆本作"心烦躁热"，《乡药集成方》卷六引《圣济总录》作"心燥烦热"。"大段躁热"义长。大段，犹言"十分"、"非常"。宋·范仲淹《与指使魏佑书》："偃师七郎抛却母，必是大段不易。"宋·苏轼《答王定国书》："如国棋手，不须大段用意，终局便须赢也。"

④ 每服二钱匕：元刻本、日本抄本、文瑞楼本同，明抄本、乾隆本无。

⑤ 三片：元刻本、日本抄本、文瑞楼本同，明抄本无，乾隆本作"一片"。

⑥ 煎至七分：元刻本、日本抄本、文瑞楼本同，明抄本、乾隆本作"水煎三钱"。

龙胆　蒌蕤　芍药　黄芩去黑心　石膏　麻黄去根节　升麻　甘草炙，剉。各三分　葛根剉。一两　桂去粗皮　大青各半两

上一十一味，粗捣筛。每服三钱匕，水一盏，生姜一枣大，拍碎，煎至六分，去滓温服。

治伤寒七八日，汗后，心烦躁渴，**人参汤**方

人参　黄芩去黑心　柴胡去苗　葛根①剉。各一两　山栀子仁　甘草炙，剉。各半两

上六味，粗捣筛。每服五钱匕，水一盏半，生姜一枣大，拍碎，煎至七分，去滓，不拘时温服。

治伤寒阳明病，脉浮而紧，咽燥口苦，腹满而喘，汗出不恶寒，反恶热，身重。若发汗则躁，心愦愦而反谵语，若加温针，必怵惕烦躁不得眠，若下之，则胃中空虚，客气动膈，心中懊侬，舌上胎者，属**栀子豉汤**方

栀子仁肥者，四枚。擘　豉半两

上二味，以水二盏，煎栀子，取一盏，入豉，再煎取七分，去滓温服。一服得吐者止。

治伤寒，火逆下之，因烧针烦躁者，属**桂枝甘草龙骨牡蛎汤**方

桂去粗皮②。一两　甘草炙，剉　龙骨　牡蛎熬。各二两

上四味，咬咀如麻豆大。每服五钱匕，水一盏半，煎至七分，去滓温服，日三。

治伤寒烦躁，身热，谵妄，**消石丸**方

消石半两　丹砂一分

上二味，细研，糯米粥和丸如樱桃③大。每服一丸，生糯米汁入油一两点化药，青柳枝打匀服。

---

① 葛根：元刻本、日本抄本、文瑞楼本同，明抄本、乾隆本此药排在药物组成的最后，剂量作"一两"，甘草无"各半两"。

② 桂去粗皮：元刻本、日本抄本、文瑞楼本同，明抄本、乾隆本作"桂枝"。

③ 樱桃：元刻本、日本抄本、文瑞楼本同，明抄本、乾隆本作"芡实"。

治伤寒阴阳不顺，发躁闷乱，**气虚呕逆，神应散**方

丹砂研　石硫黄研。各一钱① 　土消二钱　蛤粉三钱半　人参　白茯苓去黑皮。各一分

上六味，捣罗为散。每服一钱匕，用脂麻水调下，不计时候服。

伤寒厥②

论曰：伤寒病手足逆冷，其名曰厥。此因阳气衰，阴气盛，阴胜则阳脉逆而不通于四肢，所以逆冷。其证令人恶寒，不饮水，下利清谷，或清便自调，或小便数，外证默静，是其候也。宜温之灸之。若灸之而手足不温者，为难治。然厥亦有热厥者，先发热而后厥，热深厥亦深，热微厥亦微，脉虽沉伏，按之当滑。若或畏热，或饮水，或扬手掷足，烦躁不得眠，大便秘，小便赤，外证昏愦者，虽厥③，不可温也，宜下之。

治伤寒手足厥逆，微喘，脉不出，**通脉四逆汤**方

附子炮裂，去皮脐。半两　干姜炮裂。一两半　人参一两　甘草一两。炙

上四味，各剉如麻豆。每服五钱匕，水一盏半，煎至八分，去滓温服。

治伤寒手足厥寒，脉细欲绝，**当归四逆汤**方

当归切，焙　桂去粗皮　芍药　细辛去苗叶。各一两　木通　甘草炙。各七钱

上六味，剉如麻豆。每服五钱匕，水一盏半，枣二枚，擘破，煎至八分，去滓温服。

---

① 各一钱：元刻本、日本抄本、文瑞楼本同，明抄本、乾隆本作"一分"。

② 厥：元刻本、日本抄本、文瑞楼本同，日本抄本旁注"厥有逆字"，明抄本、乾隆本作"厥逆"。

③ 厥：元刻本、明抄本、日本抄本、文瑞楼本同，乾隆本此后有"慎详辨之，此热深之厥也"。

治伤寒下利清谷，里寒外热，汗出而厥，腹痛兼呕，**芍药汤方**

芍药一两　附子炮裂，去皮脐。三分①　人参　甘草炙。各半两

上四味，剉如麻豆。每服五钱匕，水一盏半，入生姜半分，拍碎，同煎至八分，去滓温服，日晚再服。

治伤寒手足厥冷，脉细欲绝者，**吴茱萸汤方**

吴茱萸汤淘三遍，焙干，炒　当归切，焙　芍药各一两　甘草炙。三分　干姜炮裂。半两　桂去粗皮。一两　细辛去苗叶。三分

上七味，粗捣筛。每服五钱匕，水一盏，酒半盏，枣三枚，擘破，同煎至八分，去滓温服。

治伤寒手足厥冷，汗出脉微，**白术汤方**

白术一两　人参三分　桂去粗皮　干姜②炮裂　附子炮裂，去皮脐。各半两　甘草三分。炙

上六味，剉如麻豆。每服五钱匕，水一盏半，煎至一盏，去滓温服。

治伤寒四肢厥冷，又下利恶寒，**附子汤方**

附子炮裂，去皮脐。半两　甘草炙　干姜炮裂　芍药各一两

上四味，剉如麻豆。每服五钱匕，水一盏半，煎至一盏，去滓温服。

治伤寒里寒外热，手足多厥③，**人参汤方**

人参　白术各一两　细辛去苗叶　干姜炮裂。各三分　甘草半两。炙

上五味，粗捣筛。每服五钱匕，水一盏半，煎至一盏，去滓，食前温服。

----

① 三分：元刻本、日本抄本、文瑞楼本同，明抄本、乾隆本作“一两”。
② 干姜：元刻本、日本抄本、文瑞楼本同，明抄本、乾隆本此药排在药物组成的最后，剂量为“三分”。
③ 多厥：元刻本、日本抄本、文瑞楼本同，明抄本、乾隆本作“厥冷”。

治伤寒四逆，**阳起石丸方**

阳起石　太阴玄精石　消石　附子炮裂，去皮脐。各等分

上四味，捣研①为细末，汤浸蒸饼和丸如梧桐子大。每服五丸至十丸，新汲水下，汗出解。

治伤寒手足厥冷，脉沉细，**正阳丸方**

硫黄一两　消石一两　太阴玄精石半两

上三味，细研，入瓷瓶子内，瓦子塞口，黄②泥固济，阴干，以炭火一③斤养令火尽，放冷出药，研如粉，酒煮面糊和丸如梧桐子④大。每服十五丸至二十丸，热酒下，不计时候。

治⑤气虚阳脱，体冷无脉，气息欲绝，不省人事⑥，及伤寒⑦阴厥，百药不效者，**葱熨法**

葱⑧

以麻缕缠⑨如盏许大，切去根及叶，惟存白长二寸许，如大饼饺。先以火爝一面令通热⑩，乃以热处坐⑪在病人脐中连脐下，

---

① 研：元刻本、明抄本、乾隆本、文瑞楼本同，日本抄本作"筛"。

② 黄：元刻本、日本抄本、文瑞楼本及《医方类聚》卷五十九"伤寒门三十三"引《圣济总录》同，明抄本、乾隆本作"盐"。

③ 一：文瑞楼本及《医方类聚》卷五十九"伤寒门三十三"引《圣济总录》同，明抄本、乾隆本、日本抄本作"二"。

④ 梧桐子：日本抄本、文瑞楼本同，明抄本、乾隆本作"小豆"。

⑤ 治：日本抄本、文瑞楼本同，日本抄本旁注"又治下有伤寒病后四字"，明抄本、乾隆本此后有"伤寒病后"。

⑥ 事：原无，日本抄本、文瑞楼本同，据明抄本、乾隆本及日本抄本旁注"又人下有事字"补。

⑦ 伤寒：日本抄本、文瑞楼本同，日本抄本旁注"又无伤寒二字"，明抄本、乾隆本无。

⑧ 葱：日本抄本、文瑞楼本同，明抄本、乾隆本此后有"一斤。水洗净"，《乡药集成方》卷六"伤寒门"引《圣济总录》有"一束"。

⑨ 缠：文瑞楼本同，明抄本、乾隆本、日本抄本作"扎"。义皆通。

⑩ 热：明抄本、乾隆本、日本抄本、文瑞楼本同，《乡药集成方》卷六"伤寒门"引《圣济总录》此后有"勿至灼人"。

⑪ 坐：日本抄本、文瑞楼本同，日本抄本旁注"坐作放"，明抄本、乾隆本作"放"。

其^①上以熨斗满贮火熨之，令葱饼中热气入肌肉中。须预作三四^②饼子，一饼坏不可熨，又易一饼。良久病人当渐醒，手足温，有汗；更服四逆汤辈^③温其内^④，即差。

① 其：日本抄本、文瑞楼本同，日本抄本旁注"其下有葱字"，明抄本、乾隆本此后有"葱"。
② 四：日本抄本、文瑞楼本同，日本抄本旁注"四下有个字"，明抄本、乾隆本此后有"个"。
③ 四逆汤辈：明抄本、乾隆本、日本抄本、文瑞楼本同，《乡药集成方》卷六"伤寒门"引《圣济总录》作"温剂"。
④ 内：日本抄本、文瑞楼本同，日本抄本旁注"内下有其病二字"，明抄本、乾隆本此后有"其病"。

卷第二十四

伤寒门

伤寒头痛　伤寒喘　伤寒上气　伤寒咳嗽

伤寒门

伤寒头痛

论曰：伤寒头痛者，邪气循阳脉上攻于头也。是以伤寒、伤风、温病、热病、风温病，皆有头痛证者，盖头痛皆阳证也。故太阳头痛，必发热恶寒；阳明头痛，不恶寒，反恶热；少阳头痛，脉弦细而发热。至于三阴脉，从足至胸，皆不至头，惟厥阴脉挟胃属肝络胆，循喉咙上颃颡，连目出额①，故仲景止有厥阴头痛一证，治以吴茱萸汤者是也。

治伤寒太阳病，头痛发热，汗出恶风，**桂枝汤**方

桂去粗皮　芍药各三两　甘草炙。二两

上三味，咬咀如麻豆。每服五钱匕，水一盏半，入生姜一枣大，拍碎，枣三枚，去核，同煎至八分，去滓温服，以热稀粥投之，助药力。

治伤寒后②不大便六七日，头痛有热，**小**③**承气汤**方

大黄四两　厚朴去粗皮，生姜汁炙。二两　枳实去瓤，麸炒。三个

上三味，咬咀如麻豆。每服三钱匕，水一盏半，煎至八分，去滓温服。

---

①　连目出额：日本抄本、文瑞楼本同，明抄本、乾隆本作"连目系，上出额"。

②　后：日本抄本、文瑞楼本同，明抄本、乾隆本无。

③　小：原无，日本抄本、文瑞楼本同，据明抄本、乾隆本及《伤寒论·辨阳明病脉证并治第八》补。

治伤寒太阳病，头痛发热，身疼腰痛，骨节疼[1]，恶风，无汗而喘者，**麻黄汤**方

麻黄去根节，煮，去沫。三两。焙　桂去粗皮。二两　甘草炙。一两　杏仁七十个。去皮尖、双仁[2]

上四味，㕮咀如麻豆。每服五钱匕，水一盏半，煎至八分，去滓温服取汗。

治伤寒已发汗或未发汗，头疼如破，**连须葱白汤**方

连须葱白寸切。三茎　生姜切。二两

上二味，分作三服。每服以水二盏，煎至一盏，去滓，通口服[3]。此汤不差者，服葛根葱白汤。

治伤寒头疼不止，**葛根葱白汤**方

葛根剉　芍药　知母各半两　芎䓖三分

上四味，㕮咀如麻豆大。每服五钱匕，水一盏半，入葱白三寸，生姜一枣大，各拍碎，同煎至一盏，去滓，通口服。

治伤寒脉弦细，头痛发热者，属少阳也。少阳不可发汗，宜用**小柴胡汤**方

柴胡去苗。二两　黄芩去黑心　人参　甘草炙。各三分　半夏六钱。洗去滑

上五味，㕮咀如麻豆大。每服五钱匕，水一盏半，生姜一枣大，枣三枚，去核，同煎至八分，去滓温服。

治伤寒厥阴证，干呕，吐涎沫，头痛，**吴茱萸汤**方

吴茱萸三两。洗，焙　人参一两半

上二味，㕮咀如麻豆大。每服五钱匕，水一盏半，入生姜一枣大，拍碎，枣三枚，去核，同煎至八分，去滓温服。

治伤寒头痛痰盛，**石膏丸**方

石膏细研，水飞过。四两　乌头去皮脐，生用。一两　消石研。

---

① 骨节疼：日本抄本、文瑞楼本同，明抄本、乾隆本作"一身骨节俱疼"。

② 七十个去皮尖双仁：日本抄本、文瑞楼本及《伤寒论·辨太阳病脉证并治中第六》同，明抄本、乾隆本作"去皮尖，炒。一两"。

③ 服：日本抄本、文瑞楼本同，明抄本、乾隆本作"热服"。

一两半　太阴玄精石研。二两

上四味，捣研为末，和匀如粉，以生姜自然汁煮面糊，和丸如梧桐子大。每服十丸至十五丸，荆芥茶下；甚者，不过三服。

治伤寒头疼壮热，化痰发汗，**圣白散方**

附子一枚，大者。炮裂，去皮脐　白附子生　天南星①炮　半夏洗去滑，为末，生姜汁和作饼，焙干　麻黄去根节。各半两　石膏碎研。一两　麝香研。半钱②　白芷一分

上八味，捣罗六味为末，入石膏、麝香末同研令匀。每服半钱匕，热葱茶调下；甚者，连进三服。

治伤寒头痛，**太一散方**

附子大者。炮裂，去皮脐。一两　甘草生　石韦去毛。各半两　石膏研　滑石研③。各二两

上五味，捣罗三味为细散，入石膏、滑石末同研匀。每服二钱匕，葱白薄荷茶调下。

治伤寒头痛，**白鲜皮汤方**

白鲜皮　菊花　石膏研　荆芥穗各一两　桂去粗皮。一分　甘草炙。半两④　麻黄去节。二⑤两

上七味，粗捣筛。每服三钱匕，水一盏，煎七分，去滓温服。

治伤寒头痛不止，**茶调散方**

石膏碎研。二两　羌活去芦头，生用　苍术去皮　甘草半生半炙　芎藭　茵陈蒿　荆芥穗各一两　桂去粗皮。半两⑥

上八味，捣罗为散。每服一钱匕，用腊茶末一钱匕，同葱白煎汤点热服。

---

① 天南星：日本抄本、文瑞楼本同，明抄本、乾隆本作“胆南星”。
② 钱：明抄本、乾隆本、文瑞楼本同，日本抄本作“两”。
③ 研：日本抄本、文瑞楼本同，明抄本、乾隆本作“飞过”。
④ 半两：原作“□两”，据日本抄本、文瑞楼本补正。又，明抄本、乾隆本作“五钱”，同半两。
⑤ 二：乾隆本、日本抄本、文瑞楼本同，明抄本作“三”。
⑥ 半两：文瑞楼本同，明抄本、乾隆本作“五钱”，日本抄本作“一两”。

治伤寒头痛目眩，汗出，**麝香双丸方**

麝香研　龙脑[1]研。各一分　丹砂一两半。研　雄黄研　木香　赤箭各一两　牛黄研　白花蛇肉　乌蛇肉各酒浸，炙　干蝎炒，去土　羚羊角镑。各半两　天南星炮　麻黄去根节。各二两　白附子生　天麻酒浸，焙　防风去叉　零陵香叶　藿香叶　天雄炮裂，去皮脐。各三分

上一十九味，捣罗十四味为末，入麝香等五味研匀，炼蜜丸如小鸡头实大。每服二丸，细嚼，温酒下，不拘时候。

治伤寒头痛，**天南星丸方**

天南星末。二两[2]　石膏末。一两。水飞过

上二味，填牛胆中，用薄荷包，更用荷叶外包，于风道中挂，以清明节候入龙脑少许，滴雪水，丸如鸡头大。每服一丸，烂嚼，薄荷汤下。

治伤寒头痛不止，**黄芩汤方**

黄芩去黑心　石膏碎　茵陈蒿　柴胡去苗　桔梗剉，炒　牡丹皮　荆芥穗　栀子仁各一分　麻黄去根节。半两

上九味，粗捣筛。每服三钱匕，水一盏，煎至七分，去滓，食后温服。

治伤寒头疼不可忍，**石膏汤方**

石膏碎　麻黄去根节。各一两　何首乌去黑皮。半两　葛根剉。三分

上四味，粗捣筛。每服三钱匕，生姜三片，水一盏，同煎至八分，去滓温服。

治伤寒头痛，**石膏煮散方**

石膏研，水飞过。一两半[3]　旋覆花一两　白蒺藜炒　甘菊花　山栀子仁　茵陈蒿　太阴玄精石研　芎藭各半两

---

① 龙脑：日本抄本、文瑞楼本同，明抄本、乾隆本作"冰片"。龙脑为冰片异名，又称"龙脑冰片"。

② 二两：明抄本、乾隆本、文瑞楼本同，日本抄本作"二两半"。

③ 一两半：明抄本、乾隆本、文瑞楼本同，日本抄本作"二两半"。

上八味，捣罗六味为细末，入石膏等研匀。每服三钱匕，水一盏，入荆芥少许，同煎至七分，不去滓温服，不拘时候。

治伤寒头疼不止，**芎劳饮方**

芎劳半两　马牙消研　石膏研。各一两

上三味，粗捣筛。每服二钱匕，水一盏，入生姜三片，好茶一钱匕，同煎至六分，去滓温服，不拘时候。

治伤寒头疼鼻塞，**一字散方**

芎劳一两　草乌头炮裂，去皮尖。一两半　石膏研。一^①两　雄黄二钱。醋浸一宿，焙，研

上四味，捣罗三味为散，入雄黄末研匀。每服一字，入腊茶半钱匕，葱白一寸，煎汤点服。

治伤寒头疼，胸中满，及发寒热，脉紧而不大者，是膈上有涎，宜用**瓜蒂散方**

瓜蒂一两

上一味，捣罗为散。每服一钱匕，温熟水调下，吐涎愈。

治伤寒头痛，自汗壮热，身体拘急，喘粗，骨节痠疼，**人参汤方**

人参　甘草炙。各二两　桂去粗皮　陈橘皮汤浸，去白，焙　白茯苓去黑皮　防风去叉　五味子　柴胡去苗。各一两　附子炮裂，去皮脐　半夏生姜汁浸一复时。各半两

上一十味，剉如麻豆大。每服三钱匕，水一盏，入生姜二片，枣二枚，擘破，同煎至七分，去滓热服，不拘时候。

治风气不和，头昏目眩，鼻塞声重，语声不出，身体拘倦，肢节疼痛，痰壅咳嗽，寒热往来，**消风羌活汤方**

羌活去芦头　甘菊花　麻黄去根节　芎劳　防风去叉　石膏研　前胡去芦头　黄芩去黑心。各三两　甘草炙，剉　枳壳麸炒，去瓤。四两　白茯苓去黑皮　蔓荆实各半斤　细辛去苗叶。

---

① 一：日本抄本、文瑞楼本同，明抄本、乾隆本作"二"。

半两①

上一十三味，粗捣筛。每服三②钱匕，水一盏，煎至七分，去滓温服，不计时候。

治伤寒解表，止头痛，兼治破伤风及一切诸风，**麻黄丸方**

麻黄去根节，汤煮，掠去沫，焙干　乌头水浸三日，日一易，暴干，炮裂，去皮脐　天南星③炮，捣末　半夏汤洗去滑，七遍　石膏泥裹，火煅通赤，研。各四两　白芷三④两　甘草炙，剉。一两　龙脑研。半两　麝香研。一分⑤

上九味，将八味捣研为末，水煮天南星，和丸如小弹子大。每服一丸，葱茶或葱酒⑥嚼下，薄荷茶亦得，连二三服。此本白龙丸，后又加麻黄作六两、寒水石，用石膏末为衣，治伤寒至佳，小小伤风，服之立差。解表药中，此尤神速。

治伤寒头痛三日以里，可服**白雪丸方**

乌头去皮脐　附子去皮脐　白附子　天南星　天麻　麻黄去根节　甘草并生用。等分

上七味，捣罗为末，水浸宿炊饼，和丸如樱桃⑦大，火煅寒水石粉为衣。每服一丸，热酒或葱⑧茶嚼下，良久，以热粥投之。

治初得伤寒，头痛壮热，**前胡汤方**

前胡去芦头　半夏汤洗七遍，去滑，生姜汁制，切，焙　玄参坚者　旋覆花　甘草炙，剉　桂去粗皮　黄芩去黑心　桔梗剉，炒　生干地黄焙。各一两

上九味，粗捣筛。每服五钱匕，水一盏半，生姜五片，煎至

---

① 甘草……半两：此31字文瑞楼本同，明抄本、乾隆本作"枳壳 白茯四两 甘草 细辛五钱 蔓荆子六钱"，日本抄本除蔓荆实"各半斤"作"各半两"外，其余同底本。

② 三：日本抄本、文瑞楼本同，明抄本、乾隆本作"五"。

③ 天南星：日本抄本、文瑞楼本同，明抄本、乾隆本作"胆南星"。

④ 三：日本抄本、文瑞楼本同，明抄本、乾隆本作"二"。

⑤ 分：明抄本、乾隆本、文瑞楼本同，日本抄本作"两"。

⑥ 葱茶或葱酒：日本抄本、文瑞楼本同，明抄本、乾隆本作"葱白汤或茶酒"。

⑦ 樱桃：日本抄本、文瑞楼本同，明抄本、乾隆本作"芡实"。

⑧ 葱：日本抄本、文瑞楼本同，明抄本、乾隆本作"葱白"。

八分，去滓热服，不拘时候。

治伤寒头痛身热，百节疼痛，**四白散方**

蒺藜子炒，去角　白芷　白附子炮　白僵蚕炒。等分

上四味，捣罗为散。每服二①钱匕，茶清或酒调下，不拘时候。

伤寒喘

论曰：伤寒喘，其证不一，有邪气在表，表未解，无汗而喘者；有邪气在里，汗出不恶寒，腹满而喘者；有潮热者；有心下有水②而喘者。古人治之，亦各求其本。故在表者当汗，在里者宜下，至于心下有水而喘，则又当利其小便也。若乃阴证发喘，是为无阳，非灸之不可。

治伤寒心下有水气，咳而发喘，**小青龙去麻黄加杏仁汤方**

芍药　桂去粗皮　甘草炙　细辛去苗叶　五味子炒　干姜炮裂　杏仁汤浸，去皮尖、双仁，炒。各三两　半夏汤浸七遍，切，焙。二两半

上八味，剉如麻豆大。每服五钱匕，水一盏半，煎取七分，去滓温服。

治伤寒下后不可更行桂枝汤，汗出而喘，无大热者，属**麻黄杏子甘草石膏汤方**

麻黄去根节，沸汤掠去沫，焙。四两　杏仁去皮尖、双仁，炒。五十枚　甘草炙。二两　石膏半斤。碎

上四味，剉如麻豆大。每服五钱匕，水一盏半，煎取八分，去滓温服。

治伤寒太阳与阳明合病，喘而胸满者，不可下，属**麻黄汤方**

麻黄去根节，先以沸汤掠过，焙干。三两　桂去粗皮。二两　甘草一两。炙　杏仁汤去皮尖、双仁。七十枚。炒

---

① 二：明抄本、乾隆本、文瑞楼本同，日本抄本作"三"。
② 水：日本抄本、文瑞楼本同，明抄本、乾隆本作"水气"。

上四味，剉如麻豆大。每服五钱匕，水一盏半，煎至六分，去滓温服。温覆取微汗，不须啜粥，余如桂枝将息法。

治伤寒心下有水气，肺气虚胀，喘急咽燥，**茯苓汤方**

赤茯苓去黑皮　石膏各一两半　芍药三分　半夏一两。汤浸七遍，炒令干　细辛去苗叶　桂去粗皮　五味子各半两　麻黄去根节，沸汤掠去沫，焙　桑根白皮剉。各一两

上九味，剉如麻豆大。每服五钱匕，水一盏半，入生姜一分，拍碎，同煎至八分，去滓温服。

治伤寒表不解，心下喘满及大小便秘难，**猪苓汤**方

猪苓去黑皮　赤茯苓去黑皮　白术炒　麻黄去根节　桂去粗皮　葶苈微炒　泽泻

上七味，等分，粗捣筛。每服三钱匕，水一盏，生姜三片，同煎至七分，去滓温服。

治伤寒后肺气喘促，**马兜铃汤方**

马兜铃一分　木通剉。一两　陈橘皮汤浸，去白，焙①。半两　紫苏茎叶三分

上四味，粗捣筛。每服五钱匕，水一盏半，入灯心十五茎，枣三②枚，擘破，同煎至七分，去滓，食后温服，日二。

治伤寒后肺气上喘，咽喉噎塞，头面虚浮，**木香丸方**

木香一两　昆布汤洗去咸味，焙令干　海藻汤洗去咸味，焙令干　干姜炮裂。各三分　细辛去苗叶　海蛤别研如粉　蜀椒去目及闭口，微炒令汗出。各半两

上七味，将六味捣罗为末，入海蛤同研令匀，炼蜜和，更捣三五百杵，丸梧桐子大。每服空心米饮下十五丸。

治伤寒汗后发喘，壮热不除，**大腹皮汤方**

大腹皮剉　柴胡去苗。各一两　赤茯苓去黑皮。三分　桑根白皮微炙，剉。半两

---

① 焙：日本抄本、文瑞楼本同，明抄本、乾隆本作"炒"。
② 三：日本抄本、文瑞楼本同，明抄本、乾隆本作"二"。

上四味，粗捣筛。每服三①钱匕，水一盏，入生姜三片，同煎至六分，去滓，不计时温服。

治伤寒后喘咳不得卧，卧则气壅，心胸满闷，**芸薹子丸方**

芸薹子一两。微炒　葶苈微炒　杏仁汤浸，去皮尖、双仁，炒令黄，细研。各一两半　紫菀去土　马兜铃　皂荚酥炙令黄，去皮、子　甘草各半两。炙令微赤　白前　防己　人参各三分

上一十味，捣罗九味为末，入杏仁同研令匀，炼蜜和捣三五百杵，丸如梧桐子大。每服食前，童子小便煎乌梅汤，下二十丸，日二。

治伤寒后脾胃虚冷，上攻气喘，**木香丸方**

木香　肉豆蔻去壳。各半两　人参　白茯苓去黑皮。各三分　桂去粗皮　槟榔剉。各一两　阿魏用酒研如泥，入面少许，拌和作饼子，炙令黄熟　丁香各一分

上八味，捣罗为末，炼蜜和，更捣三五百杵，丸如梧桐子大。每服食后米饮下二十②丸。

治伤寒太阳病，下之微喘者，表未解故也，属**桂枝加厚朴杏子汤方**

桂去粗皮③　芍药各三两　甘草　厚朴去粗皮，生姜汁炙。各二两　杏仁五十枚。去皮尖

上五味，剉如麻豆大。每服五钱匕，水一盏半，入生姜一枣大，切，大枣二枚，擘，煎取八分，去滓温服。

治伤寒阳明病，脉迟，虽汗出不恶寒者，其身必重，短气腹满而喘，有潮热者，此外欲解，可攻里也。手足濈然汗出者，此大便已鞕也，大承气汤主之。若汗多，微发热恶寒者，外未解也。其热不潮，未可与承气汤。若腹大满不通者，可与小承气汤微和胃气，勿令至大泄下。**大承气汤方**

---

① 三：日本抄本、文瑞楼本同，明抄本、乾隆本作"五"。
② 二十：日本抄本、文瑞楼本同，明抄本作"二三十"，乾隆本作"三十"。
③ 桂去粗皮：日本抄本、文瑞楼本同，明抄本、乾隆本作"桂枝"。

大黄酒洗。四两　厚朴去粗皮，生姜汁炙。半斤　枳实炙①。
五枚

上三味，剉如麻豆大。每服五钱匕，水一盏半，煎取八分，
入芒消一钱匕，再上火一两沸，温服。得下，止后服。

伤寒上气

论曰：伤寒上气者，肺主气，手太阴是其经也。病人肺气夙②
有不调，又遇寒热邪气，伤于其经，则胀而气逆不下，故令上气。

治伤寒后上气，喉咽不利，胸膈多痰，气逆，**半夏汤**方

半夏汤洗七遍，炒干③。一两　桂去粗皮。半两　甘草炙。一
分　槟榔剉。三分④　陈橘皮汤浸，去白，焙　枳壳去瓢，麸炒。各
半两

上六味，粗捣筛。每服五钱匕，用水一盏半，生姜一分⑤，拍
碎，同煎至八分，去滓，食后温服。

治伤寒后上气烦满，客热⑥在脏，干呕，口中生疮，不得饮
食，**竹茹汤**方

青竹茹　葛根各一两　半夏汤洗七遍，焙干　麦门冬去心，焙。
各三分　甘草　陈橘皮汤浸，去白，焙⑦。各半两

上六味，粗捣筛。每服五钱匕，水一盏半，生姜一分，拍碎，
同煎至八分，去滓，食后温服。

治伤寒后饮水多，卒上气，发热，**贝母汤**方

贝母炮，去心　桑根白皮剉　款冬花各一两　甘草炙。一

---

① 炙：日本抄本、文瑞楼本同，明抄本、乾隆本作"麦麸炒"。
② 夙：文瑞楼本及《普济方》卷一百三十七"伤寒门"同，明抄本、乾隆
本、日本抄本作"凡"。
③ 汤洗七遍炒干：明抄本、乾隆本、文瑞楼本同，日本抄本作"炮"。
④ 三分：日本抄本、文瑞楼本同，明抄本、乾隆本作"五钱"。
⑤ 分：原无，明抄本、乾隆本同，据日本抄本、文瑞楼本补。
⑥ 烦满客热：日本抄本、文瑞楼本同，日本抄本旁注"《纂要》烦满客热作
喘满客气"，明抄本、乾隆本作"喘满，客热"。
⑦ 焙：日本抄本、文瑞楼本同，明抄本、乾隆本作"炒"。

分　陈橘皮汤浸，去白，焙。半两①

上五味，粗捣筛。每服五钱匕，水一盏半，竹叶三七片，同煎至八分，去滓，食后温服。

治伤寒后上气咳嗽，**五嗽**②**丸方**

干姜炮　皂荚涂酥，炙令黄，去皮、子　桂去粗皮

上三味，等分，捣罗为末，炼蜜和杵三五百下，丸如梧桐子大。每服二十丸，食后米饮下，日二。

治伤寒后上气，咳嗽多痰，腹胁虚胀，**大腹皮丸方**

大腹皮　杏仁汤浸，去皮尖、双仁，炒，研如膏。各一两半③　桑根白皮　诃黎勒皮　半夏汤洗七遍，炒干④　葶苈隔纸炒　前胡去芦头。各一两　枳实麸炒　防己各半两　紫菀去苗、土。三分

上一十味，捣罗九味为末，入杏仁膏同研令匀，炼蜜和杵三五百下，丸如梧桐子大。每服食后，煎生姜枣汤下十五丸，日二服。

治伤寒肺壅，上气多痰，**葶苈丸方**

葶苈隔纸微炒。一两　杏仁汤浸，去尖皮、双仁，炒黄，别研。一两　防己一两半⑤　赤茯苓去黑皮。一两　甘草炙。半两

上五味，捣罗四味为末，入杏仁同研匀，以枣肉和丸梧桐子大。每服二十丸，食后煎桑白皮汤下，日二，微利即止。

治伤寒⑥后上气咳嗽，**白前丸方**

白前　贝母炮，去心　人参　紫菀去苗、土。各一两　款冬花三分　桑根白皮炙，剉　葶苈隔纸微炒　杏仁汤浸，去皮尖、双仁，

---

①　陈橘皮……半两：此10字日本抄本、文瑞楼本同，明抄本、乾隆本作"陈皮去白。五钱　竹叶"。

②　五嗽：日本抄本、文瑞楼本同，明抄本、乾隆本作"干姜"。

③　一两半：明抄本、乾隆本、文瑞楼本同，日本抄本作"二两半"。

④　汤洗七遍炒干：日本抄本、文瑞楼本同，明抄本、乾隆本作"姜汁炒"。

⑤　一两半：明抄本、乾隆本、文瑞楼本同，日本抄本作"一两"。

⑥　寒：日本抄本、文瑞楼本同，明抄本、乾隆本作"风寒"。

炒黄，别研如膏。各一两半①

上八味，捣罗七味为末，入杏仁同研匀，炼蜜和杵三五百下，丸如梧桐子②大。每服十五丸，食后米饮下，渐加至二十丸。

治伤寒后心肺热，上气喘逆，**天门冬丸方**

天门冬去心，焙　白茯苓去黑皮　杏仁汤浸，去皮尖、双仁，炒黄，别研。各一两　贝母去心　生干地黄焙　甘草炙，剉　人参　乌梅肉炒。各半两

上八味，捣罗七味为末，入杏仁研令匀，炼蜜和，更杵三五百下，丸如弹子大。食后含化一丸，咽津，日可三五丸。

治伤寒后上气喘粗，身面肿，小便涩，**葶苈汤方**

葶苈子隔纸微炒。半两　大枣去核。五枚

上二味，用水一大盏，煎至半盏，去滓，不计时候温服。

治伤寒后伤肺，咳唾有血，胸胁胀满，上气羸瘦，**麦门冬汤方**

麦门冬去心，焙　桑根白皮炙，剉　生干地黄各一两　半夏汤洗七遍，焙干③　紫菀去苗、土　桔梗炒　淡竹茹　麻黄去根节。各三分　五味子　甘草炙。各半两

上一十味，粗捣筛。每服五钱匕，水一盏半，生姜一分，拍碎，枣三枚，擘破，同煎至七分，去滓，食后温服。

治伤寒心肺有热，咳嗽上气，喉中作声，痰涕口干，**贝母丸方**

贝母去心。二两　甘草炙。三分　旋覆花半两　杏仁汤浸，去皮尖、双仁，研如膏。四两　天门冬去心，焙。一两

上五味，捣罗四味为末，入杏仁同研匀，炼蜜和杵三五百下，丸如弹子大。每食后含化一丸，咽津。

治伤寒后脾胃气不和，食饮无味，上气壅闷，**诃黎勒丸方**

① 各一两半：日本抄本、文瑞楼本同，明抄本、乾隆本作"五钱"。
② 梧桐子：日本抄本、文瑞楼本同，明抄本、乾隆本作"小豆"。
③ 汤洗七遍焙干：日本抄本、文瑞楼本同，明抄本、乾隆本作"姜汁制。五钱"。

诃黎勒炮①，去核　半夏汤洗七遍，焙干②，炒　白术各一两　槟榔剉　枳壳去瓤，麸炒。各半两　人参　芍药　桂去粗皮。各三分③

上八味，捣罗为末，炼蜜和杵三五百下，丸如梧桐子大。每服二十丸，食后生姜汤下，日二服。

伤寒咳嗽

论曰：伤寒咳嗽者，寒气留客于肺也。肺虚受寒，微则为咳嗽。然又有邪热客于上焦，其人必饮水，水停心下，水气乘肺而咳嗽者，当熟察之。

治伤寒咳嗽，日夜不止，**麻黄汤方**

麻黄去根节，汤煮，掠去沫，焙　桑根白皮剉　赤茯苓去黑皮。各一两　鸡苏茎叶④　葛根　五味子炒　甘草炙，剉　紫菀去苗、土。各半两　石膏一两半　葶苈微炒。一分　桂去粗皮。一两

上一十一味，粗捣筛。每服五钱匕，水一盏半，入生姜半分，拍碎，枣三枚，擘破，同煎至八分，去滓，食后温服。

治伤寒心下有水气，咳而微喘，发热，或渴⑤或利或噎，**小青龙汤方**

麻黄去根节，汤煮，掠去沫。一两　半夏汤洗，去滑　芍药　细辛去苗叶　干姜炮　甘草炙　桂去粗皮。各三分　五味子炒。半两⑥

上八味，剉如麻豆。每服五钱匕，水一盏半，煎至八分，去滓温服。

治伤寒咳嗽，**五味子饮方**

---

①　炮：日本抄本、文瑞楼本同，明抄本、乾隆本作"煨"。

②　汤洗七遍焙干：日本抄本、文瑞楼本同，明抄本、乾隆本作"姜"，连下读。

③　芍药……各三分：此9字日本抄本、文瑞楼本同，明抄本、乾隆本作"桂心　白芍炒。一分"。

④　鸡苏茎叶：日本抄本、文瑞楼本同，明抄本、乾隆本作"紫苏叶"。

⑤　或渴：日本抄本、文瑞楼本同，明抄本、乾隆本无。

⑥　半夏……半两：此32字日本抄本、文瑞楼本同，明抄本、乾隆本作"白芍　半夏姜汁制　桂心　细辛炒　干姜　五味子炒　甘草五钱"。

五味子炒　麻黄去根节，汤煮，掠去沫，焙　阿胶炙燥　陈橘皮汤浸，去白，焙。各一两　甘草炙，剉　杏仁汤浸，去皮尖、双仁，炒。各半两

上六味，粗捣筛。每服三钱匕，水一盏，入生姜三片，同煎至六分，去滓温服，不拘时候。

治伤寒五六日，往来寒热，或微热咳嗽，**加减小柴胡汤**方

柴胡去苗。二两　黄芩去黑心　半夏汤洗去滑　甘草炙。各三分　五味子炒。一合[①]　干姜炮。半两

上六味，剉如麻豆。每服五钱匕，水一盏半，入生姜四片，煎至八分，去滓温服。

治伤寒咳嗽，**紫苏汤**方

紫苏叶[②]一两　麻黄去根节，汤煮，掠去沫，焙。一两半　杏仁汤浸，去皮尖、双仁，炒。二两　甘草炙，剉。半两

上四味，粗捣筛。每服三钱匕，水一盏，煎至六分，去滓温服，不拘时候。

少阴证，二三日不已，至四五日，腹痛，小便不利，四肢沉重，自下利者，此为有水气，或呕或咳，**加减真武汤**方

白茯苓去黑皮　芍药　白术　五味子炒。各三分　附子一枚[③]。炮裂，去皮脐　细辛去苗叶　干姜炮。各一分

上七味，剉如麻豆。每服五钱匕，水一盏半，入生姜四片，煎至八分，去滓温服。

治伤寒咳嗽痰唾，胸膈不利，头目昏眩，**前胡汤**方

前胡去芦头　大腹　半夏汤洗七遍，去滑，焙[④]　甘草炙，剉　陈橘皮汤浸，去白，焙。各一两

上五味，粗捣筛。每服三钱匕，水一盏，入生姜三片，煎至

① 一合：明抄本、乾隆本、文瑞楼本同，日本抄本作"二分"。
② 紫苏叶：日本抄本、文瑞楼本同，明抄本、乾隆本作"紫苏"。
③ 一枚：日本抄本、文瑞楼本同，明抄本、乾隆本无。
④ 汤洗七遍去滑焙：日本抄本、文瑞楼本同，明抄本、乾隆本作"姜汁制"。

六分，去滓温服，不拘时候。

少阴病，四逆，其人或咳或悸，或小便不利，或腹中痛，或泄利下重，**四逆散方**

甘草炙，剉　枳实麸炒，去瓤　柴胡去苗　芍药各一两　五味子半两　干姜炮。半两

上六味，捣罗为散。每服二钱匕，米饮调下，日三服。

治伤寒热病发嗽，坐卧喘急不安，诊其脉右手寸关洪大浮数，**马兜铃汤方**

马兜铃　杏仁去皮尖、双仁，炒黄　柴胡去苗　贝母炒，去心　桔梗剉，炒① 紫菀去苗、土　麻黄去根节，汤煮，掠去沫，焙　麦门冬去心，焙　大腹皮各一分　大黄②三铢　羌活半两

上一十一味，粗捣筛。每服四钱匕，水一盏半，生姜三片，同煎一两沸，去滓温服。

少阴病，下利，六七日，咳而呕渴，心烦不得眠，**猪苓汤方**

猪苓去黑皮　赤茯苓去黑皮　阿胶炙令燥　泽泻　滑石各半两③

上五味，除阿胶外，剉如麻豆。每服五钱匕，水一盏半，煎至八分，去滓，内阿胶一钱，消尽温服。

治伤寒肺壅，咳嗽上气，喉咽气逆，或恶寒，鼻中清水出者，**杏仁汤方**

杏仁汤浸，去皮尖、双仁，炒　紫菀去苗、土　黄芩去黑心　当归切，焙　陈橘皮汤浸，去白，焙。各半两　木香一分　大黄炒。一两半　甘草炙，剉　麻黄去根节，汤煮，掠去沫　桂去粗皮。各半两

上一十味，粗捣筛。每服三钱匕，水一盏，煎至七分，去滓温服。

---

① 炒：明抄本、乾隆本、文瑞楼本同，日本抄本作"焙"。

② 大黄：日本抄本、文瑞楼本同，明抄本、乾隆本此后有"炒"。

③ 各半两：日本抄本、文瑞楼本同，明抄本、乾隆本作"一两"，阿胶列诸药之后且无剂量。

治伤寒壮热，头及身痛，胸膈不利，咳嗽多痰，**杏仁汤方**

杏仁汤浸，去皮尖、双仁，炒　麻黄去根节，汤煮，掠去沫，焙　贝母去心　射干　紫苏叶　柴胡去苗　紫菀去苗、土　桔梗炒。各一分　羌活①去芦头。半两　防风去叉。一分

上一十味，粗捣筛。每服三钱匕，水一盏半，入生姜两片，同煎至八分，去滓，食后临卧热服。

治伤寒肺热咳嗽，头痛，**石膏汤方**

石膏二②两　人参　贝母炮，去心。各半两　麦门冬去心，焙　赤茯苓去黑皮。各三③分

上五味，粗捣筛。每服五钱匕，水一盏半，入竹叶三七④片，同煎至八分，去滓，食后温服。

治伤寒毒气攻肺，咳嗽，喉中生疮，**生地黄饮方**

生干地黄焙。二两　大黄生，剉　升麻　贝母去心，炒黄　麦门冬去心，焙　甘草炙，剉。各一两

上六味，粗捣筛。每服三钱匕，水一盏，蜜一小匙头，同煎三两沸，去滓温服，不拘时候。

治伤寒邪热攻肺，喘嗽⑤，心闷，唾脓，**款气⑥汤方**

赤茯苓去黑皮　前胡去芦头。各一两　杏仁汤浸，去皮尖、双仁，炒。一两半　甘草炙，剉。三分　款冬花三分　麻黄去根节。一两　天门冬去心，焙。半两

上七味，粗捣筛。每服五钱匕，水一盏半，入生姜半分，拍碎，同煎至八分，去滓，食后温服。

治伤寒咳嗽，头痛，**半夏汤方**

半夏汤洗去滑，炒。一两　附子炮裂，去皮脐。半两　款冬

---

① 羌活：日本抄本、文瑞楼本同，明抄本、乾隆本此药在桔梗前而无"半两"。

② 二：明抄本、乾隆本、日本抄本、文瑞楼本同，日本抄本旁注"二作一"。

③ 三：日本抄本、文瑞楼本同，明抄本、乾隆本作"二"。

④ 三七：日本抄本、文瑞楼本同，明抄本、乾隆本作"二七"。

⑤ 嗽：日本抄本、文瑞楼本同，明抄本、乾隆本作"咳"。

⑥ 款气：日本抄本、文瑞楼本同，明抄本、乾隆本作"款冬花"。

花　麻黄去根节。各一两　干姜炮。一分

上五味，剉如麻豆。每服三钱匕，水一盏，入生姜半分，拍碎，同煎至六分，去滓，食后温服。

治春冬伤寒，秋夏中冷，咳嗽喉鸣，声嗄干哕，喉中不利，**射干汤方**

射干　杏仁汤浸，去皮尖、双仁，炒。各一两　半夏汤洗去滑，炒　甘草炙，剉　桔梗炒。各三分^①　桑根白皮　麻黄去根节，汤煮，掠去沫，焙。各一两　陈橘皮汤浸，去白，焙　紫菀去苗、土。各半两

上九味，粗捣筛。每服五钱匕，水一盏半，入生姜一分，拍碎，枣三枚，擘破，同煎至八分，去滓，食后温服。

治伤寒后气嗽不解，**钟乳散方**

钟乳鹅管者，研如粉。一分　款冬花　桂去粗皮　白矾煅。各半两

上四味，除钟乳外，捣罗为散，与钟乳粉同研匀。每用一字，安掌内，以舌舐咽之。

治伤寒后肺气壅，咳嗽声不出，**陈橘皮汤方**

陈橘皮汤浸，去白，焙　紫菀去苗、土　人参　赤茯苓去黑皮　桑根白皮剉　杏仁汤浸，去皮尖、双仁，炒。各一两　甘草炙，剉　桔梗炒。各半两

上八味，粗捣筛。每服五钱匕，水一盏半，入生姜半分，拍碎，同煎至八分，去滓温服。

治伤寒后咳嗽短气，涕唾稠黏，及风虚烦躁，发作无时，**紫菀汤方**

紫菀去苗、土　紫苏叶　白前　杏仁汤浸，去皮尖、双仁，炒　麻黄去根节，汤煮，掠去沫。各半两　甘草炙，剉。一分半　葶苈微炒。一分

上七味，粗捣筛。每服五钱匕，水一盏半，入生姜半分，拍

---

① 各三分：日本抄本、文瑞楼本同，明抄本、乾隆本作"二两"。

碎，枣三枚，擘破，同煎至八分，去滓，食后温服。

治伤寒后咳嗽，**桔梗汤**方

桔梗炒。一两　紫菀去苗、土。一两半　桑根白皮剉　赤茯苓去黑皮　贝母去心，焙[1]　杏仁汤浸，去皮尖、双仁，炒　人参各一两　甘草炙，剉。三分

上八味，粗捣筛。每服五钱匕，水一盏半，入枣三枚，擘破，同煎至八分，去滓，食后温服。

治伤寒后，咳嗽经旬未愈，**柴胡汤**方

柴胡去苗　桑根白皮　羌活去芦头　百合　当归切，焙。各一两半　石膏碎　麻黄去根节，先煎，掠去沫，焙　天雄炮裂，去皮脐。各二两　黄连去须　贝母煨，去心　五味子　桂去粗皮　枳壳去瓤，麸炒　白石脂　款冬花各一两　黄芩去黑心。半两，杏仁十枚[2]。去皮尖、双仁，炒

上一十七味，剉如麻豆。每服五钱匕，水一盏半，入生姜一枣大，切，煎至八分，去滓温服。

治伤寒咳嗽，肢体疼痛，烦热，**柴胡汤**方

柴胡去苗　桑根白皮　天雄炮裂，去皮脐　芎䓖　赤石脂　五味子各一两半[3]　桂去粗皮　厚朴去粗皮，生姜汁炙　黄连去须　百合　地榆各一两

上一十一味，剉如麻豆。每服五钱匕，水一盏半，生姜五片，煎至八分，去滓温服。

治肺脏感寒，发嗽不止，兼头痛不可忍，**前胡汤**方

前胡去芦头　桂去粗皮　玄参　射干　款冬花　马兜铃　杏仁去皮尖、双仁，炒，研　贝母去心　甘草炙，剉。各一两　麻黄去根节　旋覆花各一两半

上一十一味，粗捣筛。每服五钱匕，水一盏半，煎取八分，去滓，食后顿服。

---

① 去心焙：明抄本、乾隆本、文瑞楼本同，日本抄本作“炮”。
② 十枚：日本抄本、文瑞楼本同，明抄本、乾隆本作“五钱”。
③ 一两半：日本抄本、文瑞楼本同，明抄本、乾隆本作“一两”。

治肺脏感寒，痰嗽不止，心膈烦满，饮食不得，常多呕逆，**前胡饮方**

前胡去芦头　桔梗炒，剉　旋覆花炒　玄参　人参　桂去粗皮　生干地黄焙　甘草炙，剉。各一两　厚朴去粗皮，生姜汁炙。一两半①　半夏汤洗去滑，焙。二两

上一十味，粗捣筛。每服五钱匕，水一盏半，生姜一分，切，同煎取八分，去滓，食后顿服。

治伤寒后咳嗽，痰涕多，不思食味，**百部汤方**

百部一两　款冬花　紫菀去苗、土　五味子　人参　半夏汤洗七遍，炒　前胡去芦头　麻黄去根节，汤煮，掠去沫，焙　桂去粗皮。各半两　杏仁汤浸，去皮尖、双仁，炒。三②分

上一十味，粗捣筛。每服五钱匕，水一盏半，入生姜一分，拍碎，枣三枚，擘破，同煎至八分，去滓，食后温服。

治伤寒客邪在肺，咳嗽声重，身体微热，**润肺汤方**

杏仁汤浸，去皮尖、双仁，炒　甘草炙，剉。各一两　干姜炮　麻黄去根节，汤煮，掠去沫，焙　知母焙　款冬花　桑根白皮剉　陈橘皮汤浸，去白，焙。各半两

上八味，粗捣筛。每服三钱匕，水一盏，煎至七分，去滓，热呷，食后临卧服。

治伤寒后咳嗽，肺经③沉滞，寒热，**华盖汤方**

麻黄去根节，汤煮，掠去沫，焙干　杏仁汤浸，去皮尖、双仁，炒　甘草炙，剉　鹿角胶炙燥　半夏各一两。将半夏汤洗十遍，入生姜一两，烂杵，焙干

上五味，粗捣筛。每服三钱匕，水一盏，入生姜二片，同煎至七分，去滓温服，日晚临卧并三两服，汗出即差。

治伤寒声不出，咳嗽，头疼，**葛根汤方**

① 一两半：日本抄本、文瑞楼本同，明抄本、乾隆本作"二两"。
② 三：日本抄本、文瑞楼本同，明抄本、乾隆本作"一"。
③ 肺经：日本抄本、文瑞楼本同，明抄本、乾隆本作"脉"。

葛根剉，焙　麻黄去根节。各二两　桔梗炒　杏仁汤浸，去皮尖、双仁，炒黄　甘草①炙，剉　葶苈纸上炒　石膏研。各一两

上七味，粗捣筛。每服三钱匕，水一盏，煎至八分，去滓温服，不拘时。

---

① 甘草：日本抄本、文瑞楼本同，明抄本、乾隆本有半夏而无此药。

卷第二十五

伤寒门

伤寒干呕　伤寒呕哕　伤寒心悸　伤寒痞满　伤寒心腹胀满

伤寒门

伤寒干呕

论曰：伤寒干呕者，呕而无所出也。此因邪热在胃，或发汗解后，胃中不和，尚有蓄热，气熏上焦，心下否结，故令干呕。且诸邪气在胃，胃气上逆，皆发为呕，冷即寒痰凝滞，呕出涎沫，热即津液消烁，独其气逆，故干呕而①已，拯疗②者不可不察。

治伤寒干呕不止，**葛根汤**方

葛根剉。一两　茯苓去黑皮。半两　半夏汤洗七遍，炒干。三分　白术半两　黄耆三分。剉　人参一两　麦门冬去心，焙。一两　甘草半两。炙，剉

上八味，粗捣筛。每服三钱匕，水一盏，生姜半分，拍碎，枣二枚，擘破，同煎至六分，去滓温服。

治伤寒胃气虚热，干呕不止，**竹茹汤**方

淡竹茹半两　人参一两　前胡去芦头。三分　甘草半两。炙　芦根一两　葛根三分　半夏半两。汤洗七遍，切，焙干

上七味，剉如麻豆。每服五钱匕，水一盏半，入生姜一分，拍碎，同煎至八分，去滓温服，不计时候。

治伤寒脾胃有热，干呕烦满，**茯苓汤**方

白茯苓去黑皮。一两　人参一两　半夏汤洗七遍，切，炒

---

① 而：明抄本、乾隆本、日本抄本、文瑞楼本同，日本抄本旁注《纂要》而作不"。

② 拯疗：日本抄本、文瑞楼本同，日本抄本旁注"拯疗作施治"，明抄本、乾隆本作"施治"。

干　麦门冬去心，焙。各二两　粳米二合　甘草半两。炙，剉

上六味，粗捣筛。每服五钱匕，用水一盏半，生姜一分，拍碎，枣三枚，擘破，竹叶三七片，同煎至八分，去滓温服，日再。

治伤寒心脾虚热，干呕烦渴①，不下食，**芦根汤方**

芦根剉。二两　人参一两半　赤茯苓去黑皮。一两　淡竹茹一两　甘草炙，剉。半两

上五味，粗捣筛。每服五钱匕，水一盏半，入小麦半匙②，生姜半③分，拍碎，同煎至一盏，去滓温服，日再。

治伤寒干呕，烦渴不止，**枇杷叶汤方**

枇杷叶去毛，姜汁④炙　麦门冬去心，焙　葛根　人参各三分　白茯苓去黑皮。半两　甘草一分。炙，剉

上六味，粗捣筛。每服三钱匕，用水一盏，入生姜半分，拍碎，同煎至七分，去滓，不计时候温服。

治伤寒干呕不止，手足逆冷，**姜橘汤方**

生姜切，焙　陈橘皮汤浸，去白，焙⑤

上二味，等分，粗捣筛。每服三⑥钱匕，水一盏，煎至七分，去滓，不拘时候热服。

治伤寒中风五六日已上，胸中烦，干呕，**栝楼实汤方**

栝楼实一两　柴胡去苗。八两　黄芩去黑心。三两　甘草三两。炙

上四味，剉如麻豆。每服五钱匕，水一盏半，煎取一盏，去滓温服。

治伤寒热病干呕，**芦根饮方**

---

① 渴：日本抄本、文瑞楼本同，明抄本、乾隆本作"热"。

② 半匙：日本抄本、文瑞楼本同，明抄本、乾隆本作"一撮"。

③ 半：日本抄本、文瑞楼本同，明抄本、乾隆本作"一"。

④ 姜汁：日本抄本、文瑞楼本同，明抄本、乾隆本作"密"。密，通"蜜"。《释名·释言语》："密，蜜也。"《武威汉代医简》："凡六物冶合，和丸以白密，大如婴桃。"

⑤ 焙：日本抄本、文瑞楼本同，明抄本、乾隆本作"炒"。

⑥ 三：日本抄本、文瑞楼本同，明抄本、乾隆本作"五"。

芦根剉。半^①两　冬瓜皮半^②两。切，焙

上二味，粗捣筛。用水三盏，煎至一盏半，去滓，分温二服，不计时候。

治伤寒后胃中虚热，干呕，不下食^③，**人参汤方**

人参三分　生姜切，焙。半两　陈橘皮去白，焙。半两　甘草炙，剉。一两^④

上四味，粗捣筛。每服五钱匕，水一盏半，煎至一盏，去滓温服。

治伤寒后胃气虚热，干呕不止，烦渴，**陈橘皮汤方**

陈橘皮去白，焙。一两半　甘草炙，剉。半两　枇杷叶拭去毛。一两半^⑤。姜汁炙　粟米三合

上四味，粗捣筛。每服五钱匕，水一盏半，生姜半分，拍碎，同煎至一盏，去滓温服，不计时候。

治伤寒干呕，不下食，**半夏汤方**

半夏汤洗七遍，切，焙干　芦根　淡竹茹　麦门冬去心，焙　人参　白茯苓去黑皮。各一两

上六味，粗捣筛。每服五钱匕，水一盏半，生姜一分，拍碎，同煎至一盏，去滓温服，日再。

治伤寒后胃间余热，干呕不止，**半夏木通汤方**

半夏半两。汤洗七遍，切，焙干　木通剉。一两　芦根剉。一两半　陈橘皮去白，焙。半两　柴胡去苗。一两　麦门冬去心，焙。半两　枇杷叶拭去毛。半两。姜汁炙

上七味，粗捣筛。每服五钱匕，水一盏半，入生姜一分，拍碎，同煎至一盏，去滓，食前温服。

治伤寒胃气虚冷，干呕不止，**人参煮散方**

---

① 半：日本抄本、文瑞楼本同，明抄本、乾隆本作"一"。

② 半：日本抄本、文瑞楼本同，明抄本、乾隆本作"一"。

③ 不下食：日本抄本、文瑞楼本同，明抄本、乾隆本作"不止，烦渴"。

④ 两：日本抄本、文瑞楼本同，明抄本、乾隆本作"分"。

⑤ 一两半：明抄本、乾隆本、文瑞楼本同，日本抄本作"一两"。

人参一两　芍药　白术各三分　陈橘皮汤浸，去白，焙　干姜炮　杏仁汤浸，去皮尖、双仁，麸炒　甘草炙，剉　枳壳去瓤，麸炒。各半两　高良姜一分①

上九味，捣为粗散。每服二钱匕，水一盏，入生姜五片，枣二枚，擘破，煎至七分，去滓热服，并三服，以稀粥投之②，汗出即差。

治伤寒风邪在胃，干呕不止，饮食不下，**人参丸方**

人参　茯苓去黑皮　茯神去木　丁香　半夏汤洗去滑，焙　白蓣豆各等分

上六味，捣罗为细末，滴水为丸如梧桐子大。每服二十丸，生姜汤下。

治伤寒邪热虽退，胃中不和，干呕不已，甚则吐逆，**白术饮方**

白术　芦根　厚朴去粗皮，生姜汁炙。各一两　枇杷叶去毛，炙。半两

上四味，粗捣筛。每服三钱匕，水一盏，入生姜五片，煎至七分，去滓温服，不拘时。

伤寒呕哕

论曰：伤寒呕哕者，病在足阳明胃之经也。足阳明之脉厥而上行，即令人气逆，气逆故呕哕。仲景云，呕多，虽有阳明证，慎不可下，盖为此也。又伤寒呕哕，有因热结③胸中，邪气之高所致；有因吐下后虚热在内及饮水停积所致者。证既不同，治亦随异，不可不察。

治伤寒后胃气逆冷，食已呕哕即欲吐，**半夏汤方**

半夏一两。汤洗七遍，炒干　白茯苓去黑皮。一两　枳壳去瓤，麸炒　人参各半两　白术一两半

---

① 一分：文瑞楼本同，明抄本、乾隆本作“五钱”，日本抄本作“二分”，旁注“二一作一”。

② 之：日本抄本、文瑞楼本同，明抄本、乾隆本此后有“以助药力”。

③ 结：日本抄本、文瑞楼本同，明抄本、乾隆本作“壅”。

上五味，粗捣筛。每服三钱匕，水一盏，生姜一分，拍碎，煎至七分，去滓温服，日二①。

治伤寒呕哕不止，**橘皮汤**方

陈橘皮汤浸，去白，炒　前胡去芦头　甘草炙，剉。各一两　白术半两

上四味，粗捣筛。每服三钱匕，水一盏，生姜半分，拍碎，煎至七分，去滓温服，日二。

治伤寒后胸膈气满，呕哕，不纳饮食②，**茯苓汤**方

白茯苓去黑皮。一两　陈橘皮汤浸，去白，炒　枳实去瓤，麸炒。各半两　人参　白术　五味子各三分　半夏汤洗七遍。一分

上七味，粗捣筛。每服五钱匕，水一盏半，生姜半分，拍碎，枣三枚，擘破，煎至一盏，去滓温服。

治伤寒后服冷药过多，胃寒呕哕，不下饮食，**人参汤**方

人参　白术　白茯苓去黑皮　附子炮裂，去皮脐　陈橘皮汤浸，去白，炒。各一两　桂去粗皮　干姜炮。各半两　丁香一分

上八味，粗捣筛。每服五钱匕，水一盏半，生姜半分，拍碎，粳米半匙，煎至一盏，去滓温服，不拘时。

治伤寒呕哕不定③，饮食不下，**藿香汤**方

藿香叶④一两　丁香　白豆蔻去皮。各一分　高良姜炒　陈橘皮汤浸，去白，焙。各半两

上五味，粗捣筛。每服三钱匕，水一盏，煎至七分，去滓，食前热呷服。

治伤寒脾胃虚冷，呕哕，不思饮食，**厚朴汤**方

厚朴去粗皮，生姜汁炙　人参各一两　枇杷叶炙，拭去毛　肉

---

① 二：乾隆本、日本抄本、文瑞楼本同，明抄本作"三"。

② 不纳饮食：日本抄本、文瑞楼本同，明抄本、乾隆本作"不下"。

③ 定：日本抄本、文瑞楼本同，明抄本、乾隆本作"止"。下藿香人参汤"定"字同。

④ 藿香叶：日本抄本、文瑞楼本同，明抄本、乾隆本作"藿香"。

豆蔻去壳。各半两　白茯苓去黑皮。一两半

上五味，粗捣筛。每服三钱匕，水一盏，生姜三片，煎至七分，去滓温服，空心食前。

治伤寒呕哕不定，胸满烦躁[1]，**藿香人参汤**方

藿香叶三分　人参一两　陈橘皮汤浸，去白，焙　甘草炙，剉。各半两

上四味，粗捣筛。每服三钱匕，水一盏，入生姜三片，同煎至六分，去滓温服，不拘时。

治伤寒四五日，呕哕有痰，胸膈不利，**人参丸**方

人参　厚朴去粗皮，生姜汁炙　白茯苓去黑皮。各一两　半夏汤洗七遍[2]。二两

上四味，捣罗为末，用姜汁作面糊，丸如梧桐子大。每服三十丸，生姜汤下。

治伤寒时多呕哕不止，**定气散**方

高良姜[3]半两　草豆蔻去皮。一枚　甘草炙　木香炮。各一分

上四味，用酒浸，纸裹，煨令香熟，焙干，捣罗为散。每服二钱匕，醋汤调下。

治伤寒哕逆呕吐，是诸虚气妄行，**通正散**方

丁香　干柿蒂[4]各一两　莲子肉五十枚。去心

上三味，捣罗为细散。每服二钱匕，温酒调下，饭饮亦得。

治伤寒呕哕不止，或吐酸水，**丁香汤**方

丁香三分　厚朴去粗皮，生姜汁炙　干姜炮。各一两　高良姜一分

上四味，粗捣筛。每服三钱匕，水一盏，煎至五分，去滓热服，不拘时。兼治一切冷气吐逆。

治伤寒呕哕不止，**柿蒂汤**方

---

① 躁：日本抄本、文瑞楼本同，明抄本、乾隆本作"闷"。
② 汤洗七遍：日本抄本、文瑞楼本同，明抄本、乾隆本作"姜汁炒"。
③ 高良姜：日本抄本、文瑞楼本同，明抄本、乾隆本此后有"炒"。
④ 干柿蒂：明抄本、乾隆本、文瑞楼本同，日本抄本作"干柿叶"。

干柿蒂七枚　白梅三枚

上二味，粗捣筛。只作一服，用水一盏，煎至半盏，去滓温服，不拘时。

治伤寒呕哕，日夜不定，**荜澄茄汤方**

荜澄茄　高良姜各三分①

上二味，粗捣筛。每服三钱匕，水一盏，煎十余沸，入醋少许，搅匀，去滓热服，不拘时。

治伤寒差后呕哕不止者，有余热在胃脘也，**竹叶加生姜汤方**

淡竹叶半把　石膏碎。四两　半夏汤洗七遍。三分　麦门冬去心，焙。二两②　甘草炙，剉　人参各半两

上六味，粗捣筛。每服五钱匕，水一盏半，入粳米半匙，生姜一分，切，煎至八分，去滓温服。

治伤寒少阴证呕哕者，**四逆汤加生姜方**

甘草炙，剉。一两　干姜炮。三分　附子炮裂，去皮脐。半枚　生姜切，焙。一两半

上四味，粗捣筛。每服五钱匕，水一盏半，煎至八分，去滓温服。

治伤寒脾胃不和，呕逆寒热，和气，**五积散方**

苍术③二十两　桔梗剉，炒。十两　陈橘皮汤浸，去白，焙④。六两　白芷　甘草炙，剉。各三两　当归切，焙。二两　芎䓖一两半⑤　芍药　白茯苓去黑皮　半夏汤洗七遍。各一两　麻黄去根节。春夏二两，秋冬三两　干姜炮。春夏一两半，秋冬二两　枳壳麸炒，去瓤。四两。以下三物别捣　桂去粗皮。春夏三两，秋冬四两　厚朴去粗皮，生姜汁炙。二两

---

① 各三分：日本抄本、文瑞楼本同，明抄本、乾隆本作"一两"。
② 二两：日本抄本、文瑞楼本同，明抄本、乾隆本作"三分"。
③ 苍术：日本抄本、文瑞楼本同，明抄本、乾隆本此后有"炒"。
④ 焙：日本抄本、文瑞楼本同，明抄本、乾隆本作"炒"。
⑤ 一两半：日本抄本、文瑞楼本同，明抄本、乾隆本作"二两"。

上一十五味，将前十二味粗捣筛，分作六分，大锅内微火炒令香熟即止，不可过焦，取出，净板床上候冷，入后三物和之。和气，每服三钱匕，水一盏，入姜枣，煎至六分，去滓温服；伤寒手足逆冷，虚汗不止，脉沉细，面青呕逆，加顺元散一钱匕，同煎热服；产妇经三两日不生，或胎死腹中，或气乏痿顿，产道干涩，加顺元散，水七分，酒三分，同煎，相继两服，气血和顺即产，胎死者，不过三服当下，其顺元散多少，量产母虚实；伤寒发热而内挟冷者，加葱白二寸，豉七粒，同煎，相继两三服，当以汗解。顺元散方见阴毒门。

治伤寒呕哕，心腹冷疼，痰逆不消，**高良姜汤方**

高良姜　甘草炙，剉。各半两　桂去粗皮　半夏汤洗七遍，炒黄①。各一两

上四味，粗捣筛。每服三钱匕，水一盏，入生姜三片，同煎至五分，去滓，食前温服。兼治一切冷气，心腹疼痛。

伤寒心悸

论曰：伤寒心下悸者，谓悸动不定也。伤寒饮水过多，水停心下，肾气乘心，则心气虚弱，故为之悸动也。此皆由发汗已后又下之，津液燥少，若内生虚热，热则饮水，水气停积，故必振寒而心下悸也。

治伤寒厥，心下悸，宜先治水，当服茯苓甘草汤，却治其厥。不尔，水渍入胃，必作利也。**茯苓甘草汤方**

赤茯苓去黑皮　桂去粗皮。各二②两　甘草炙，剉。一两

上三味，粗捣筛。每服五钱匕，水一盏半，入生姜一枣大，拍碎，煎取七分，去滓温服。

治伤寒发汗不解，发热，心忪惊悸，头眩目眴，**真武汤方**

赤茯苓去黑皮。一两　芍药一两　附子炮裂，去皮脐。半

---

① 汤洗七遍炒黄：日本抄本、文瑞楼本同，明抄本、乾隆本作"姜汁炒"。
② 二：日本抄本、文瑞楼本及《伤寒论·辨厥阴病脉证并治第十二》同，明抄本、乾隆本作"一"。

两　白术一两　甘草炙。半两

上五味，剉如麻豆大。每服五钱匕，用水一盏半，入生姜半分，切，同煎至七分，去滓温服。

治伤寒发汗过多，其人叉手自冒心，心下悸欲得按者，**桂枝甘草汤**方

桂去粗皮①。四两　甘草炙。三两

上二味，剉如麻豆大。每服五钱匕，水一盏半，煎取七分，去滓温服。

治伤寒脉结②，心悸动，**炙甘草汤**方

甘草炙。一两　人参半两　桂去粗皮。三分　麦门冬去心，焙。一两　麻仁一合　生地黄四两

上六味，㕮咀如麻豆大。每服五钱匕，水一盏半，酒半盏，入生姜半分，切，大枣二枚，擘破，煎取八分，去滓，入阿胶一片，令烊尽，温服，日三服。

治伤寒水在心下，心悸动，欲得人按，**桂枝汤**方

桂去粗皮③。二两　赤茯苓去黑皮。一两半　白术一两　甘草炙，剉。三分　陈橘皮汤浸，去白，焙④。半两

上五味，粗捣筛。每服五钱匕，水一盏半，煎取七分，去滓温服，不拘时候。

治伤寒饮水过多，心下悸动不定，**赤茯苓汤**方

赤茯苓去黑皮。二两　陈橘皮汤浸，去白，焙。二两　半夏汤洗七遍，切，焙。二两　枳壳麸炒，去瓤。半两　人参一两　白术三分

上六味，粗捣筛。每服五钱匕，水一盏半，入生姜半分，拍碎，同煎取八分，去滓温服，不拘时候。

---

① 桂去粗皮：日本抄本、文瑞楼本同，明抄本、乾隆本作"桂枝"。
② 结：明抄本、乾隆本、日本抄本、文瑞楼本同，《伤寒论·辨太阳病脉证并治下第七》作"结代"。
③ 桂去粗皮：日本抄本、文瑞楼本同，明抄本、乾隆本作"桂枝"。
④ 焙：日本抄本、文瑞楼本同，明抄本、乾隆本作"炒"。

治伤寒呕哕，心下悸动，胸膈有滞水，往往头眩，**茯苓半夏汤**方

赤茯苓去黑皮。二两　半夏汤洗七遍，炒干[①]。三两　陈橘皮汤浸，去白，焙。一两

上三味，粗捣筛。每服五钱匕，水一盏半，入生姜一分，拍碎，同煎至七分，去滓温服，晚再服。

治伤寒吐后，心下逆满，松悸不定，起即头眩，**茯苓白术汤**方

赤茯苓去黑皮。一两　白术三分　桂去粗皮。三分　甘草炙，剉。半两　芎劳一两[②]

上五味，粗捣筛。每服三钱匕，水一盏，煎至六分，去滓温服。

治伤寒发汗后，引饮过多，心下悸动，**茯苓桂枝汤**方

赤茯苓去黑皮　桂去粗皮[③]　半夏汤洗七遍，炒干。各一两　甘草炙，剉。半两

上四味，粗捣筛。每服三钱匕，水一盏，入生姜半分，拍碎，同煎至七分，去滓温服。

治伤寒心下有饮，悸动不定，**桂心汤**方

桂去粗皮。一两　槟榔剉　半夏汤洗七遍，炒。各半两

上三味，㕮咀如麻豆大。每服四钱匕，水一盏半，入生姜五片，同煎至七分，去滓，食前温服；如人行三五里，再服。

伤寒痞满

论曰：伤寒病发于阴，而医误下之，邪气入里，胃中虚，客气上逆，心下满不痛，按之不坚，此为痞也，法宜泻心。唯表未解者，未可攻之，当先解表，然后攻痞。若表解而里未和，或泻

---

① 汤洗七遍炒干：日本抄本、文瑞楼本同，明抄本、乾隆本作"姜汁炒"。
② 芎劳一两：日本抄本、文瑞楼本同，明抄本、乾隆本作"芎劳　陈皮去白，炒。一两"。
③ 桂去粗皮：日本抄本、文瑞楼本同，明抄本、乾隆本作"桂枝"。

心而痞不解，其人口燥烦渴，皆随证处治。其眩冒而经脉动惕者，久则成痿。若表里俱虚之人，有气痞，阴阳气并竭，无阳则阴独，复加火针，因而致烦，面青黄肤膶者，难治。其脉微浮，而气上冲咽喉不能息者，非痞，有寒在胸中故也，治属吐法。

治伤寒心下痞，但满不痛者，**半夏泻心汤方**

半夏汤洗七遍，炒干。一两　黄芩去黑心。三分　黄连去须，炒。半两　干姜炮　人参各三分①　甘草炙，剉。半两

上六味，㕮咀如麻豆大。每服五钱匕，水一盏半，入枣三枚，擘破，同煎至八分，去滓，食后温服。

治伤寒大下之，复发汗，心下痞，恶寒者，表未解也，不可攻痞，当先解表，表解乃攻痞，解表宜桂枝汤，方见可汗门，攻痞宜**大黄黄连泻心汤方**

大黄酒洗。二两　黄连去须。一两

上二味，剉细。每服三钱匕，以麻沸汤一盏渍之，须臾绞去滓温服。一方有黄芩一两。

治伤寒心下痞，而复恶寒汗出者，**附子泻心汤方**

大黄剉，熬。二两　黄芩去黑心　黄连去须。各一两　附子一枚。炮裂，去皮脐，剉，煮取汁

上四味，除附子外，细剉。每服三钱匕，以麻沸汤一盏渍之，须臾绞取汁，入附子汁半合，温服。

治伤寒汗出解之后，胃中不和，心下痞硬，干噫食臭，胁下有水气，腹中雷鸣下利者，**泻心汤方**

人参　甘草炙。各三两②　干姜炮　黄连去须。各一两　黄芩去黑心。二③两　半夏汤洗七遍④。二两半

上六味，细剉如麻豆大。每服四钱匕，水一盏半，入大枣二

---

① 各三分：日本抄本、文瑞楼本同，明抄本、乾隆本作"二两"。
② 两：乾隆本、日本抄本、文瑞楼本同，明抄本作"分"。
③ 二：乾隆本、日本抄本、文瑞楼本同，明抄本作"一"。
④ 汤洗七遍：日本抄本、文瑞楼本同，明抄本、乾隆本作"姜汁炒"。

枚，擘破，生姜半分，切，同煎至七分，去滓温服①。

治伤寒中风，医反下之，其人下利日数十行，谷不化，腹中雷鸣，心下痞硬而满，干呕，心烦不得安。医见心下痞，谓病不尽，复②下之，其痞益甚。此非结热，但以胃中虚，客气上逆，故使硬也，**甘草泻心汤方**

甘草炙。四两　黄芩去黑心　干姜炮。各三两　半夏汤洗七遍。二两半　黄连去须。一两

上五味，细剉如麻豆大。每服四钱匕，水一盏半，入大枣二枚，擘破，煎至七分，去滓温服，日三。

治伤寒发汗若吐若下，解后，心下痞硬，噫气不除者，**旋覆代赭汤**方

旋覆花三两　代赭煅，醋淬。一两　人参　半夏汤洗七遍。各二两　甘草炙。三③两

上五味，细剉。每服四钱匕，水一盏半，入生姜半分，切，大枣二④枚，擘破，同煎至七分，去滓温服，日三。

治伤寒后气结不散，胸中痞满，欲成结胸，**大腹散⑤**方

大腹皮并子剉　前胡去芦头　木通剉　赤茯苓去黑皮。各一两　枳实剉，麸炒。一两半　半夏汤洗七遍，炒。三分　桂去粗皮。半两

上七味，咬咀如麻豆大。每服五钱匕，用水一盏半，入生姜一分，拍碎，同煎至七分，去滓，食后温服。

治伤寒胸中痞满，心腹气滞，不思饮食，**苏橘汤方**

紫苏茎⑥剉。一两　陈橘皮汤浸，去白，焙。二两　赤茯苓去黑皮。一两半　大腹皮剉　旋覆花各一两　半夏汤洗七遍，焙。半两

---

① 服：日本抄本、文瑞楼本同，明抄本、乾隆本此后有"晚再服"。
② 复：原作"得"，日本抄本、文瑞楼本同，文义不顺，据明抄本、乾隆本及《伤寒论·辨太阳病脉证并治下第七》改。
③ 三：日本抄本、文瑞楼本同，明抄本、乾隆本作"二"。
④ 二：明抄本、乾隆本、文瑞楼本同，日本抄本作"三"。
⑤ 大腹散：日本抄本、文瑞楼本同，明抄本、乾隆本作"大腹皮汤"。
⑥ 紫苏茎：日本抄本、文瑞楼本同，明抄本、乾隆本作"紫苏叶"。

上六味，哎咀如麻豆大。每服五钱匕，水一盏半，入生姜一分，拍碎，枣三枚，擘破，同煎至七分，去滓温服。

治伤寒胸中痞满，心腹冷痛，**陈橘皮汤**方

陈橘皮汤浸，去白，焙。一两　桂去粗皮。半两　半夏汤洗七遍，炒干。三分　吴茱萸汤洗，焙，炒。一分

上四味，哎咀如麻豆大。每服五钱匕，水一盏半，入生姜一分，拍碎，同煎至七分，去滓温服。

治伤寒痞满呕哕，心下悸，不能食，**半夏汤**方

半夏汤洗七遍，炒令干　陈橘皮汤浸，去白，焙　白术各三分　枳壳去瓤，麸炒。半两

上四味，粗捣筛。每服五钱匕，水一盏半，入生姜一分，拍碎，同煎至七分，去滓温服。

治伤寒痞气，胸满欲死，按之不痛，**枳壳汤**方

枳壳去瓤，麸炒　桔梗炒。各一两

上二味，细剉如麻豆。每服五钱匕，以水一盏半，煎减半，去滓温服，当愈。若未愈，宜服后方加减理中丸。

治伤寒胸满痞气，曾服大小陷胸汤及泻心汤不差者，此是下后虚逆，气道不理，邪毒上攻，真邪相薄[①]，结于胸中也，宜**加减理中丸**方

人参　白术生，剉　甘草炙。各二两　干姜炮。一两半　枳实十六个。去瓤，麸炒　白茯苓去黑皮。二两

上六味，捣罗为末，炼蜜和丸如弹子大，每以熟水或生姜汤化下一丸，连四五服。渴者，更加栝楼二两；下者，加牡蛎[②]二两。

治伤寒结胸，心下痞硬不通，**太一**[③]**丹**方

禹余粮醋淬　玄精石　金星石　银星石　阳起石　紫石

---

① 薄：通"搏"。朱骏声《说文通训定声·豫部》："薄，假借为博。"《淮南子·兵略》："击之若雷，薄之若风。"
② 牡蛎：日本抄本、文瑞楼本同，明抄本、乾隆本作"牡蛎粉"。
③ 太一：日本抄本、文瑞楼本同，明抄本、乾隆本作"太乙"。义皆通。

英　白石英　甘锅石　磁石煅，醋淬七遍　礞石　消石　硫黄各一两。研　丹砂　乳香　腻粉各半两。研　阿魏二钱^① 巴豆去皮生用 杏仁汤浸，去皮尖、双仁。各七十粒

上一十八味，捣研，细罗为末，糯米饭和丸如弹丸大。每服一丸，麸炭火上烧存性，入腻粉一钱匕，蜜水化下。吐泻脚转筋，伏阴厥逆，生姜蜜水化下。

治伤寒心下痞满，小便不利，**茯苓汤**方

茯苓去黑皮　白芍药　瞿麦穗各一两　白术半两

上四味，粗捣筛。每服五钱匕，水一盏半，入葱白五寸，生姜一分，拍碎，同煎至七分，去滓，食前温服。

治伤寒痞满，滞气不散，似物噎塞，**茯苓汤**方

赤茯苓去黑皮　枳实细剉，麸炒　桂去粗皮　桑根白皮剉　人参　大腹皮并子。各三分　陈橘皮汤浸，去白，焙^②　甘草炙，剉　木香各半两

上九味，粗捣筛。每服五钱匕，水一盏半，入生姜半分，拍碎，同煎至七分，去滓温服。

治伤寒痞满，心腹妨闷，不能食，**消痞汤**方

陈橘皮汤浸，去白，焙　厚朴去粗皮，生姜汁炙　白术　槟榔剉。各二^③两　半夏汤洗七遍，炒令干　人参各一两

上六味，粗捣筛。每服五钱匕，水一盏半，入生姜一分，拍碎，同煎至七分，去滓温服。

治伤寒心中痞满，结气不散，**茯苓前胡汤**方

赤茯苓去黑心。一两　前胡去芦头。三分^④　枳实剉，麸炒　木香　杏仁汤浸，去皮尖、双仁，炒。各半两　甘草炙。一分

上六味，粗捣筛。每服三钱匕，水一盏，入生姜半分，拍碎，同煎至六分，去滓温服。

---

① 钱：乾隆本、日本抄本、文瑞楼本同，明抄本作"分"。
② 焙：日本抄本、文瑞楼本同，明抄本、乾隆本作"炒"。
③ 各二：日本抄本、文瑞楼本同，明抄本、乾隆本作"三"。
④ 三分：日本抄本、文瑞楼本同，明抄本、乾隆本作"一两"。

治伤寒四五^①日大下后，心中痞满，气息喘逆欲绝，**异效丸方**

人参　白术　甘草炙，剉　栝楼　枳壳去瓤，麸炒　赤茯苓去黑皮　木香　陈橘皮汤浸，去白，焙。各半两　干姜炮。三分

上九味，捣罗为末，炼蜜和，更捣三五百杵，丸如梧桐子大。每服空心米饮下二十丸，晚再服，加至三十丸。

治伤寒虚痞，气逆呕吐，**沉香汤方**

沉香剉。一两　青橘皮　陈橘皮并汤浸，去白，焙^②　胡椒　蘹香子炒　楝实剉，炒　荜澄茄炒。各半两

上七味，粗捣筛。每服二^③钱匕，水半盏，酒半盏，入葱白一握，同煎至半盏，去滓热服。

治伤寒发汗后，胃气不和，心下结痞，噫气食臭，胁下气满，虚鸣下利，**豆蔻汤方**

草豆蔻去皮　陈橘皮汤浸，去白，焙。各一两　枳壳去瓤，麸炒。半两　半夏汤洗七遍，炒。三分　干姜炮　甘草炙，剉　人参各三分

上七味，粗捣筛。每服五钱匕，水一盏半，入生姜半分，拍碎，枣三枚，擘破，同煎至七分，去滓温服。

伤寒心腹胀满

论曰：伤寒心腹胀满者，以脏气不调，邪气入乘，正邪相搏，故令人心腹胀闷而满。然脏有虚实，邪有冷热，若吐下已后病不除，内外有热，心腹胀满而痛者，此为实也。若其人素有冷癖，因病发热，服冷药及饮水过度，水结心下，动于痼滞，心腹胀满者，此为虚也。

治伤寒心腹胀满，**厚朴生姜半夏甘草人参汤方**

---

① 四五：日本抄本、文瑞楼本同，明抄本、乾隆本作"五六"。

② 青橘皮……焙：此12字文瑞楼本同，明抄本、乾隆本作"青皮去白，炒　陈皮去白，炒"，日本抄本作"青橘皮汤浸，去白，炒"。

③ 二：日本抄本、文瑞楼本同，明抄本、乾隆本作"三"。

厚朴去粗皮，炙① 生姜各半斤 半夏汤洗去滑。二两半② 甘草炙 人参各一两

上五味，剉如麻豆大。每服五钱匕，以水一盏半，煎取八分，去滓温服，日三服③。

治伤寒冷热不和，心腹痞满，时发疼痛，顺气消痞，**桔梗半夏汤**方

桔梗剉，炒 半夏姜汁制，切，焙④ 陈橘皮汤浸，去白，焙⑤。各一两⑥

上三味，粗捣筛。每服四钱匕，水一盏，生姜三片，同煎至七分，去滓⑦热服。

治伤寒汗后，腹胁胀满，食少呕逆，**厚朴汤**方

厚朴去粗皮，生姜汁炙令紫。三分 桂去粗皮 诃黎勒炮，去核⑧ 人参 陈橘皮汤浸，去白，焙 赤茯苓去黑皮 丁香各半两 甘草炙，剉。一分

上八味，粗捣筛。每服三⑨钱匕，水一盏，入生姜半分，拍碎，枣二枚，擘破，同煎至六分，去滓，食前温服。

治伤寒下后，心烦腹满，卧起不安，**栀子厚朴汤**方

栀子仁四枚。去皮 厚朴去粗皮，生姜汁炙。一两 枳实一枚。去瓤，麸炒

上三味，剉如麻豆大。以水一盏半，煎至八分，去滓温服。得吐，止后服。

---

① 厚朴去粗皮炙：日本抄本、文瑞楼本同，明抄本、乾隆本作"厚朴姜汁炒。五钱"。
② 二两半：日本抄本、文瑞楼本同，明抄本、乾隆本作"一两半"。
③ 日三服：日本抄本、文瑞楼本同，明抄本、乾隆本作"晚再服"。
④ 姜汁制切焙：日本抄本、文瑞楼本同，明抄本、乾隆本作"洗泡，姜汁炒"。
⑤ 焙：日本抄本、文瑞楼本同，明抄本、乾隆本作"炒"。
⑥ 各一两：日本抄本、文瑞楼本同，明抄本、乾隆本作"五钱"。
⑦ 滓：日本抄本、文瑞楼本同，明抄本、乾隆本此后有"空心，稍"。
⑧ 核：日本抄本、文瑞楼本同，明抄本、乾隆本此后有"取皮"。
⑨ 三：日本抄本、文瑞楼本同，明抄本、乾隆本作"五"。

治伤寒因下后脾胃虚冷，腹胁胀满，**附子汤**方

附子一两①。炮裂，去皮脐　赤茯苓　赤芍药　人参去芦头　白术　桂心各半两

上六味，捣筛为散。每服五钱匕，水一大盏，入生姜半分，枣三枚，煎至五分，去滓，不计时候温服。

治伤寒咳嗽，胸膈不利，四肢烦疼，壮热头痛，**细辛散**方

细辛　麻黄各一两。去根节　葛根三分。剉　荆芥　白术②　赤芍药各一两　紫菀三分。洗去土、苗　桔梗去芦头　桂心各一两　甘草炙微黄，剉　五味子③各半两

上一十一味，捣筛为散。每服三钱匕，水一大盏，生姜半分，枣三枚，煎至六分，去滓，不计时候温服。

治伤寒咳嗽，胸膈壅闷，心神烦躁，**桔梗甘草汤**方

桔梗炒　甘草炙，剉　半夏汤洗去滑，焙。各三分④　旋覆花　大腹皮剉　枳壳⑤去瓤，麸炒　赤茯苓去黑皮。各半两　芍药三分　前胡去芦头。一两

上九味，粗捣筛。每服五钱匕，用水一盏半，入生姜半分，拍碎，同煎至八分，去滓，食前温服。

治伤寒后中冷，卒心腹胀满，不下食，**茯苓汤**方

赤茯苓去黑皮　桔梗炒　陈橘皮汤浸，去白，焙干⑥。各一两　人参半两　高良姜一两　槟榔煨，剉。三分

上六味，粗捣筛。每服三⑦钱匕，用水一盏，入生姜半分，拍碎，同煎至半盏，去滓，食前温服。

治伤寒后脾气未顺，腹胁胀满，**厚朴饮**⑧方

① 两：日本抄本、文瑞楼本同，明抄本、乾隆本作"枚"。
② 白术：日本抄本、文瑞楼本同，明抄本、乾隆本此后有"陈土炒"。
③ 五味子：日本抄本、文瑞楼本同，明抄本、乾隆本此后有"炒"。
④ 汤洗去滑焙各三分：日本抄本、文瑞楼本同，明抄本、乾隆本作"姜炒。三两"。
⑤ 枳壳：日本抄本、文瑞楼本剂量同，明抄本、乾隆本作"三分"。
⑥ 焙干：日本抄本、文瑞楼本同，明抄本、乾隆本作"炒"。
⑦ 三：明抄本、乾隆本、文瑞楼本同，日本抄本作"五"。
⑧ 饮：明抄本、乾隆本、文瑞楼本同，日本抄本作"汤"。

厚朴去粗皮，生姜汁炙令透① 人参 芍药 枳壳去瓤，麸炒。各一两 甘草炙，剉。半两 槟榔煨，剉。三分

上六味，粗捣筛。每服三钱匕，水一盏，入生姜半分，拍碎，同煎至半盏，去滓，食前温服。

治伤寒后腹痛兼两胁胀满，**厚朴汤方**

厚朴去粗皮，生姜汁炙。一两 当归切，焙 木香 枳壳去瓤，麸炒 大腹皮炒。各半两

上五味，粗捣筛。每服三钱匕，水一盏，入生姜半分，拍碎，同煎至半盏，去滓，食前温服②。

治伤寒后冷气内积，腹中胀痛，**木香饮方**

木香 枳壳去瓤，麸炒 柴胡去苗 当归切，焙。各三分 干姜炮。半两

上五味，粗捣筛。每服三钱匕，水一盏，入生姜半分，拍碎，同煎至半盏，去滓，食前温服。

治伤寒汗后心腹及脐下满胀，**茯苓汤**方

赤茯苓去黑皮。一两 木香 桂去粗皮 木通剉。各半两 甘草炙，剉。一分

上五味，粗捣筛。每服三钱匕，水一盏，煎至半盏，去滓，食前温服。

治伤寒后心腹气滞胀满，不能饮③食，**枳壳汤方**

枳壳去瓤，麸炒。一两半 厚朴去粗皮，生姜汁炙 白术④ 人参 赤茯苓去黑皮。各一两

上五味，粗捣筛。每服三钱匕，水一盏，入生姜半分，拍碎，同煎至半盏，去滓，食前温服。

治伤寒后气未和，心腹胀满，不能饮食，**厚朴茯苓汤**方

厚朴去粗皮，生姜汁炙 赤茯苓去黑皮。各一两半 陈橘皮汤

---

① 炙令透：日本抄本、文瑞楼本同，明抄本、乾隆本作"炒"。
② 服：日本抄本、文瑞楼本同，明抄本、乾隆本此后有"晚又服"。
③ 能饮：日本抄本、文瑞楼本同，明抄本、乾隆本作"下"。
④ 白术：日本抄本、文瑞楼本同，明抄本、乾隆本此后有"陈土炒"。

浸，去白，焙干　人参各一两　甘草炙，剉。半两

上五味，粗捣筛。每服三钱匕，水一盏，入生姜半分，拍碎，同煎取半盏，去滓，食前温服。

治伤寒发汗不解，腹满痛，不大便者，急下之，宜**大承气汤方**

大黄酒洗。一分　厚朴去粗皮，生姜汁炙。半两　枳实二枚。去瓤，麸炒　芒消研。一分

上四味，先将三味剉如麻豆大。每服三钱匕，水一盏，煎至七分，去滓，下芒消末半钱，再煎三两沸，放温服，以利为度。

治伤寒吐后腹①胀满者，与**调胃承气汤方**

甘草炙。一分　大黄去粗皮，酒洗，炒。半两　芒消研。四钱

上三味，先剉前二味如麻豆大。每服三钱匕，以水一盏，煎取七分，去滓，下芒消末一钱，再煎二三沸，温顿服之②。

治伤寒后烦热，大便不利，心腹胀满，**黄芩汤方**

黄芩去黑心。一两　黄连去须　大黄剉，炒③　芒消研　甘草炙，剉　厚朴去粗皮，生姜汁炙。各三分　枳壳去瓤，麸炒　土瓜根各半两　赤茯苓去黑皮。一两

上九味，粗捣筛。每服三钱匕，水一盏，煎至半盏，去滓，食前温服。

治伤寒发汗后，邪热不除，腹胁胀痛，**柴胡芍药汤方**

柴胡去苗　芍药　黄芩去黑心。各三分　半夏汤洗去滑，炒干④　大腹皮　枳壳去瓤，麸炒。各半两　槟榔剉。一两⑤

上七味，粗捣筛。每服三钱匕，水一盏，入生姜半分，拍碎，同煎至半盏，去滓温服。

治伤寒后心腹胀痛，**桃仁汤方**

---

① 腹：日本抄本、文瑞楼本同，明抄本、乾隆本作"心腹"。
② 之：日本抄本、文瑞楼本同，明抄本、乾隆本此后有"以利为之"。
③ 炒：日本抄本、文瑞楼本同，明抄本、乾隆本作"酒微炒"。
④ 汤洗去滑炒干：日本抄本、文瑞楼本同，明抄本、乾隆本作"姜汁炒"。
⑤ 两：日本抄本、文瑞楼本同，明抄本、乾隆本作"分"。

桃仁汤浸，去皮尖、双仁，炒令黄　陈曲炒　大麦蘖炒　桑耳各一分　白术　桂去粗皮。各一分①

上六味，粗捣筛。每服三钱匕，水一盏，煎至半盏，去滓，食前温服。

---

① 分：文瑞楼本同，明抄本、乾隆本、日本抄本作"两"。

卷第二十六

伤寒门

伤寒霍乱　伤寒小便不通　伤寒大便不通　伤寒下痢

伤寒门

伤寒霍乱

论曰：呕吐而利，病名霍乱。此由邪气在中焦，使阴阳二气不能升降，则心腹绞①痛而作吐利也。其候先心痛则先吐，先腹痛则先利，心腹俱痛，则吐利并作。古人以其病迅暴，挥霍之间，便致撩乱，故谓之霍乱。伤寒霍乱，亦由中焦阴阳不和所致，故其状有热而渴者，有寒而不渴者，有发热恶寒、汗出厥逆者，有病势已而身体疼痛不休者，治之亦不可概以一法。

治伤寒后霍乱吐利，寒多不喜饮水，**理中丸方**

人参　干姜②炮裂　甘草炙，剉　白术各三两

上四味，捣罗为末，炼蜜丸如鸡子黄③大。每服一丸，沸汤化破温服，日三夜二；腹中未热，加至三四丸。

治伤寒霍乱，头痛发热，多欲饮水，**五苓散方**

猪苓去黑皮　白术各三分　泽泻　赤茯苓去黑皮。各一两　桂去粗皮。半两

上五味，捣罗为散。每服二钱匕，温水④调下，日再。

治伤寒后霍乱，心烦干呕，**芦参汤方**

芦根剉。二两　人参　麦门冬去心，焙　赤茯苓去黑皮。各一

---

① 绞：原作"鼓"，文瑞楼本同，文义不顺，据明抄本、乾隆本、日本抄本改。
② 干姜：日本抄本、文瑞楼本同，明抄本、乾隆本此药排在药物组成的最后，剂量作"二两"，白术无"各三两"。
③ 鸡子黄：日本抄本、文瑞楼本同，明抄本、乾隆本作"弹子"。
④ 水：日本抄本、文瑞楼本同，明抄本、乾隆本此后有"空心"。

两　枇杷叶拭去毛，炙。一分

上五味，粗捣筛。每服五钱匕，水一盏半，薤白三寸，煎至一盏，去滓温服，日三。

治伤寒后霍乱，心膈不利，**朴姜汤**方

厚朴去粗皮，生姜汁炙　高良姜炒　陈橘皮去白，炒　人参各三分　草豆蔻去皮。半两

上五味，粗捣筛。每服三[①]钱匕，水一盏，生姜三片，枣一枚，擘破，煎至七分，去滓温服，日三。

治伤寒后霍乱，吐利不止，吃食不消，心腹胀闷，**人参汤**方

人参　厚朴去粗皮，生姜汁炙　干木瓜各一两　高良姜炒　木香　白茯苓去黑皮　芍药　白豆蔻去皮[②]　桂去粗皮　白术　陈橘皮去白，炒。各半两

上一十一味，粗捣筛。每服三钱匕，水一盏，煎至七分，去滓[③]温服，日三。

治伤寒后霍乱转筋，呕吐不止，闷绝，**藿香汤**方

藿香叶　当归切，焙　附子炮裂，去皮脐　人参　桂去粗皮　木瓜各一两

上六味，剉如麻豆。每服三钱匕，水一盏，生姜三片，煎至七分，去滓温服，不拘时。

治伤寒后霍乱吐泻不止及脚转筋，**豆蔻汤**方

肉豆蔻仁　高良姜炒　枇杷叶拭去毛，炙。各半两　厚朴去粗皮，生姜汁炙，剉　桂去粗皮。各一两　吴茱萸汤洗，焙干，炒。一分

上六味，粗捣筛。每服三钱匕，水一盏，枣一枚，擘，煎至七分，去滓温服，日三。

治伤寒霍乱转筋，风寒客于胃腑，吐利不止，心腹气胀[④]，不

---

① 三：日本抄本、文瑞楼本同，明抄本、乾隆本作“五”。
② 去皮：文瑞楼本同，明抄本、乾隆本作“煨”，日本抄本作“去粗皮”。
③ 滓：日本抄本、文瑞楼本同，明抄本、乾隆本此后有“空心”。
④ 胀：日本抄本、文瑞楼本同，明抄本、乾隆本此后有“妨闷”。

思饮食，**厚朴汤方**

厚朴去粗皮，生姜汁炙，剉　干木瓜各一两　高良姜炒　香薷叶^①　陈橘皮去白，炒　紫苏茎叶各半两

上六味，粗捣筛。每服三钱匕，水一盏，入生姜三片，盐少许，煎至七分，去滓温服，不拘时。

治伤寒后霍乱吐利，腹胀转筋，手足冷，饮食不消，**吴茱萸汤方**

吴茱萸一分。汤洗，焙干，炒　厚朴去粗皮，生姜汁炙，剉。一两　人参三分　干木瓜　藿香叶　甘草炙，剉　桂去粗皮　丁香炒。各半两

上八味，粗捣筛。每服三钱匕，水一盏，入生姜三片，煎至七分，去滓温服，日三。

治伤寒后霍乱吐利，脚转筋，**白术汤方**

白术　陈橘皮汤浸，去白，炒。各一两　干木瓜二两

上三味，粗捣筛。每服三钱匕，水一盏，入生姜三片，煎至七分，去滓温服，日再。

治伤寒霍乱，呕吐不止，手足厥逆，**姜附丸方**

干姜炮。半两　附子炮裂，去皮脐。二^②两　厚朴去粗皮，生姜汁炙，剉。一两

上三味，捣罗为末，醋煮面糊丸如梧桐子大。每服三十丸，食前米饮下。

治伤寒霍乱后身体疼痛不休，**桂枝汤方**

桂去粗皮^③　芍药各三分　甘草炙，剉。半两

上三味，粗捣筛。每服五钱匕，水一盏半，入生姜一枣大，拍碎，枣二枚，去核，同煎至一盏，去滓温服，不拘时，以微汗为度；未汗更服，仍作生姜稀粥投之，以助药力。

治伤寒霍乱吐利，脉微欲绝，或恶寒，四肢厥逆，小便复利，

①　香薷叶：日本抄本、文瑞楼本同，明抄本、乾隆本作"香薷"。
②　二：文瑞楼本同，明抄本、乾隆本无，日本抄本作"三"。
③　桂去粗皮：日本抄本、文瑞楼本同，明抄本、乾隆本作"桂枝"。

或吐利已定，汗出而厥，四肢不解，**通脉四逆汤**方

甘草炙。二两　附子炮裂，去皮脐。二枚　干姜炮。三两

上三味，剉如麻豆。每服五钱匕，水一盏半，煎至八^①分，去滓温服，脉出即愈。面色赤者，加葱白二茎同煎；腹痛，去葱白，加芍药二两；呕，加生姜一分，切，同煎；咽痛，去芍药，加桔梗并人参二两。以吐利止、手足温为度。

伤寒小便不通

论曰：伤寒小便不通者，或因发汗过多，津液虚少，胃中干燥，或小肠有伏热，气道不宣，皆令小便不通也。方论云，胃中干则无小便，慎不可利，盖言汗后亡津液也。若下焦有热而小便不利，又当随证利之。

治伤寒后下焦热，小便不通，**茯苓木通汤**方

赤茯苓去黑皮　木通剉　车前子叶^②　滑石各二两

上四味，粗捣筛。每服五钱匕，水一盏半，煎至八分，去滓，空心温服。

治伤寒脉浮发热，渴欲饮水，小便不利者，**猪苓汤**方

猪苓去黑皮　赤茯苓去黑皮　泽泻　滑石碎

上四味，等分，㕮咀如麻豆大。每服五钱匕，水一盏半，煎至八分，去滓，入阿胶末一钱匕，温服^③，日三。

治伤寒后小便赤涩，**瞿麦汤**方

瞿麦一两。用穗　甘草炙，剉　冬葵子　滑石各二两　石韦去毛。一两

上五味，粗捣筛。每服五钱匕，水一盏半，煎至八分，去滓，食前温服。

治伤寒发汗后小便不利，微热消渴者，**五苓散**方

---

① 八：明抄本、乾隆本、文瑞楼本同，日本抄本作"七"。

② 车前子叶：日本抄本、文瑞楼本同，明抄本、乾隆本此药在滑石后，剂量作"一两"，滑石无"各二两"。

③ 温服：日本抄本、文瑞楼本同，明抄本、乾隆本作"温再沸服"。

猪苓去黑皮　白术　赤茯苓去黑皮。各三分①　桂去粗皮。半两　泽泻一两一分②

上五味，捣罗为散。每服三钱匕，熟水调下。

治伤寒小便不通，腹胀，**车前子汤**方

车前子三两

上一味，粗捣筛。每服五钱匕，水一盏半，煎至八分，去滓③温服④。

治伤寒小肠有伏热，状如热淋碜痛，**滑石汤**方

滑石碎⑤　冬葵子　榆白皮剉

上三味，等分，粗捣筛。每服四钱匕，水一盏半，煎至八分，去滓，食前温服。

治伤寒小便赤涩不通，**葵子汤**方

冬葵子　滑石⑥各二两　朴消　赤茯苓去黑皮　木通剉。各一两　茅根⑦剉　石韦去毛。各一两半

上七味，粗捣筛。每服三钱匕，水一盏，煎至七分，去滓，食前温服。

治伤寒小肠不通，便如血淋，**血余散**方

乱发灰二钱匕　大麻根切。一两

上二味，先将麻根以水一盏，煎至半盏，去滓，下乱发灰，搅匀，食前温服。

治伤寒小便赤涩似淋，膀胱风热，**桑白皮汤**方

桑根白皮剉　冬葵子　滑石各一两　甘草炙，剉。半两　朴消一两半　青橘皮去白，切，炒。一分

---

①　白术……各三分：此11字日本抄本、文瑞楼本同，明抄本、乾隆本作"赤茯苓去黑皮 白术一两"。

②　一两一分：日本抄本、文瑞楼本同，明抄本、乾隆本作"一两"。

③　滓：日本抄本、文瑞楼本同，明抄本、乾隆本此后有"空心"。

④　服：日本抄本、文瑞楼本同，明抄本、乾隆本此后有"以利为度"。

⑤　碎：日本抄本、文瑞楼本同，明抄本、乾隆本作"飞过"。

⑥　滑石：日本抄本、文瑞楼本同，明抄本、乾隆本此后有"飞"。

⑦　茅根：日本抄本、文瑞楼本同，明抄本、乾隆本此后有"二两"。

上六味，粗捣筛。每服五钱匕，水一盏半，葱白五寸，切，煎至八分，去滓，食前温服。

治伤寒小腹急痛，小便不利，**鸡苏汤**方

鸡苏一握　木通剉　石韦去毛　冬葵子　杏仁汤浸，去皮尖、双仁，炒　滑石捣碎。各一两　生干地黄焙。二两

上七味，粗捣筛。每服五钱匕，水一盏半，煎至八分，去滓，食前温服。

治伤寒后小便不通，脐腹痛，气胀攻上喘促，**枳壳汤**方

枳壳去瓤，麸炒　滑石　大腹皮剉。各半两　甘草炙，剉　青橘皮去白，切，炒　络石根　紫苏茎叶　朴消　麦门冬去心，焙　冬葵子各三分　前胡去芦头　赤芍药各一两[①]

上一十二味，粗捣筛。每服三钱匕，水一盏，葱白三寸，切，煎至六分，去滓，食前温服。

治伤寒热盛，小便不利，**滑石散**方

滑石二钱。捣罗为末[②]　葶苈子半合。纸上炒

上二味，先将葶苈用水一盏，煎至半盏，去滓，下滑石末调匀，食前顿服。

治伤寒壮热，肢节疼痛，大小便涩[③]，**柴胡散**方

柴胡去苗　黄芩去黑心　栝楼根　山栀子仁各一两　大黄剉，醋炒　芒消各一两半　木香　白鲜皮各三分　茵陈蒿半两

上九味，捣罗为细散。每服二钱匕，食前新汲水调下。

治伤寒小便出血，**竹茹汤**方

青竹茹　木通剉。各一两　甘草炙，剉。一分　连翘　芦根剉　蒲黄各半两

上六味，粗捣筛。每服五钱匕，水一盏半，入灯心少许，生姜一枣大，拍碎，煎至八分，去滓，食前温服。

---

① 一两：日本抄本、文瑞楼本同，明抄本、乾隆本作"五钱"。

② 捣罗为末：日本抄本、文瑞楼本同，明抄本、乾隆本作"飞"。

③ 涩：原在柴胡后，文义不通，据明抄本、乾隆本、日本抄本、文瑞楼本乙转。

治伤寒呕而发热，胸胁满，心下怔忪，小便不利，**小柴胡去黄芩加茯苓汤方**

柴胡去苗。二两　赤茯苓去黑皮。一两　人参　甘草炙。各三①分　半夏六钱。汤洗七遍

上五味，㕮咀如麻豆大。每服五钱匕，水一盏半，生姜一枣大，拍碎，枣二枚，擘破，煎至八分，去滓温服，日三。

治伤寒熻熻发热，头项强痛，小便不利，**桂枝去桂加茯苓白术汤方**

芍药　赤茯苓去黑皮　白术各一两半　甘草炙。一两

上四味，㕮咀如麻豆大。每服五钱匕，水一盏半，生姜一枣大，拍碎，枣二枚，擘破，煎至八分，去滓温服。

治伤寒少阴证，小便不利②，**四逆加茯苓散方**

甘草炙　枳实去瓤，麸炒　柴胡去苗　芍药各一两　赤茯苓去黑皮。半两

上五味，捣罗为细散。每服二钱匕，米饮调下，日三。

治伤寒时行，少③腹胀满，小便不通，**滑石汤方**

滑石二两　葶苈子微炒　防己各一两　木香半两

上四味，粗捣筛。每服三钱匕，用水一盏，煎至三分，去滓，空心温服，日晚再服。

治伤寒发汗后，腹下气满，小便不利，**茯苓汤方**

赤茯苓去黑皮。二两　桂去粗皮　甘草炙。各一两

上三味，㕮咀如麻豆。每服五钱匕，水一盏半，入大枣二枚，擘，煎至八分，去滓温服，日三。

伤寒大便不通

论曰：伤寒大便不通者，胃腑实也。盖因太阳病，若发汗若下若利小便，亡其津液，胃中干燥，因转属阳明，不更衣，内实，

---

① 三：乾隆本、文瑞楼本同，明抄本脱，日本抄本作"一"。
② 利：乾隆本、日本抄本、文瑞楼本同，明抄本此后有"四逆"。
③ 少：日本抄本、文瑞楼本同，明抄本、乾隆本作"小"。

大便难，此阳明证也，当下之。然有阳明证不可下者，当问其小便日几行。若本小便日三四行，今日再行，故知大便不久出。为小便数少，津液当还胃中，故知不久必大便也。如此则伤寒呕多，虽有阳明证，其不可下明矣。大凡胃中有燥粪，法当以汤水和之，汤入腹中，转失气者，此所谓有结燥，下之无害。若不转失气者，此但初硬后必溏，不可下，下之则胀满不能食也。

治阳明病潮热，若不大便六七日，恐有燥屎。欲知之法，少与小承气汤。汤入腹中转失气者，此有燥屎也，乃可攻之。若不转失气者，此但初头硬，后必溏，不可攻，攻之必腹胀不能食也。欲饮水者，与水则哕。其后发热者，必大便硬而少也，以**小承气汤和之方**

大黄酒洗。四两　厚朴去粗皮，炙。二两　枳实三枚。麸炒

上三味，细剉如麻豆大。每服五钱匕，水一盏半，煎至七分，去滓温服，当更衣；不尔者，再服。更衣者勿服。服后若不转失气者，慎不可攻也。

治伤寒不大便五六日，绕脐痛，烦燥，发作有时，此有燥屎，宜**大承气汤方**

大黄酒洗。四两　厚朴去粗皮，炙。半斤　枳实五枚。麸炒

上三味，细剉如麻豆大。每服五钱匕，水一盏半，煎至八分，去滓，入芒消末一钱匕，再煎一两[1]沸，温服。仲景又云：少阴病六七日不大便者，宜大承气汤。

治伤寒五六日大便不通，壮热头疼，谵语，肠中有结燥，**厚朴汤方**

厚朴去粗皮，姜汁炙。一两　柴胡去苗　大黄剉，炒。各一两半　朴消二两　枳实去瓤，麸炒。三分

上五味，粗捣筛。每服五钱匕，水一盏半，入生姜一枣大，拍碎，煎至七分，去滓，空心温服，良久再服，以通为度；未通，再服。

---

[1]　一两：日本抄本、文瑞楼本同，明抄本、乾隆本作"数"。

治伤寒大便不通，呕吐，**厚朴半夏汤方**

厚朴去粗皮，生姜汁炙，剉 半夏汤洗七遍，焙。各一两 枳壳去瓤，麸炒。半两 大黄剉①。二两

上四味，粗捣筛。每服五钱匕，水一盏半，生姜一枣大，拍碎，煎至八分，去滓，空心温服；如人行五里②，再服。

治伤寒五六日大便不通，气喘，**桑白皮汤方**

桑根白皮剉。一两 大腹皮剉。半两 枳实去瓤，麸炒 大黄剉，炒。各二两

上四味，粗捣筛。每服三钱匕，水一盏，入生姜一枣大，拍碎，煎至六分，去滓，下朴消末半钱匕，空心温服；未通，再服，以通为度。

治伤寒热气未解，恶寒头痛壮热，四五日大便不通，**柴胡黄芩汤方**

柴胡去苗 黄芩去黑心 土瓜根 白鲜皮各一两 木香 茵陈蒿各一两一分③ 山栀子仁三分④ 大黄细剉，醋炒。一两半

上八味，粗捣筛。每服三钱匕，水一盏，煎至六分，去滓，下朴消末半钱匕，空心温服，如人行五里再服；未通，以葱豉粥投之。

治伤寒伏热在肠胃，大便不通，**槟榔散方**

槟榔剉。二两 木香 枳壳去瓤，麸炒 陈橘皮汤浸，去白，炒。各一两 白术 大戟剉，炒。各半两 杏仁汤浸，去皮尖，炒 干姜炮。各三⑤分

上八味，捣罗为细散。每服一⑥钱匕，煎生姜汤调下，不拘时。

治伤寒跌阳脉浮而涩，浮则胃气强，涩则小便数，浮涩相搏，

---

① 剉：日本抄本、文瑞楼本同，明抄本、乾隆本作"炒"。

② 如人行五里：日本抄本、文瑞楼本同，明抄本、乾隆本作"片时"。

③ 一两一分：日本抄本、文瑞楼本同，明抄本、乾隆本作"一两"。

④ 三分：日本抄本、文瑞楼本同，明抄本、乾隆本作"五钱"。

⑤ 三：明抄本、乾隆本、文瑞楼本同，日本抄本作"二"。

⑥ 一：日本抄本、文瑞楼本同，明抄本、乾隆本作"二"。

则大便硬，其脾为约，**麻仁丸方**

麻子仁半升　芍药①二两　厚朴二寸半。去粗皮，姜汁炙透　枳实麸炒。一两三分　杏仁去皮尖、双仁，炒。二合半②　大黄③四两

上六味，为细末，炼蜜丸如梧桐子大。每服十丸，以饮下；未知渐加，以知为度，日三。

治伤寒大便不通，**郁李仁散方**

郁李仁去皮尖，炒，研　桃仁去皮尖、双仁，炒，研　大黄剉，炒　槟榔剉。各二两　芎䓖一两半　木香半两

上六味，捣罗四味为细散，入二味研者和匀。每服三钱匕，食前温汤调下，以通为度。

治伤寒后风气壅滞，胸膈聚痰，大便不通，**牵牛丸方**

牵牛子一半生，一半炒。二两　半夏汤洗七遍，炒干　木通剉。各一④两　桑根白皮剉。三分　青橘皮去白，剉，炒。半两

上五味，捣罗为末，炼蜜和捣三五百杵，丸如梧桐子大。每服二十丸，空心生姜汤下，临卧再服。

治伤寒大便五六日不通，**麻仁汤方**

麻子仁　黄芩去黑心　甘草炙，剉　栀子仁各半两　大黄剉，炒。一两

上五味，粗捣筛。每服五钱匕，水一盏半，煎至八分，去滓，下朴消末半钱匕，温服⑤；如人行五里，再服。

治伤寒⑥阳明证自汗，若发汗，小便自利者，此为津液内竭，虽硬不可攻之，当须自欲大便，宜**蜜煎导方**

蜜四两

---

① 芍药：日本抄本、文瑞楼本同，明抄本、乾隆本此后有"炒"。
② 二合半：日本抄本、文瑞楼本同，明抄本、乾隆本作"二合"。
③ 大黄：日本抄本、文瑞楼本同，明抄本、乾隆本此后有"炒"。
④ 一：日本抄本、文瑞楼本同，明抄本、乾隆本作"二"。
⑤ 温服：日本抄本、文瑞楼本同，明抄本、乾隆本此前有"温再沸服"。
⑥ 寒：日本抄本、文瑞楼本同，明抄本、乾隆本此后有"大便不通"。

上一味，内铜器中，微火^①煎，搅^②勿令焦^③，稍凝如饴状，可丸，即捻如指许^④，长二寸，乘热内下部中。若土瓜根及大猪胆汁，皆可为导。

治伤寒后大便秘涩，服药不通，**蜜胆导方**

白蜜三合　猪胆^⑤一枚　腻粉半分

上三味，先炼蜜一二十沸^⑥，次下猪胆汁，慢^⑦火煎成膏，入腻粉相和为丸，如枣核大，以薄绵裹，内下部中；未^⑧通，再用。

治伤寒后大便不通，并吃转泻药后，腹胁转胀不通利方

盐半斤

上一味，熬令色变，用醋浆水二斗，煎五七沸，下盐搅匀，泻入盆中，看冷暖得所，令病人盆中坐，淋浴少腹，须臾便通。

伤寒下痢

论曰：伤寒下痢，其种固多^⑨，然皆由表实里虚，寒热湿气乘虚客搏于肠胃之间，肠胃随其所伤而下。若寒则青白，热则黄赤；若寒热相杂，则赤白俱下；兼以湿毒，则又下脓血如鱼脑如烂肉也。其候不同，有下痢而脉虚者，有下痢而脉实者；有湿毒胜而腹痛者，有热气盛而烦渴者；有津液搏滞而肠垢者，有燥屎结聚而谵语者，其要固在审别虚实治之也。

---

① 火：日本抄本、文瑞楼本同，明抄本、乾隆本此后有"慢"。
② 搅：日本抄本、文瑞楼本同，明抄本、乾隆本此前有"用竹箅子不住手"。
③ 焦：日本抄本、文瑞楼本同，明抄本、乾隆本此后有"焦则无用"。
④ 许：日本抄本、文瑞楼本同，明抄本、乾隆本此后有"大"，《伤寒论·辨阳明病脉证并治第八》此字在"长二寸"后。
⑤ 猪胆：日本抄本、文瑞楼本同，明抄本、乾隆本作"雄猪胆"。
⑥ 炼蜜一二十沸：日本抄本、文瑞楼本同，明抄本、乾隆本作"将炼蜜入铜器中，微火慢熬二十沸"。
⑦ 慢：日本抄本、文瑞楼本同，明抄本、乾隆本此前有"用竹箅子不住手搅"。
⑧ 未：明抄本、乾隆本、日本抄本、文瑞楼本同，日本抄本旁注"一作不"。
⑨ 多：文瑞楼本同，明抄本、乾隆本、日本抄本作"多端"。

治伤寒下痢饮水者，有热也，及热痢下重①，**白头翁汤**方

白头翁半两　黄檗去粗皮　秦皮　黄连去须。各三分

上四味，㕮咀如麻豆。每服五②钱匕，水一盏半，煎至八分，去滓③温服，不拘时候。

治伤寒少阴病，二三日至四五日，腹痛，小便不利，下痢不止，便脓血，**桃花汤**方

赤石脂四两。一半全，一半捣末　糯米二合半　干姜细剉。一分

上三味，以水一升，煎二味并石脂半全者，候米熟去滓。每服取汁一小盏，入石脂末一钱匕，更煎一沸，温服，日三④。

治伤寒自利不渴者，属太阴，脏寒故也⑤，**四逆汤**方

甘草炙。一两　干姜炮裂⑥。三分　附子炮裂，去皮脐。半两

上三味，㕮咀如麻豆。每服五钱匕，水一盏半，煎至八分，去滓温服。又治伤寒后下痢清谷不止，身疼痛，急当救里者。

治伤寒热病不解，下痢困笃，**大青汤**方

大青　阿胶剉，炒燥。各一两　赤石脂　山栀子仁　甘草炙，剉。各半两

上五味，粗捣筛。每服五钱匕，水一盏半，入豉一百粒，薤白五寸，切，同煎至八分，去滓温服，不拘时候。

治伤寒下痢不止，腹中微痛，**秦皮汤**方

秦皮剉　黄连去毛，剉，炒　阿胶炒令燥。各一两　白头翁三分

上四味，粗捣筛。每服三钱匕，水一盏，煎至七分，去滓，食前温服。

---

① 下重：原作"重下"，日本抄本、文瑞楼本同，文义不顺，据明抄本、乾隆本及文义乙转。

② 五：明抄本、乾隆本、文瑞楼本同，日本抄本作"三"。

③ 滓：日本抄本、文瑞楼本同，明抄本、乾隆本此后有"空心"。

④ 三：明抄本、乾隆本、文瑞楼本同，日本抄本作"二"，旁注"一作三"。

⑤ 也：日本抄本、文瑞楼本同，明抄本、乾隆本此后有"当温之"。

⑥ 炮裂：日本抄本、文瑞楼本同，明抄本作"炒"，乾隆本作"炮"。

治伤寒后血痢，腹痛不可忍，**芍药汤方**

芍药　当归切，焙　黄芩去黑心　黄连去须，剉，炒。各三两^①　伏龙肝一两半

上五味，粗捣筛。每服三钱匕，水一盏，煎至六分，去滓，食前温服。

治伤寒后脓血痢，下部疼痛，**诃黎勒丸方**

诃黎勒炮，去核　人参各一两　白茯苓去黑皮　当归切，焙　木香　白芷各三分　牡丹皮半两

上七味，捣罗为末，炼蜜和捣五百下，丸如梧桐子大。每服三十丸，食前米饮下，日再。

治伤寒后下痢赤白如烂肉，壮热，大肠痛，**香豉汤方**

豉半合　山栀子仁　乌梅肉　甘草炙。各一分　薤白五茎

上五味，剉如麻豆，分二服。每服水一盏半，煎至八分，去滓，食前温服。

治伤寒后挟热，腹痛下痢，**升麻黄连汤方**

升麻　黄连去须，剉，炒　当归^②切，焙　芍药　桂去粗皮　黄檗去粗皮　甘草炙。各半两

上七味，剉如麻豆。每服三钱匕，水一盏，煎至七分，去滓，食前温服。

治伤寒后毒热不解，日晡即壮热，腹痛，纯下鲜血，**犀角汤方**

犀角镑　黄连去须，剉，炒　地榆　茜根　黄芩去黑心。各一两　山栀子仁半两

上六味，剉如麻豆。每服五钱匕，水一盏半，入薤白五寸，切，同煎至八分，去滓，食前温服。

治伤寒后热毒攻肠胃，下痢赤白，困绝，**龙骨汤方**

① 两：日本抄本、文瑞楼本同，明抄本、乾隆本作“分”。
② 当归：日本抄本、文瑞楼本同，明抄本、乾隆本此药排在药物组成的最后，剂量作“一两”，甘草无“各半两”。

龙骨　犀角镑　当归①切，焙　阿胶剉，炒燥　黄连去须，剉，炒。各一两　人参三②分

上六味，㕮咀如麻豆。每服五③钱匕，水一盏半，煎至八分，去滓，食前温服。

治时气热毒，下痢赤白，及下部毒气，下细虫如布丝，长四五寸，黑头锐尾，**雄黄丸方**

雄黄研。一分　丹砂研④　干姜炮　附子炮裂，去皮脐。各半两

上四味，捣研为末，炼蜜和捣五百下，丸如绿豆大。每服十丸⑤，空心米饮下。

治伤寒后下痢脓血，**黄檗汤方**

黄檗去粗皮　阿胶剉，炒燥。各半两　黄连去须，剉，炒。一两　山栀子仁一分

上四味，剉如麻豆。每服三钱匕，水一盏，煎至六分，去滓，食前温服。

治伤寒后热痢，**黄连当归丸方**

黄连去须，剉，炒　当归切，焙。各一两　干姜炮　赤石脂各半两

上四味，捣罗为末，炼蜜和捣五百下，丸如梧桐子⑥大。每服三十丸，食前米饮下。

治伤寒后下痢赤白，**地榆饮方**

地榆三⑦两　赤石脂一两

上二味，粗捣筛。每服三钱匕，水一盏，煎至七分，去滓，食前温服，日再。

---

① 当归：日本抄本、文瑞楼本同，明抄本、乾隆本此药在黄连后，剂量作"三分"，黄连无"各一两"。
② 三：日本抄本、文瑞楼本同，明抄本、乾隆本作"一"。
③ 五：日本抄本、文瑞楼本同，明抄本、乾隆本作"三"。
④ 研：日本抄本、文瑞楼本同，明抄本作"飞"，乾隆本作"飞，研"。
⑤ 十丸：日本抄本、文瑞楼本同，明抄本、乾隆本此后有"至二十丸"。
⑥ 梧桐子：日本抄本、文瑞楼本同，明抄本、乾隆本作"小豆"。
⑦ 三：日本抄本、文瑞楼本同，明抄本、乾隆本作"二"。

治伤寒时气后下痢不止，**当归汤方**

当归切，焙　黄连去须，剉，炒　黄檗去粗皮　地骨皮各一两

上四味，剉如麻豆。每服三钱匕，水一盏，煎至七分，去滓，下蜜一合搅匀，食前温服。

治伤寒热病后下痢脓血，**龙骨散方**

龙骨　黄连去须，炒。等分

上二味，捣罗为散。每服二钱匕，食前温米饮调下，日再。

治伤寒后气不和，自利无度，**诃黎勒饮方**

诃黎勒皮四枚。二生，二煨　草豆蔻四颗。二生，二煨，去皮

上二味，粗捣筛。每服二钱匕，浆水一盏，煎至六分，去滓，空心温服。

治伤寒后脏腑虚冷，下痢白脓，腹痛，**龙骨丸方**

龙骨　干姜炮　附子炮裂，去皮脐。等分

上三味，捣罗为末，醋煮面糊和丸如梧桐子大。每服三十丸，食前米饮下，日再。

治伤寒后一切痢疾，无问冷热，腹痛，**黄连丸方**

黄连去须，炒。二两　木香　吴茱萸汤洗三遍，炒干。各一两

上三味，捣罗为末，面糊和丸如梧桐子大。每服二十丸，空心食前米饮下。

治伤寒后壮热，下痢不止，**牡蛎散方**

牡蛎火煅　黄连去须，炒。各一两　乌梅肉焙①。三分　龙骨一两半②

上四味，捣罗为散。每服二钱匕，空心食前米饮调下。

治伤寒后下血及疮子后下血，**千针散方**

千针草　地榆　防风去叉　生干地黄焙　定粉炒。各半两　蓬砂二钱

上六味，捣研为散。每服一钱匕，空心食前米饮调下。

---

①　焙：日本抄本、文瑞楼本同，明抄本、乾隆本作"炒"。
②　一两半：日本抄本、文瑞楼本同，明抄本、乾隆本作"一两"。

治大人小儿伤寒后，余毒有热，下^①血不止，**贯众散**方

贯众逐叶摘下，令净　黄檗去粗皮，蜜炙。等分

上二味，捣罗为散。每服一钱至二钱匕，煎黑豆汁，放温调下。

治伤寒汗后，阳毒入胃，下血频，并疼痛不可忍，**胜金散**方

郁金大者，五枚。捣　牛黄研。皂子大

上二味，捣研为散。每服一钱匕，醋浆水一盏，同煎三沸，温服。

治伤寒后下血^②，**竹茹汤**方

竹茹　芍药　子芩各半两　木通剉。三分　升麻　黑木耳烧灰。各一两半

上六味，粗捣筛。每服三钱匕，水一盏，煎至六分，去滓，入生地黄汁一合搅匀，食前温服。

治伤寒后挟热，下血不止，**黄连散**方

黄连去须，为末。一两

上一味，鸡子白和饼烧黑，再捣罗为末。每服一钱匕，温酒调下，不拘时候，日再。

治伤寒太阳与少阳合病，自下痢者，**黄芩汤**方

黄芩去黑心。三分　芍药　甘草炙。各半两

上三味，㕮咀如麻豆。每服五钱匕，水一盏半，入大枣二枚，擘破，同煎至八分，去滓^③温服。

---

① 下：日本抄本、文瑞楼本同，明抄本、乾隆本作"下痢"。
② 血：日本抄本、文瑞楼本同，明抄本、乾隆本此后有"不止"。
③ 滓：日本抄本、文瑞楼本同，明抄本、乾隆本此后有"空心"。

卷第二十七

伤寒门

伤寒阴毒　伤寒阳毒　伤寒兼食毒　伤寒发斑

伤寒门

伤寒阴毒

论曰：阴气独盛，阳气暴衰，阳为阴所胜，内外皆阴，故成阴毒。伤寒有初得病便成阴毒者，有服汤药经五六日以上不差，变成阴毒者。以病本属阴，因服寒药过多，或腑脏内外受寒，阴气转盛，阳气不复所致。其候四肢逆冷，脐腹筑痛，身如被击，呕吐下利，其脉沉细[①]而疾者是也。

治伤寒初得病一二日，便结成阴毒，或服药经旬以上，变成阴毒。身重背强，腹中绞痛，咽喉不利，毒气攻心，心下坚强，短气不得息，呕逆，唇青面黑，四肢厥冷，其脉沉细，身如被击[②]。五六日可治，至七日不可治，宜**阴毒甘草汤**方

甘草炙　升麻　当归炙。各半两　雄黄研　蜀椒去目及闭口者，炒出汗。各一分　鳖甲一两半。醋炙，去裙襴　桂去粗皮。半两

上七味，除研外，剉如麻豆。每服五钱匕，水一盏半，煎至八分，去滓温服。

治阴毒伤寒，上气喘促，**正阳汤**方

附子炮裂，去脐皮。一两　桂去粗皮。三分　干姜炮。半两

上三味，剉如麻豆大。每服五钱匕，水一盏，煎至半盏，去滓，食前温服。

治阴毒伤寒，心神烦躁，四肢厥冷，**白术饮**方

白术　乌头炮裂，去皮脐　桔梗剉，炒　附子炮裂，去皮

---

① 细：明抄本、乾隆本、文瑞楼本同，日本抄本作"微"。
② 击：日本抄本、文瑞楼本同，明抄本、乾隆本作"杖"。

脐　细辛去苗叶。各一两　干姜半两。炮

上六味，剉如麻豆大。每服二①钱匕，以水一盏，煎至六分，不计时候去滓热②服。

治阴毒伤寒，**回阳发表汤**方

附子炮裂，去皮脐　桂去粗皮　人参　泽泻各半两　半夏汤洗七遍，炒令干　干姜炮　天南星炮　甘草炙。各一分

上八味，剉如麻豆大。每服三③钱匕，水一盏，入生姜半分，拍碎，枣二枚，擘破，同煎至七分，去滓，食前温服④。

治阴毒伤寒，唇青面黑，身背强，四肢冷，**附子汤**方

附子炮裂，去皮脐。三分⑤　桂去粗皮　当归切，焙　白术各半两　半夏汤洗七遍，去滑　干姜炮。各一分

上六味，剉如麻豆大。每服三钱匕，以水一盏，入生姜三片，煎至六分，去滓热服，不拘时。

治阴毒伤寒，唇青面黑，四肢逆冷，脉沉细，体生斑点，身背强重⑥，及心下短气，呕⑦逆，**当归汤**方

当归切，焙。半两　椒去目及合口者，炒令微汗。一分⑧　鳖甲醋浸，炙，去裙襕。一两一分⑨　甘草炙。半两　升麻三分

上五味，粗捣筛。每服五钱匕，水一盏，煎至半盏，去滓，食前温服。

治阴毒伤寒，目赤唇焦，头疼烦渴，面色赫赤，身恶寒，**定**

---

① 二：日本抄本、文瑞楼本同，明抄本、乾隆本作"三"。
② 热：日本抄本、文瑞楼本同，明抄本、乾隆本此前有"空心"。
③ 三：日本抄本、文瑞楼本同，明抄本、乾隆本作"五"。
④ 附子……温服：此79字文瑞楼本同，明抄本、乾隆本作"附子 干姜 人参 桂心 泽泻五钱 半夏 天南星 甘草一分　姜枣水煎，五钱，空心服"，日本抄本作"升麻三分　上一味，粗捣筛。每服五钱匕，水一盏，煎至半盏，去滓，食前温服"。
⑤ 三分：文瑞楼本同，明抄本、乾隆本作"一两"，日本抄本无此方。
⑥ 身背强重：文瑞楼本同，明抄本、乾隆本作"身背强"。日本抄本无此方。
⑦ 呕：文瑞楼本同，明抄本、乾隆本此前有"体重"。
⑧ 分：文瑞楼本同，明抄本、乾隆本作"两"。
⑨ 一两一分：文瑞楼本同，明抄本、乾隆本作"一两"。

命汤方

附子炮裂，去脐皮。二两　高良姜　白术　干姜炮。各一两

上四味，剉如麻豆大。每服三钱匕，用水一盏，煎至五分，去滓，不计时候温服。未服药前，先饮酒使醺醺，后服药；如思食，即与酒粥吃，不得妄食他物。若小便出血，是阴毒去矣。

治阴毒伤寒，手足厥冷，或生斑点，气壅喘闷方

附子二两。炭火烧令黑色便取出，盏子盖，就地出火毒

上一味，捣罗为细散。每服沉香摩[1]水，煮米饮，调下二钱匕，不拘时。

治阴毒伤寒，面青[2]，张口出气，心下硬，身不热，额上有汗，烦渴不止，舌黑多睡，四肢逆冷，**正阳饮**[3]方

附子炮裂，去皮脐。一两　皂荚一梃。去皮子，涂酥炙令黄　干姜炮，剉　甘草炙，剉。各一分[4]　麝香一钱。细研

上五味，除麝香外，剉如麻豆大。每服二钱匕，以水一盏，煎至五分，去滓热服，不拘时。

治阴毒伤寒，**桂附汤方**

桂去粗皮。一分　附子去皮脐，生用。半两　丁香　吴茱萸汤淘三遍，焙干，炒。各半分

上四味，剉如麻豆大。每服二[5]钱匕，水一盏，入生姜半分，拍碎，同煎至七分，去滓温服。

治阴毒伤寒，面青，手足逆冷[6]，心腹气胀，**回阳丹方**

硫黄研　木香研　荜澄茄　附子炮裂，去皮脐　干蝎去土，

---

① 摩：日本抄本同，明抄本、乾隆本、文瑞楼本作"磨"。摩原有磨擦之义，《说文·手部》："摩，研也。"王筠《句读》："《众经音义》引《尔雅》：'石谓之摩'。"

② 面青：日本抄本、文瑞楼本同，日本抄本旁注"又面青作唇青面黑"，明抄本、乾隆本作"唇青面黑"。

③ 饮：日本抄本、文瑞楼本同，明抄本、乾隆本作"汤"。

④ 干姜……各一分：此11字日本抄本、文瑞楼本同，明抄本、乾隆本作"甘草 干姜一两"。

⑤ 二：日本抄本、文瑞楼本同，明抄本、乾隆本作"三"。

⑥ 手足逆冷：日本抄本、文瑞楼本同，明抄本、乾隆本作"手足厥逆"。

炒　吴茱萸汤浸，七遍，焙干，微炒。各半两　干姜一分。炮

上七味，捣罗为细末，酒煮面糊为丸如梧桐子大，以丹砂为衣。每服三十丸，生姜汤下，不拘时，并三服，以热酒一盏投之取汗。

治阴毒伤寒，**回阳散**方

硫黄一两　寒水石三^①分　消石半两

上三味，入砂瓶子内盛，以瓦盖瓶口，通用黄泥固济，阴干，用炭火五斤，煅令火尽，研如粉。每服^②一钱匕，温水调下。

治阴毒伤寒，**黑神散**方

附子三两^③。去脐皮，烧令烟尽　麻黄去节^④。一两　桂去粗皮。半两

上三味，捣罗为细散。每服二钱匕，蜜汤调下。

治阴毒伤寒，面青，手足冷，身如被击^⑤，**来苏丹**方

太阴玄精石^⑥　硫黄　消石　白矾　水银各一分

上五味，同研，令水银不见星，入瓷合子内^⑦，烧通赤，粟米饭和丸如小豆大。每服三^⑧丸，温水下。

治阴毒伤寒，手足厥冷，脉息沉细，面目多青，**正阳丹**方

硫黄　消石各二两　太阴玄精石一两

上三味，细研，入瓷瓶子内，盐泥固济，阴干，炭火煅赤，放冷，细研为末，酒煮面糊为丸如梧桐子大。每服二十丸，温酒下，不计时候。

治伤寒阴毒，手足厥，身冷，脉细，**四逆散**方

---

① 三：明抄本、乾隆本、日本抄本、文瑞楼本同，日本抄本旁注"三一作一"。
② 服：日本抄本、文瑞楼本同，明抄本、乾隆本此后有"酒下"而无后面的"温水调下"。
③ 三两：日本抄本、文瑞楼本同，明抄本、乾隆本作"大者三枚"。
④ 去节：日本抄本、文瑞楼本同，明抄本、乾隆本作"去根节"。
⑤ 击：文瑞楼本同，明抄本、乾隆本、日本抄本作"杖"。
⑥ 太阴玄精石：日本抄本、文瑞楼本同，明抄本、乾隆本此药排在药物组成的最后，剂量为"一两"，水银无"各一分"。
⑦ 内：日本抄本、文瑞楼本同，明抄本、乾隆本此后有"泥封"。
⑧ 三：日本抄本、文瑞楼本同，明抄本、乾隆本作"二"。

太阴玄精石三分。末　硫黄一两　不灰木　盆消各一分

上四味，研为细末，在铫子内，以盏子盖，周回用湿纸闭缝，安火上^①，纸干为度，取出细研，入龙脑半钱、干姜末半两拌匀。每服半钱匕，冷艾汤调下，肌体暖是验。一方去不灰木，加附子。

治阴毒伤寒，手足厥，面多青^②，腹中疗痛，**退阴汤**方

乌头炮裂，去皮脐　干姜炮。各半两

上二味，粗捣筛，炒令转色，放冷。每服二^③钱匕，水一盏，盐一捻，煎至半盏，去滓温服。

治伤寒阴毒，四肢厥冷，时有汗，**还阳汤**方

不灰木一两　延胡索半两　太阴玄精石一分

上三味，粗捣筛。每服二钱匕，水一盏，入葱白一寸，同煎至六分，去滓，不计时温服。

治伤寒伏阴气，手足厥冷，肌肤不热，**退阴丸**方

硫黄半斤。生　太阴玄精石煅。三两

上二味，用柳椎细研为末，水浸炊饼和丸，如梧桐子^④大。每服五十丸，热艾汤下，日三。

治伤寒阴毒，四肢逆冷，面青，胸膈不利，呕哕虚烦，**夜光丹**方

硫黄研　太阴玄精石研　消石研。各一^⑤两　附子炮裂、去皮脐者一两，生去皮者半两

上四味，先将玄精、消石二味，于铁铫子中慢火熬，候匀热，以匙于中心隐作坑子，内硫黄，候熔搅匀，放冷研细，别捣罗生熟附子为细末，入研者药，合研匀，以软烂粳米饭和丸，如梧桐子大。每服五丸，冷艾汤下。

治阴毒伤寒，面青四逆，及脐腹疗痛，身体如冰，并疗一切

---

① 上：日本抄本、文瑞楼本同，明抄本、乾隆本此后有"煅"。
② 青：日本抄本、文瑞楼本同，明抄本、乾隆本作"青黑"。
③ 二：日本抄本、文瑞楼本同，明抄本、乾隆本作"三"。
④ 梧桐子：日本抄本、文瑞楼本同，明抄本、乾隆本作"小豆"。
⑤ 一：文瑞楼本同，日本抄本作"二"。明抄本、乾隆本无此方。

卒暴冷气①，**附子回阳散方**

附子二枚。炮裂，去皮脐

上一味，捣罗为细散。每服三钱匕，取生姜自然汁半盏，冷酒搅匀，共一盏调服，更以冷清酒②一盏送下，相次更进一服。良久脐下如火，遍身和暖为度。

治伤寒阴毒，四肢厥逆，脉息微细，**太阳丸方**

硫黄研③　附子炮裂，去脐皮。各一两

上二味，捣罗为末，酒煮面糊为丸如梧桐子④大。每服十丸至十五丸，煎艾盐汤下，不计时候。

治阴毒伤寒，四肢厥冷，脉候微细，心胸痞闷，**回阳煮散方**

天南星二两。酒浸七日，取出，剉，炒⑤令黄　附子炮裂，去皮脐。一两

上二味，捣罗为散。每服二钱匕，酒一盏半，慢火同煎至六分，温服不计时候。

治阴毒伤寒，**定命丸**⑥方

硫黄研　吴茱萸汤浸，焙干，炒，捣为末　消石研。各一分　巴豆去皮、心、膜。半分

上四味，一处研令匀，软饭和丸如弹子大。每服先以椒煎汤浸手良久，男左女右，执之一丸，汗出即差。妇人妊娠伤寒并宜使。

治伤寒阴毒，**吴茱萸汤方**

吴茱萸汤洗，炒干。一两　白附子　天南星　柴胡去苗　鳖甲去裙襴，醋炙　前胡去芦头　细辛去苗叶　羌活去芦头　黄耆剉　干姜炮　枳壳去瓤，麸炒　陈橘皮汤浸，去白，焙　赤芍

---

① 治阴毒伤寒……冷气：此26字日本抄本、文瑞楼本同，日本抄本旁注"又作治伤寒阴毒，面青唇黑，四肢逆冷及脐腹痛，身体如冰"，明抄本、乾隆本作"治伤寒阴毒，面青唇黑，四肢逆冷及脐腹痛，身体如冰"。

② 冷清酒：日本抄本、文瑞楼本同，明抄本、乾隆本作"冷酒"。

③ 研：日本抄本、文瑞楼本同，明抄本、乾隆本作"研极细"。

④ 梧桐子：日本抄本、文瑞楼本同，明抄本、乾隆本作"小豆"。

⑤ 炒：日本抄本、文瑞楼本同，明抄本、乾隆本作"慢炒"。

⑥ 丸：日本抄本、文瑞楼本同，明抄本、乾隆本作"丹"。

药　厚朴去粗皮，生姜汁炙　白檀　五味子　桔梗各半两　苍术米
泔浸一宿，去皮　莎草根　当归切，焙　芎劳　麻黄去根节，汤煮，
掠去沫。各一两　甘草炙。一两半

上二十三味，剉碎，入净锅内，慢火炒令黄，再粗捣筛。每
服三钱匕，水一盏，生姜三片，同煎至七分，去滓温服，不拘
时候。

治阴阳二毒，不省人事，**归魂散方**

石膏八两　寒水石四两　阳起石三两。以上三味，捣细，研
为末，和入新罐内，火煅一复时，取出，纸铺地上，出火毒，入后
药　附子炮裂，去皮脐。三两　干姜炮　麻黄去节。各一两　杏仁
二七枚。去皮尖、双仁，炒，研

上七味，捣研令匀，瓷合盛，冷水调下二钱匕。

治伤寒阴盛里寒，脉细，手足厥冷，**顺元煮散方**

乌头炮裂，去皮脐。二两　附子炮裂，去皮脐　天南星炮裂，
去皮脐。各一两　木香半两

上四味，捣罗为散。每服一①钱匕，水一盏，煎至六分，温
服。大体此散能温里，脉迟细沉伏，手足冷，毛发恂栗②，伤寒里
证之类，大啜三两杯，当手足温，或汗乃愈。今世名医，多用此
散。和一切气③，通利血络。人病脾疟，用紫金丸逐下，仍服此散。

紫金丸

用硫黄末、针沙各三钱匕，铁粉五钱匕，腻粉十五④钱匕，粟
饭丸如皂荚子大。每服一丸，乳香汤下；气实，服一丸半至二丸。

治阴毒伤寒出汗，**葱薤汤方**

葱白　薤白　荆芥穗　竹茹各一握　豉去皮。半升　生姜一
分　蜀椒去目并闭口，炒出汗。四十九粒

---

①　一：日本抄本、文瑞楼本同，明抄本、乾隆本作“二”。
②　恂（xún寻）栗：原指谨慎恐惧貌，这里指因冷而战栗。《礼记·大学》：
“瑟兮僴兮者，恂栗也。”郑玄注：“恂，言其容貌严栗也。”
③　气：日本抄本、文瑞楼本同，明抄本、乾隆本作“冷气”。
④　十五：日本抄本、文瑞楼本同，明抄本、乾隆本作“五”。

上七味，㕮咀如麻豆大。每服五钱匕，酒二盏，煎十数沸，去滓。又别取此药二十钱匕[1]，以沸汤一升沃之，候通手淋背上了，即服前药酒，盖覆出汗。仍煮葱薤粥投之，汗出即差。

治阴毒伤寒，头痛眼疼，心中闷乱，身体沉重，四肢俱[2]冷，精神恍惚，脉候沉细，欲得冷水，饮之必危，宜服**附子汤方**

附子炮裂，去脐皮。二[3]枚　桂去粗皮。半两　当归切，焙。半两　干姜炮裂。一分　麻黄去节，先煎，掠去沫，焙干。半两

上五味，粗捣筛。每五钱匕，以水一盏半，煎至七分，去滓，空心顿服，以衣覆，如人行五里，再一服，少顷，生姜煮热稀粥投，身体四肢自然汗出，须臾头轻目明。妇人病，加赤芍药半两，神效。

治伤寒头痛壮热，不问阴阳二毒，并宜服之，**附子丸方**

附子炮裂，去皮脐。半两　五味子一两

上二味，捣罗为末，研饭和丸如梧桐子大。每服三十丸，茶清下，良久吐或汗即差。

伤寒阳毒

论曰：阳气独盛，阴气暴衰，阴为阳所胜，内外皆阳，故为阳毒伤寒。有初得病便成阳毒者，有服汤药经五六日以上不差变成阳毒者。以病本属阳，或以火劫发其汗，或因灸焫，阳气转盛，阴气内消所致。其候面赤发躁，狂走妄言，发斑如锦纹，咽喉疼痛，涕唾脓血，或下利黄赤，其脉洪实滑促是也。

治伤寒一二日便成阳毒，或服药吐下之后变成阳毒，腰背痛，烦闷不安，面赤狂言，或走见鬼，或下利，脉浮大数，面赤斑纹如锦，咽喉痛，出[4]脓血。五日可治，七日不可治。**升麻汤方**

升麻　犀角镑　射干　黄芩去黑心　人参　甘草炙，剉。各

---

① 二十钱匕：日本抄本、文瑞楼本同，明抄本、乾隆本作"二两"。
② 俱：日本抄本、文瑞楼本同，明抄本、乾隆本作"逆"。
③ 二：乾隆本、日本抄本、文瑞楼本同，明抄本作"一"。
④ 出：日本抄本、文瑞楼本同，明抄本、乾隆本作"吐"。

一分①

上六味，剉如麻豆大。每服五钱匕，水一盏半，煎至八分，去滓温服，食顷②再服，温覆出汗；未汗，再服。

治阳毒伤寒未解，热结在内，恍惚如狂者，**大黄汤**方

大黄剉，炒。一两半　桂去粗皮。三分③　甘草炙，剉　木通剉　大腹皮剉。各一两　桃仁一十①④枚。汤浸，去皮尖、双仁，麸炒　芒消二两

上七味，粗捣筛。每服四钱匕，水一盏半，煎至八分，去滓温服，不拘时，以利为度。

治阳毒伤寒，壮热，百节疼痛，**栀子仁汤**方

栀子仁　赤芍药　大青　知母剉。各一两　甘草炙，剉。半两　石膏碎　杏仁汤浸，去皮尖、双仁，麸炒　升麻　黄芩去黑心。各二两　柴胡去苗。一两半

上一十味，粗捣筛。每服四钱匕，水一盏半，生姜一枣大，拍碎，豉一百粒，煎至八分，去滓温服，不拘时。

治时行热病，六七日未得汗，脉洪大或数，面赤目张，身体大热，烦躁狂言欲走，渴甚。又五六日以上不解，热在胸中，口噤不能言，心下尚暖，灌药下咽即活，兼治阳毒及发斑，**黑奴丸**方

麦奴小麦未熟时，丛中有不成者，上有黑⑤衣勃⑥，刮取，即麦奴也。一两　麻黄去根节，煎，掠去沫，焙干。三两　大黄二两　釜底煤研　黄芩去黑心　芒消　灶突煤研　梁上尘各一两

上八味，捣研为细末，炼蜜丸如弹子大。每服一丸，新汲水研下。渴者，但与冷水，尽量饮之，须臾当寒，寒过汗出即差；

---

① 分：日本抄本、文瑞楼本同，明抄本、乾隆本作"两"。
② 食顷：日本抄本、文瑞楼本同，明抄本、乾隆本作"少顷"。
③ 三分：明抄本、乾隆本、文瑞楼本同，日本抄本无。
④ 一十：日本抄本、文瑞楼本同，明抄本、乾隆本作"二十一"。
⑤ 黑：原无，文瑞楼本同，据明抄本、乾隆本、日本抄本补。
⑥ 勃：粉末状物。《周礼·地官·草人》："凡粪种……勃壤用狐，埴用豕。"郑玄注："勃壤，粉解者。"

若日移五尺不汗，再服一丸，差即止，须微利。此药须病人大渴倍常、躁盛者，乃可与之，不尔不可与。

治伤寒七八日内热不解，**葶苈苦酒汤方**

葶苈一合。纸上炒，研膏 苦酒米醋是也。一升半 生艾汁半升。无生艾，煮熟艾汁或用艾根捣取汁

上三味，同煎取七合，作三服①。

治阳毒伤寒，腰背疼痛，烦闷面赤，狂言妄走或见鬼，下利无常，赤斑如锦纹，喉咽痛，唾脓血，**升麻汤方**

升麻 雄黄醋煮，研。各半两 当归切，焙 桂去粗皮。各一分② 甘草炙，剉。三分 鳖甲醋炙，去裙襴。一两

上六味，粗捣筛。每服五钱匕，水一盏半，煎至八分，去滓温服，日二，不拘时。

治阳毒伤寒，头痛壮热，狂言妄语，似见鬼神，**泻心汤方**

石膏一两 芍药 葛根剉 黄芩去黑心。各半两 大黄 黄连去须。各三分③

上六味，粗捣筛。每服五钱匕，水一盏半，生姜一枣大，拍碎，煎至八分，去滓温服，日二，不拘时。

治阳毒伤寒，烦躁不解，或下利危困，**大青汤方**

大青二两 秦艽去苗、土。一两 犀角镑 山栀子仁 甘草炙，剉 黄连去须。各半两

上六味，粗捣筛。每服五钱匕，水一盏半，入豉一百粒，薤白七寸，煎至八分，去滓，食前温服。

治阳毒伤寒，口舌干燥，**解阳④汤方**

麻黄去根节 人参 赤茯苓去黑皮 桂去粗皮。各半两 麦门冬去心，焙 葛根剉。各三⑤分 杏仁汤浸，去皮尖、双仁，炒 甘

---

① 服：日本抄本、文瑞楼本同，明抄本、乾隆本此后有"以差为度"。
② 分：日本抄本、文瑞楼本同，明抄本、乾隆本作"两"。
③ 分：日本抄本、文瑞楼本同，明抄本、乾隆本作"两"。
④ 阳：日本抄本、文瑞楼本同，明抄本、乾隆本作"毒"。
⑤ 三：日本抄本、文瑞楼本同，明抄本、乾隆本作"一"。

草炙，剉。各一分①

上八味，粗捣筛。每服五钱匕，水一盏半，生姜一枣大，拍碎，煎至八分，去滓温服，不拘时。

治阳毒伤寒，发热烦躁，**五解汤**方

山栀子仁　黄芩去黑心　甘草炙，剉　大黄剉，醋炒。各一分②　朴消二钱

上五味，粗捣筛。每服五钱匕，水一盏半，煎至八分，去滓，空心温服。

治阳毒伤寒初得，身体大热，眼赤，小便黄，心闷头痛，烦渴不止，四肢痠疼，心中闷绝，言语错乱，睡中多惊，**犀角汤**方

犀角镑。一③两　人参三分　赤茯苓去黑皮　茵陈蒿　细辛去苗叶　陈橘皮汤浸，去白，炒　麻黄去根节　甘草炙，剉。各半两

上八味，粗捣筛。每服五钱匕，水一盏半，生姜一枣大，拍碎，煎至八分，去滓温服。

治阳毒伤寒，头痛，壮热未解，身体疼痛，**葛根汤**方

葛根剉　龙胆　大青各三分　桂去粗皮　葳蕤　芍药　黄芩去黑心　升麻　石膏碎　麻黄去根节　甘草炙，剉。各半两

上一十一味，粗捣筛。每服五钱匕，水一盏半，生姜一枣大，拍碎，煎至八分，去滓，不拘时温服。

治阳毒伤寒，身热如火，头痛躁渴，咽喉干痛，**葛根散**方

葛根剉。三分　山栀子仁　黄芩去黑心　大黄剉，醋炒　甘草炙，剉。各半两　朴消一两

上六味，捣罗为散。每服二④钱匕，不拘时，温⑤熟水调下。

治阳毒伤寒，心躁闷乱，烦热狂语，口干不止，**秦艽汤**方

秦艽去苗、土　黄芩去黑心　甘草炙，剉　木通　枳壳去瓤，

---

① 分：日本抄本、文瑞楼本同，明抄本、乾隆本作"两"。
② 甘草……各一分：此12字日本抄本、文瑞楼本同，明抄本、乾隆本作"大黄炒 甘草二分"。
③ 一：原无，文瑞楼本同，据明抄本、乾隆本、日本抄本补。
④ 二：明抄本、乾隆本、日本抄本、文瑞楼本同，日本抄本旁注"二一作三"。
⑤ 温：日本抄本、文瑞楼本同，明抄本、乾隆本此前有"空心"。

麸炒　玄参各半两　芍药　桔梗炒　吴蓝　山栀子仁各一两①　枇杷叶三分。拭去毛，姜汁炙

上一十一味，粗捣筛。每服五钱匕，水一盏半，煎至八分，去滓温②服，不拘时③。

治阳毒伤寒，口干烦躁，大渴发汗，**清凉散**方

葛根剉。二④两　大黄剉，炒　黄芩去黑心　朴消　麻黄去根节　甘草炙，剉。各一两　桂去粗皮。三分

上七味，捣罗为散。每服二钱匕，新汲水调⑤下。

治阳毒伤寒六七日间，服热药过度，致使阳气内伏，身体微热，眼目爪甲尽黄，心下硬痛，语涩，舌干昏躁，**琥珀丸**方

琥珀研。一分　黄连去须　黄檗去粗皮　大黄煨，剉。各半两　巴豆去皮、心、膜，出油取霜。二钱

上五味，捣罗四味为细末，与巴豆霜拌匀，煮薄面糊，和丸如绿豆大。每服十丸，柳枝汤下，不拘时。

治阳毒伤寒，遍身壮热，大喘上气，躁闷，**妙应汤**方

甘草炙，剉　人参　赤茯苓去黑皮。各一两　大黄煨，剉　山栀子去皮　麻黄去根节。各半两　陈橘皮去白，炒　木香各一分

上八味，粗捣筛。每服三钱匕，水一盏，入蜜一匙，生姜汁少许，煎至八分，去滓冷⑥服，不拘时。

治阳毒伤寒，发狂⑦走者，**铁粉散**方

铁粉　朴消各一两　天竺黄⑧半两　龙脑一分

上四味，研令匀细。每服二钱匕，鸡清水⑨调下，不拘时。

---

① 两：日本抄本、文瑞楼本同，明抄本、乾隆本作"分"。
② 温：日本抄本、文瑞楼本同，明抄本、乾隆本此前有"空心"。
③ 不拘时：日本抄本、文瑞楼本同，明抄本、乾隆本作"以差为度"。
④ 二：日本抄本、文瑞楼本同，明抄本、乾隆本作"三"。
⑤ 调：日本抄本、文瑞楼本同，明抄本、乾隆本此前有"空心"。
⑥ 冷：日本抄本、文瑞楼本同，明抄本无，乾隆本作"温"。
⑦ 狂：日本抄本、文瑞楼本同，明抄本、乾隆本作"狂妄"。
⑧ 天竺黄：日本抄本、文瑞楼本同，明抄本、乾隆本此后有"真者"。
⑨ 鸡清水：日本抄本、文瑞楼本同，明抄本、乾隆本作"鸡子清和水"。

伤寒兼食毒

论曰：伤寒兼食毒者，此世所谓夹食伤寒也。《甲乙经》曰：邪生于^①阳者，得之风雨寒暑；邪中于阴者，得之饮食居处，阴阳喜怒。此病本由劳动汗出，饮食失节，又伤冷食寒饮所致，内外挟寒。其状微热恶寒，心胸痞闷，四肢痠疼，头痛吐逆，上气腹满^②，小便赤色，泄利频并，宜先治其里。

治伤寒食毒，初得病，身体不大热，心胸痞闷，不思饮食，吐逆不定，上气筑心，下利不止，水谷不化，**人参汤方**

人参一两　赤茯苓去黑皮　黄芩去黑心。各三分　诃黎勒炮^③，去核　高良姜剉，炒　厚朴去粗皮。生姜汁炙，剉　陈橘皮去白，炒　甘草炙，剉　草豆蔻去皮　附子炮裂，去皮脐。各半两　干姜炮　细辛去苗叶。各一分

上一十二味，㕮咀如麻豆大。每服三钱匕，水一盏，生姜三片，煎至七分，去滓温服，以粥饮投，取汗。

治伤寒食毒，壮热头疼，时复憎寒，四肢痠痛，口苦，**芎䓖汤方**

芎䓖　附子炮裂，去皮脐　大黄剉，炒　桂去粗皮。各三^④分　干姜炮　甘草炙，剉　木香各半两

上七味，㕮咀如麻豆大。每服三钱匕，水一盏，生姜三片，枣一枚，擘，煎至六分，去滓，空心温服。

治伤寒食毒，腹胀气急，大小便不通，**朴消汤方**

朴消　大黄剉，炒^⑤　芍药各一两　当归切，焙　木香各半两

上五味，粗捣筛。每服五钱匕，水一盏半，生姜三片，煎至八分，去滓，空心温服。

---

① 于：原无，日本抄本、文瑞楼本同，据明抄本、乾隆本及下文"邪中于阴"者句式补。
② 腹满：日本抄本、文瑞楼本同，明抄本、乾隆本作"心腹胀满"。
③ 炮：日本抄本、文瑞楼本同，明抄本、乾隆本作"煨"。
④ 三：明抄本、乾隆本、文瑞楼本同，日本抄本作"一"。
⑤ 炒：明抄本、乾隆本、文瑞楼本同，日本抄本作"焙"。

治伤寒食毒，水癖不消及痰实，**续命丸方**

大黄剉，醋炒　黄芩去黑心　麻黄去根节　黄连去须。各半两　豉半合。炒　甘遂半分。炮　栀子仁　朴消研　杏仁去皮尖、双仁，炒，研。各一分　巴豆一分。去皮、心、膜，研，以纸压去油

上一十味，捣罗七味为末，与三味研者拌匀，炼蜜和丸如大麻子大。每服三丸，空心温熟水下，以利为度；未利，加一二丸。

治伤寒食毒，心腹胀满，时复呕吐，不下饮食，大便秘涩，**大腹汤方**

大腹皮剉　大黄剉，醋炒。各一①两　朴消　木香　桂去粗皮。各半两　白术②　厚朴去粗皮，生姜汁炙。各三分

上七味，粗捣筛。每服五钱匕，水一盏半，煎至一盏，去滓，食前温服，以利为度。

治伤寒食毒，心腹胀满，时复呕吐，憎寒，不下食，大小便秘涩，**大黄汤方**

大黄剉，炒　白术　厚朴去粗皮，生姜汁炙，剉　大腹皮剉。各一两　木香　桂去粗皮　朴消研　牵牛子炒。各半两

上八味，粗捣筛。每服二钱匕，水一盏，生姜三片，煎至六分，去滓温服，不拘时。

治伤寒后食毒所伤，心腹胀满，水谷不化，大便不利，**疏气丸方**

京三棱煨，剉　牵牛子炒。各一两　干姜炮。半两　陈橘皮去白，炒。一两

上四味，捣罗为末，炼蜜和丸如梧桐子大。每服二十丸，不拘时，生姜汤③下，取利为度，未利再服。

治伤寒食毒，腹胀气急，大小便不通，**槟榔散方**

槟榔剉　郁李仁去皮。各一两　大腹皮剉。三分　木香　陈橘皮汤浸，去白，炒。各半两

---

① 一：明抄本、乾隆本、文瑞楼本同，日本抄本作"半"。
② 白术：日本抄本、文瑞楼本同，明抄本、乾隆本此后有"炒"。
③ 生姜汤：日本抄本、文瑞楼本同，明抄本、乾隆本作"空心，姜汤"。

上五味，捣罗为散。每服二钱匕，生姜汤调下。

治伤寒食毒，恶寒，腹胁急胀，呕吐，不下食，手足厥冷，**橘皮丸**方

陈橘皮去白，炒　草豆蔻去皮　桂去粗皮　枳壳去瓤，麸炒　木香各一两　大黄剉，炒。二两　鳖甲去裙襴。一两半。用硇砂一分研，醋五合浸，炙

上七味，捣罗为末，炼蜜和丸如梧桐子大。每服二十丸，空心生姜汤下。

治伤寒食毒，头痛恶寒，心腹虚胀，大便泄利，**干姜汤**方

干姜炮　甘草炙，剉。各半两　附子炮裂，去皮脐　陈橘皮去白，炒　厚朴去粗皮，生姜汁炙。各三分

上五味，剉如麻豆。每服三钱匕，水一盏，煎至七分，去滓，食前温服。

治伤寒食毒，腹胀虚鸣，不能食，**茯苓汤**方

赤茯苓去黑皮　陈橘皮去白，炒　人参　白术　厚朴去粗皮，生姜汁炙，剉　木香炮　五味子各一两　干姜炮。半两

上八味，粗捣筛。每服三钱匕，水一盏，生姜三片，煎至六分，去滓，空心温服①。

治伤寒食毒，脾胃虚乏，四肢少力，不思饮食，心腹气胀，或时下利②，向晚憎寒，**木香汤**方

木香　草豆蔻去皮　陈橘皮汤浸，去白，炒　陈曲炒　白术　荜拨　桂去粗皮　厚朴去粗皮，生姜汁炙，剉　人参　柴胡去苗　甘草炙，剉。各半两　桃仁去皮尖、双仁，炒，研。三分

上一十二味，粗捣筛。每服三钱匕，水一盏，生姜三片，煎至六分，去滓，食前温服。

治伤寒食毒，心腹胀满，或时泄利，**芍药汤**方

芍药　白术　厚朴去粗皮，姜汁炙。各一两　白豆蔻去皮　桂

---

① 服：日本抄本、文瑞楼本同，明抄本、乾隆本此后有"未差，再服"。
② 时下利：日本抄本、文瑞楼本同，明抄本、乾隆本作"下利频并"。

去粗皮　干姜炮　甘草炙，剉。各半两　木香三分

上八味，粗捣筛。每服三钱匕，水一盏，生姜三片，煎至六分，去滓，食前①温服。

治伤寒食毒，心胸痞闷，泄利频并，**荜澄茄丸方**

荜澄茄一两　干姜炮。三分　陈橘皮汤浸，去白，焙。一两　厚朴去粗皮，生姜汁炙。一两　桂去粗皮。三分　阿魏半两　肉豆蔻去皮。三枚　缩砂去皮。半两　草豆蔻去皮。三枚　甘草炙。三分　附子炮裂，去皮脐。一两　荜拨一分　白术②半两

上一十三味，捣罗为末，炼蜜为丸如梧桐子大。每日空心酒下十丸至二十丸，以知为度。

治伤寒食毒，咳嗽，**曲桂汤方**

陈曲剉，炒　桂去粗皮③　百合　麻黄去根节　黄连去须　枳壳去瓤，麸炒　白石脂各一两半　桑根白皮剉，焙　地骨皮　附子炮裂，去皮脐。各二两　款冬花　羚羊角屑　旋覆花微炒。各一两　杏仁汤浸，去皮尖、双仁，炒。十枚　黄芩去黑心。半两

上一十五味，粗捣筛。每服五钱匕，水一盏半，入生姜三片，同煎至八分，去滓温服。

伤寒发斑

论曰：伤寒发斑，阳盛故也，其病在表。或未经发汗，或已发汗未解，或吐下后邪热不除，毒气内盛，因表虚热毒乘虚出于皮肤，发为斑胗如锦纹。若色赤及发在五日内者，可治；若色黑过七日乃发者，难治，甚则喉舌身体皆成疮也。

治伤寒热病十日内，未得汗，表里有热，遂发斑点，或时狂言，眼目俱黄，心中烦热，大便不利，**黄芩汤方**

黄芩去黑心　大青　升麻　茵陈蒿　大黄剉，炒　朴消各一

---

① 食前：日本抄本、文瑞楼本同，明抄本、乾隆本作“空心”。
② 白术：日本抄本、文瑞楼本同，明抄本、乾隆本此后有“陈土炒”。
③ 桂去粗皮：日本抄本、文瑞楼本同，明抄本、乾隆本作“桂心二两”。

两 山栀子仁^① 黄连去须 甘草炙。各半两

上九味，粗捣筛。每服五钱匕，用水一盏半，竹叶三七片，同煎至一盏，去滓温服。

治伤寒热毒内盛，身发赤斑，**犀角汤**方

犀角镑 麻黄去根节 石膏各一两 山栀子仁一两半 黄连去须。三分

上五味，粗捣筛。每服五钱匕，水一盏半，煎至一盏，去滓温服^②。

治伤寒发斑，心躁烦乱，**山栀子**^③**汤**方

山栀子仁三分 大青 升麻各一两 阿胶炒令燥。半两

上四味，粗捣筛。每服五钱匕，用水一盏半，入豉百粒，同煎至一盏，去滓温服。

治伤寒脏腑毒热，不得宣散，肌肤发斑，**黄芩汤**方

黄芩去黑心 大青 升麻 石膏各一两 朴消 山栀子仁各半两

上六味，粗捣筛。每服五钱匕，水一盏半，豉一百粒，葱白并须二寸，生姜半分，拍碎，同煎至八分，去滓温服。

治伤寒发斑，状如锦纹，呕逆烦闷，**麻黄葛根汤**方

麻黄去根节 葛根剉 知母焙 陈橘皮汤浸，去白，焙 黄芩去黑心。各一两 杏仁汤浸，去皮尖、双仁，炒 甘草炙。各半两

上七味，粗捣筛。每服五钱匕，水一盏半，煎至一盏，去滓温服。

治伤寒毒气外攻皮肤，发狂躁热，**犀角散**方

犀角镑 黄芩去黑心 大青 马牙消别研 麦门冬去心，焙。各一两 山栀子仁 牛黄别研 赤茯苓去黑皮 天竺黄别研 黄连

圣济总录

七七二

---

① 山栀子仁：日本抄本、文瑞楼本同，明抄本、乾隆本此药剂量作"一两"。

② 温服：日本抄本、文瑞楼本同，明抄本、乾隆本作"空心温服，以差为度"。

③ 山栀子：日本抄本、文瑞楼本同，明抄本、乾隆本作"山栀升麻"。

去须　甘草炙。各半两　麝香别研。一钱

上一十二味，捣研为散。每服三钱匕，煎竹叶汤调下①。

治伤寒热病七日已上，发汗不解，及吐下后诸热不除，遂至发斑，**阿胶汤**方

阿胶炒令燥②。一两　大青二两　甘草炙。一两

上三味，粗捣筛。每服五钱匕，水一盏半，豉百粒，煎至一盏，去滓温服。

治伤寒发黑斑，**石膏汤**方

石膏一两半③　麻黄一两。去根节　桂去粗皮。半两　葛根一两　黄连去须。三分　故鞋一只④。去土，细剉　蜀椒去目并闭口，炒出汗。一分

上七味，粗捣筛。每服五钱匕，水一盏半，煎至一盏，去滓温服，衣覆取汗。

治伤寒毒气滋盛，蒸于肌肤，发为赤斑，通身大热，头重疼痛，精神昏乱，**知母汤**方

知母焙　牵牛子炒　山栀子仁　大黄剉，炒⑤　黄芩去黑心　牡丹去心　麻黄去根节。各一两　荆芥穗　消石　虎杖　射干　羌活去芦头　杏仁各一分　连翘半两　半夏二⑥钱。以生姜二钱同捣，捏饼子，暴干

上一十五味，粗捣筛。每服五钱匕，水一盏半，煎至一盏，去滓温服。

治伤寒发斑，烦躁，除胃内瘀热，**黄芩汤**方

黄芩去黑心。一两　山栀子仁一两　甘草炙。一⑦两　马牙消

---

①　每服……调下：此11字日本抄本、文瑞楼本同，明抄本、乾隆本作"竹叶汤下三钱，温服。未差，再服"。

②　炒令燥：日本抄本、文瑞楼本同，明抄本、乾隆本作"蛤粉炒"。

③　一两半：日本抄本、文瑞楼本同，明抄本、乾隆本作"二两"。

④　只：日本抄本、文瑞楼本同，明抄本、乾隆本作"双"。

⑤　炒：日本抄本、文瑞楼本同，明抄本、乾隆本作"微炒"。

⑥　二：日本抄本、文瑞楼本同，明抄本、乾隆本作"三"。

⑦　一：明抄本、乾隆本、文瑞楼本同，日本抄本作"二"。

半两

上四味，粗捣筛。每服三①钱匕，水一盏，煎至七分，去滓温服，不计时候。

治伤寒②发斑，**黄连散方**

黄连去须。一两　槟榔剉　甘草炙。各半两

上三味，捣罗为散。每服二钱匕，入蜜少许如汤点，放温服，不计时候。

---

① 三：日本抄本、文瑞楼本同，明抄本、乾隆本作"五"。

② 伤寒：日本抄本、文瑞楼本同，明抄本、乾隆本作"毒热"。

卷第二十八

伤寒门

伤寒发黄　伤寒发豌豆疮　伤寒发狂　伤寒刚痉　伤寒柔痉

伤寒门

伤寒发黄

论曰：伤寒发黄之状，身体尽变，或如熏黄，或如橘色是也。凡阳明中风，太阳中湿，皆令人发黄。盖由得病无汗，小便不利，寒湿不散，则热结脾胃，腠理闭塞，瘀热之气与宿谷相薄而郁蒸，不能消散，故大小便结涩不通，令人身体面目皆变黄色。其病腹满，一身尽疼，发热，若其人小腹满急，眼睛涩疼，鼻骨痛，两膊及项强，腰背急者是也。但得小便快利，即渐愈。仍不用大便多，多即令人心胀。又有急黄者，身体黄甚，卒然而发，心满气喘，命在须臾，故名急黄。有初得病便黄者，或初不知是黄，死后方变黄者，此病亦因脾胃瘀热，本天行时气所作也。宜细辩之，但发热心战者，乃是急黄之候。

治阳明病发热汗出，此为热越[①]，不得发黄也。但头汗出，小便不利，渴引水浆者，此为瘀热在里，身必发黄，下之，宜茵陈蒿汤。又伤寒七八日，身黄如橘皮，小便不利，腹微满者，宜**茵陈蒿汤**方

茵陈蒿六两　栀子十四个　大黄生。三两

上三味，咬咀如麻豆大。每服五钱匕，水二盏，煎取一盏，去滓温服。三服后，小便当利如皂荚汁者，其黄乃愈。

治伤寒瘀热在里，身必发黄，**麻黄连翘汤**方

麻黄去根节，汤煎，去沫。二两　连翘二两　杏仁去皮尖、双

---

① 热越：原作"越热"，明抄本、乾隆本、日本抄本、文瑞楼本同，文义不顺，据《伤寒论·辨阳明病脉证并治第八》乙转。

仁。四十枚　枣十二枚　生梓白皮[①]切。一升　生姜二两　甘草一两

上七味，㕮咀如麻豆大。每服五钱匕，用潦水二盏，煎取一盏，去滓温服，不拘时。

治伤寒身黄发热，**栀子檗皮汤**方

栀子十五个　黄檗去粗皮，炙。二两　甘草炙。一两

上三味，㕮咀如麻豆大。每服三钱匕，水一盏半，煎取一盏，去滓温服。

治太阳病身黄，脉沉结[②]，小腹硬，小便利者，为无血也。小便自利，其人如狂者，血证谛也，宜服**抵当汤**方

水蛭三十枚。炒　虻虫三十枚。炒　桃仁去皮尖、双仁，炒。一十枚　大黄三两

上四味，㕮咀如麻豆大。每服三钱匕，水一盏半，煎至七分，去滓温服。

治伤寒瘀热在内，湿气郁而不散，熏发肌肉，小便不利，身体发黄，利水道，**消湿散**方

牵牛子炒，半斤，只取末，二两　赤茯苓去黑皮　木香　陈橘皮汤浸，去白，焙。各半两

上四味，为散。每服二钱匕，煎葱白汤调下，不计时候。

治伤寒心胸坚硬，脚手心热，即变为黄，**秦艽汤**方

秦艽去苗、土　紫草去苗、土　白鲜皮　黄芩去黑心　栀子仁　大黄剉，炒。各一两

上六味，粗捣筛。每服五钱匕，用水一盏半，煎至一盏，去滓温服，日三夜一。

治伤寒发黄，服药差后未全除，余热发动，**三黄散**方

大黄剉，炒　黄芩去黑心　黄连去须　栀子仁　苦参各一两

上五味，捣罗为细散。每服用米[③]饮调下二钱匕，日三服。

---

①　生梓白皮：日本抄本、文瑞楼本同，明抄本、乾隆本此后有"东引"。

②　结：日本抄本、文瑞楼本及《伤寒论·辨太阳病脉证并治中第六》同，日本抄本旁注"《纂要》结作细"，明抄本、乾隆本作"细"。

③　米：文瑞楼本同，日本抄本作"水"，明抄本、乾隆本无。

治伤寒发黄烦热，皮肉皆黄，小便赤不利，**龙胆汤**方

龙胆 枳壳去瓤，麸炒 柴胡去苗 栀子仁 知母切，焙 地骨皮 木通剉 芍药 甘草炙 羚羊角^①镑 麦门冬去心，焙 升麻各半两

上一十二味，粗捣筛。每服五钱匕，用水一盏半，煎至一盏，去滓，不拘时温服。

治伤寒发黄，或先服利药未差者，宜以内消汤以折热气，**黄芩汤**方

黄芩去黑心 茵陈蒿 升麻各一两 栀子仁 柴胡去苗 龙胆各半两 犀角镑。一两

上七味，粗捣罗。每服五钱匕，用水一盏半，煎至一盏，去滓，入生地黄汁一合，搅令匀，不拘时温服。

治伤寒发黄，面目悉黄，小便赤，宜服**茵陈蒿大黄汤**方

茵陈蒿 栀子仁 柴胡去苗 檗皮蜜炙^②。各半两 黄芩去黑心 升麻 大黄剉，炒。各一两 龙胆半两

上八味，粗捣筛。每服五钱匕，用水一盏半，煎至一盏，去滓，早晚食后温服。

治伤寒发黄，通身如金色者，**茅根汤**方

茅根洗，剉 栀子仁 茵陈蒿 地骨皮 甘草炙。各半两^③

上五味，粗捣筛。每服五钱匕，用水一盏半，生姜三片，豉三七粒，同煎至一盏，去滓，早晚食后温服。

治伤寒发黄壮热，骨节烦疼，两胸下气胀急硬痛，不能食，宜服**柴胡枳壳汤**方

柴胡去苗 枳壳去瓤，麸炒 黄芩去黑心 栀子仁 茵陈蒿 龙胆 大黄剉，炒 甘草炙。各半^④两

---

① 羚羊角：日本抄本、文瑞楼本同，明抄本、乾隆本此药排在升麻后，剂量作"一两"，升麻无"各半两"。

② 檗皮蜜炙：日本抄本、文瑞楼本同，明抄本、乾隆本作"黄柏蜜炒"。

③ 茵陈蒿……各半两：此12字日本抄本、文瑞楼本同，明抄本、乾隆本作"甘草 茵陈蒿 地骨皮一两"。

④ 半：日本抄本、文瑞楼本同，明抄本、乾隆本作"一"。

上八味，粗捣筛。每服五钱匕，用水一盏半，煎至一盏，去滓，早晚食后温服。

治伤寒热毒炽盛，熏炙三焦，攻击皮肤，通身发黄，**茵陈蒿黄芩汤**方

茵陈蒿　黄芩去黑心　栀子仁　升麻　秦艽去苗、土　牡丹皮　荆芥穗　麻黄去根节　细辛去苗叶　石膏碎　知母焙。各半两　黄连去须　大黄剉，炒。各一分

上一十三味，粗捣筛。每服三钱匕，水一盏，煎至七分，去滓，食后临卧温服。

治伤寒时气发黄，**葶苈丸**方

甜葶苈隔纸炒。一分　大黄剉，炒。半两　人参一两

上三味，捣罗为末，炼蜜和丸如梧桐子大。每服温水下二十丸，以利为度。

治伤寒热毒所加，卒然心中满，气喘急，发热心战，**急黄丸**

大黄半两。生，剉　朴消一分。别研

上二味，用水二大盏，渍大黄一宿，次旦煎至一盏，去滓，下朴消，搅令匀，不计时候，温分三服，快利即差。

治伤寒急黄，**栀子仁汤**方

栀子仁　柴胡去苗　朴消别研　茵陈蒿各半两

上四味，除朴消外，各细剉，用水三大盏，煎二大盏，去滓，下朴消，搅令匀，不拘时候，分温三服，取利为度。

治时气急黄疼痛，**茵陈蒿散**方

茵陈蒿　黄芩去黑心　栀子仁　大青各一两　大黄剉　朴消各五两　白鲜皮　葛根剉　升麻各一两半

上九味，捣罗为散。每服二钱匕，新汲水调下，得利即差。

治时气面黄，腹坚气急，言语错乱，**茵陈黄芩汤**方

茵陈蒿　大黄蒸过　生麦门冬去心　栀子仁各四两　青黛　升麻各三分　黄芩去黑心。二两

上七味，㕮咀如麻豆大。每服五钱匕，水一盏半，煎至八分，去滓，下芒消末半钱匕，更煎一二沸，温服。

伤寒发豌豆疮

论曰：凡伤寒热毒内盛，多发疱疮者，以病人里实表虚故也。里实则毒气不能内消，表虚故乘虚发于肌肉而成疮也。其疮大小形如豌豆，其色或白或赤。若头作瘭浆戴白脓者，其毒则轻；若紫黑色作根，隐隐在肌肉里者，其毒则重，甚者周匝遍身，五内七窍皆有也。

治伤寒天行，壮热头痛，发疮如豌豆，**石膏汤**方

石膏碎。二两　柴胡去苗　虎杖各一两　知母焙。半两　芍药一两　山栀子仁三分

上六味，粗捣筛。每服五钱匕，水一盏半，煎至八分，去滓温服。

治伤寒热病，生豌豆疮并疱疮，烦闷昏迷，**参麻汤**方

玄参一两　升麻①三分　犀角镑。半两　干蓝叶一两　甘草炙，剉。三分

上五味，粗捣筛。每服五钱匕，水一盏半，入葱白三寸，豉一百粒，同煎至一盏，去滓温服，日二②。

治伤寒天行热病，毒气稍盛，生豌豆并疱疮，烦躁迷闷，**二黄汤**方

大黄剉，炒。半两　黄芩去黑心　麦门冬去心，焙　芍药各一两　甘草炙，剉。三分　大青半两

上六味，粗捣筛。每服五钱匕，水一盏半，煎至八分，去滓温服。

治伤寒发豌豆疮、四边赤肿方

胡荽一握　生地黄一两

上二味，细切，捣绞取汁，空心顿服一盏许。

治伤寒热盛，发豌豆疮，**升麻汤**方

---

① 升麻：日本抄本、文瑞楼本同，明抄本、乾隆本此药无剂量"三分"，在"干蓝叶一两"前。

② 二：明抄本、日本抄本、文瑞楼本同，乾隆本作"三"。

升麻半两　大黄剉，炒。一两　黄连去须　甘草炙，剉。各三分　山栀子仁一两

上五味，粗捣筛。每服三钱匕，水一盏，煎至七分，去滓温服，日二。

治伤寒热病发豌豆疮未成脓者方[①]

黄连去须[②]。一两半

上一味，细剉。水一盏，煎至七分，去滓，食后温服。

治伤寒热毒气盛，发疮如豌豆，**犀角汤**方

犀角镑。二两　麻黄去根节　黄连去须。各一两半　木香一两

上四味，粗捣筛。每服五钱匕，水一盏半，煎至八分，去滓温服。

治伤寒天行，壮热头痛，发疮如豌豆遍身，**大青汤**方

大青一两　山栀子仁　犀角镑。各半两

上三味，粗捣筛。每服三钱匕，水一盏，入豉一百粒，煎至七分，去滓温服。

治伤寒热毒，发疮如豌豆，**牡丹**[③]**汤**方

牡丹皮　山栀子仁　黄芩去黑心　大黄剉，炒　木香　麻黄去根节

上六味，等分，剉如麻豆大。每服三钱匕，水一盏，煎至七分，去滓温服。

治伤寒发斑豆疮欲出，**化毒汤**方

甘草微炙。一两　黄连去须，微炒。一分

上二味，剉如麻豆大。每服五钱匕，水一盏半，煎至八分，去滓温服，不计时候。

治伤寒时行，热毒发疮，头面及身须臾周匝状如火疮，皆带

---

① 方：日本抄本、文瑞楼本同，明抄本、乾隆本作"黄连汤"。
② 须：日本抄本、文瑞楼本同，明抄本、乾隆本作"芦"。
③ 牡丹：日本抄本、文瑞楼本同，明抄本、乾隆本作"牡丹皮"。

癋浆①，随没随生方②

　　葵菜煮烂　蒜齑各不以多少

　　上二味，拌匀，初患急食之，不早治杀人。既差后，疮瘢色黑，弥岁方灭，此是恶毒时气也。

　　治伤寒热病，欲生豌豆疮，毒未出，令不成，**内消散**方

　　墨③一分

　　上一味，用酒三合，磨令尽，顿饮之。

　　治伤寒热病，生疱疮，烦躁迷闷，**紫草饮**方

　　紫草并根细剉。二两

　　上一味，粗捣筛。每服三钱匕，水一盏，煎至七分，去滓，不计时候温服。

　　治伤寒时气，发疮如豌豆，烦闷，**竹叶汤**方

　　苦竹叶切　小麦各二两　石膏碎。三两④

　　上三味，粗捣筛。每服五钱匕，水一盏半，煎至一盏，去滓温服，不计时候。

　　治伤寒时疾⑤，发豌豆疮及赤疮子未透，心烦狂躁，气喘妄语，或见神鬼，**龙脑丸**方

　　龙脑一钱

　　上一味，细研，旋滴猪心血，和丸如鸡头实大。每服一丸，紫草汤化下。

　　治伤寒热病，初出豌豆疮三五个，便服此，令疮不出，**黑散子**方

　　腊月猪粪⑥

---

　　① 癋浆：明抄本、乾隆本、日本抄本、文瑞楼本同，《乡药集成方》卷六"伤寒门"引《圣济总录》作"白浆"。
　　② 方：日本抄本、文瑞楼本同，明抄本、乾隆本作"葵蒜汤"。
　　③ 墨：日本抄本、文瑞楼本同，明抄本、乾隆本此后有"烧去烟"。
　　④ 两：日本抄本、文瑞楼本同，明抄本、乾隆本作"分"。
　　⑤ 时疾：日本抄本、文瑞楼本同，明抄本、乾隆本作"时气"。
　　⑥ 腊月猪粪：日本抄本、文瑞楼本同，明抄本、乾隆本此后有"不拘多少"。

上一味，以新砂瓶子盛，瓦盖口，炭火烧令通赤，取出安地上，出火毒，入乳钵研细。每服空心，新汲水调下二钱匕。

又方

青黛一分 [①]

上一味，研细。每服新汲水调下一钱匕，不拘时候。

治伤寒发斑胗豆疮，**紫草汤**方

紫草 荆芥穗 恶实等分

上三味，粗捣筛。每服三钱匕，水一盏，煎至七分，去滓温服。

伤寒发狂

论曰：重阳者狂，谓阳气独盛也。伤寒热毒既盛，内外皆热，则阳气愤嗔而发为狂越。其病使人狂走妄言，或骂詈不避亲疏，或妄见妄闻，甚则至于弃衣而走，登高而歌，或数日不食，逾垣上屋者。盖四肢诸阳之本也，热盛而四肢实，是为重阳，故所上之处，皆非素所能而病乃能也。若乃因火为邪而发为惊狂，及内有瘀血而外证如狂，其为病虽不同，然其为阳气有余则一也。

治伤寒欲发狂，解毒止躁，**苦参饮** [②] 方

苦参一两 黄芩去黑心。二两 甘草炙。半 [③] 两

上三味，捣为粗末。每服三钱匕，水一盏，煎至七分，去滓，入生地黄汁约半合，搅匀，去滓温服，不计时候。

治伤寒热结在内，心神恍惚，狂妄，**大黄汤**方

大黄剉，炒 芒消各一两半 桂去粗皮。三分 大腹皮剉 [④] 甘草炙，剉 木通剉。各一两 桃仁二十一枚。去皮尖、双仁，麸炒

---

① 分：文瑞楼本同，明抄本、乾隆本无，日本抄本作"两"。
② 饮：日本抄本、文瑞楼本同，明抄本、乾隆本作"散"。
③ 半：日本抄本、文瑞楼本同，明抄本、乾隆本作"一"。
④ 剉：日本抄本、文瑞楼本同，明抄本、乾隆本作"酒洗"。

上七味，粗捣筛。每服四钱匕，水一盏，煎至六分，去滓温服，不计时候，以通利为度。

治伤寒九日至十日，头战掉，大汗出，恍惚狂走，眼见神鬼，**犀角汤**方

犀角屑半两　茵陈蒿三分①　茯神去木　芍药　麦门冬去心，焙　生干地黄焙。各一两半②　栀子仁半两

上七味，粗捣筛。每服五钱匕，用水一盏半，入竹叶三七片，同煎至八分，去滓，食后温服。

治伤寒心热狂妄，精神不安，**龙齿散**方

龙齿研　丹砂研。各半两　牛黄一分　马牙消　地龙炒③。各一两　麝香一钱。研

上六味，捣研为散。每服一钱匕，以生姜蜜水调下，不计时候。

治④阳毒发狂及癫邪狂走，**千金丸**方

猪血一盏。生用　不灰木为末　蓝根连叶为末。各一两　水银一钱。以锡结沙子⑤　鸡子三枚。只用清　腻粉半钱

上六味，除猪血、鸡子清外，细研，入猪血、鸡清拌和令匀，入瓷罐子内封闭，腊日合之，掘地坑一尺培，候端午日取出，旋丸如鸡头大。每服一丸，生姜汁及新汲水化破服。

治伤寒脉浮，医以火劫之，亡阳，必惊狂，**救逆汤**方

桂去粗皮　蜀漆各一两半　甘草炙。一两　牡蛎熬。二两半　龙骨⑥二⑦两

上五味，剉如麻豆大。每服五钱匕，以水一盏半，入生姜半

---

① 分：明抄本、乾隆本、文瑞楼本同，日本抄本作"两"。
② 茯神……一两半：此21字日本抄本、文瑞楼本同，明抄本、乾隆本作"白芍药　生地　麦冬　茯神一两"。
③ 炒：日本抄本、文瑞楼本同，明抄本、乾隆本此前有"去泥"。
④ 治：日本抄本、文瑞楼本同，明抄本、乾隆本此后有"伤寒"。
⑤ 锡结沙子：日本抄本、文瑞楼本同，明抄本、乾隆本作"铅炒成砂"。
⑥ 龙骨：日本抄本、文瑞楼本同，明抄本、乾隆本作"龙齿"。
⑦ 二：明抄本、乾隆本、文瑞楼本同，日本抄本作"一"。

分，切，大枣二枚，擘破，同煎取七分，去滓温服。

治伤寒后狂言欲走，口干，或时吐逆，**人参汤方**

人参　羚羊角屑　葛根剉　竹茹　前胡去芦头　麦门冬去心，焙。各半两　甘草炙，剉。一分　半夏汤洗去滑，炒干。半两

上八味，粗捣筛。每服五钱匕，用水一盏半，入生姜一分，拍碎，枣三枚，擘破，同煎至八分，去滓，食后温服。

治伤寒过经不解，热结在里，狂言不定，烦躁欲走，**柴胡汤方**

柴胡去苗　大黄剉，炒　朴消　枳壳去瓤，麸炒。各一两　甘草炙，剉。半两

上五味，粗捣筛。每服三钱匕，以水一盏，煎取六分，去滓温服；未利，再服。

治伤寒发汗后，热毒未尽，因有所惊，狂言欲走，**羚羊角汤方**

羚羊角屑　犀角屑　防风去叉　茯神去木　黄芩去黑心　玄参　升麻各半两　龙齿研。一两　甘草炙。一两　竹茹　地骨皮洗，焙　人参各三分①

上一十二味，粗捣筛。每服五钱匕，用水一盏半，煎至八分，去滓温服。

治伤寒心狂欲走，缘风热毒气内乘于心所致，**香豉汤方**

豉炒令香熟。三两　芒消烧令白，于湿地上用纸衬出火毒。四两

上二味，每取豉半两，先以水一盏，煎取七分，去滓，下芒消末三钱匕②，再煎三两沸，空腹分温二③服，如人行三里更一服，日夜可四服。但初看是风狂者，宜暂缚两手足，三服之后解之，即无不愈者。

---

① 分：明抄本、乾隆本、文瑞楼本同，日本抄本作"两"。
② 三钱匕：日本抄本、文瑞楼本同，日本抄本旁注"三作二"，明抄本、乾隆本作"五分"。
③ 二：明抄本、乾隆本、日本抄本、文瑞楼本同，日本抄本旁注"二作三"。

治伤寒太阳病六七日，表证仍在，脉微沉，反不结胸，其人发狂者，以热在下焦，少腹当硬满。小便自利者，下血乃愈。所以然者，以太阳随①经尽②，瘀热在里故也，**抵当汤**方

水蛭十枚。熬③　虻虫十枚。去翅足，熬　大黄酒洗，炒。一两　桃仁七枚④。去皮尖、双仁者

上四味，剉如麻豆。每服五钱匕，以水一盏半，煎取八分，去滓温服，晬时当下血；不下，再服之。

治伤寒发狂欲走，是毒气壅于上焦，毒热不散，狂盛者，但⑤缚手脚，恐自刑害及走趁⑥人，其脉左寸洪数，时时伏地，**朴消汤**方

朴消烧令白，于湿地纸衬出火毒。一分⑦　豉炒令香熟。一合　山栀子仁一分

上三味，粗捣筛。每服三钱匕，以水一盏，煎至半盏，去滓，空腹温服，如人行十里，再一服。如利即止。

治伤寒狂言欲走，大小便不通，腹痛胀满，**大黄汤**方

大黄细剉，微炒　木通剉。各三分　木香一分　升麻　羚羊角屑　白茅根剉　黄芩去黑心。各半两

上七味，粗捣筛。每服五钱匕，用水一盏半，入葱白五寸，同煎至八分，去滓温服。

治伤寒阳盛发狂，大便不通，腹胀满欲走，**郁金散**方

郁金　大黄细剉，微炒　山栀子仁各三分　桂去粗皮。半两　甘草炙，剉。一分

上五味，捣罗为细散。每服二钱匕，食后煎葱豉汤调下。

---

① 随：文瑞楼本及《伤寒论·辨太阳病脉证并治中第六》同，明抄本、乾隆本、日本抄本作"过"。

② 尽：明抄本、乾隆本、日本抄本、文瑞楼本同，《伤寒论·辨太阳病脉证并治中第六》无。

③ 熬：日本抄本、文瑞楼本同，明抄本、乾隆本作"炒"。本方下虻虫"熬"同。

④ 枚：日本抄本、文瑞楼本同，明抄本、乾隆本此后有"炒"。

⑤ 但：日本抄本、文瑞楼本同，明抄本、乾隆本作"暂"。

⑥ 趁：日本抄本、文瑞楼本同，明抄本、乾隆本作"赶"。义近。

⑦ 分：日本抄本、文瑞楼本同，明抄本、乾隆本作"两"。

治伤寒得汗，热毒不解，心烦躁闷，言语不定，小便赤涩，大便不通，狂闷欲走方①

大黄细锉，微炒 朴消研。各二两 黄芩去黑心 山栀子仁 大青各一两半 龙胆去土 苦参各一两

上七味，捣罗为细末，炼蜜和成剂，更捣三五百杵，丸如梧桐子大。每服二十丸，食后煎麦门冬汤下，量病势更加丸数。

治伤寒时行发狂，妄见神鬼，**金箔丸方**

金箔 银箔各一十片 铁落用水淘去沙泥，取铁粉。四两 青黛半两 砒霜半钱② 麝香半钱

上六味，研为细末，入糯米粥为丸，如皂荚子大。新汲③水磨下一丸，如人行五里，吐出涎立效。

治伤寒热实发狂，烦躁闷乱，**不灰木散方**

不灰木二两 滑石 寒水石 蓝根 甘草生。各一两

上五味，捣研为散。每服二钱匕，研生粟米泔，入乳糖一块如枣大，同化调服，不拘时候。

治伤寒发狂，眼通赤，大小便血出，身如金色，兼治六七日狂躁发热，**绛雪丸方**

消石一两 丹砂一分④

上二味，同研如粉，烧粟米饭和丸，如弹子大。每服一丸，砂糖冷水化下。服药后便睡，移时汗出为效。

伤寒刚痓⑤

论曰：太阳病发汗过多，因致痓⑥。其状令人摇头发热，颈项

---

① 方：日本抄本、文瑞楼本同，明抄本作"朴黄汤"，乾隆本作"朴消汤方"。

② 砒霜半钱：日本抄本、文瑞楼本同，明抄本作"巴霜五分"，乾隆本作"巴豆五分"。

③ 汲：原无，日本抄本、文瑞楼本同，据明抄本、乾隆本补。

④ 分：明抄本、乾隆本、文瑞楼本同，日本抄本作"两"。

⑤ 痓：乾隆本此后有小字注"痓即痉字俗书，篇中仍因其旧"。

⑥ 痓：《乡药集成方》卷七"伤寒门"引《圣济总录》此后有"痓有强弱二状"。

强急①，腰身②反张，或瘈疭口噤。但谓之刚痓者，特以其无汗而反恶寒故也。

治太阳病无汗而小便反少，气上冲胸，口噤不得语③，欲作刚痓，**葛根汤**方

葛根剉。四两　麻黄去根节，煎，掠去沫，焙　芍药各三两　桂去粗皮　甘草炙。各二两

上五味，㕮咀如麻豆大。每服五钱匕，水一盏半，生姜五片，枣二枚，擘破，同煎至七分，去滓温服，取微汗。

治刚痓胸满口噤，卧不著席，两脚挛急，齘齿，**大承气汤**方

大黄剉。四两　厚朴去粗皮，生姜汁炙。半斤④　枳实去瓤，麸炒。一两

上三味，㕮咀如麻豆大。每服五钱匕，水一盏半，煎至七分，去滓，入芒消末半钱匕，再煎一两沸，温服。

治伤寒刚痓，身热仰目，头痛项强，**石膏汤**方

石膏碎　前胡去芦头。各一两　犀角镑　防风去叉　芍药各半两　龙齿研。三分　牛黄研。一钱

上七味，粗捣筛。每服五钱匕，水一盏半，入豉一百粒，葱白五寸，煎至八分，去滓，不以时温服。

治伤寒刚痓，浑身壮热，头疼口噤，筋脉拘急，心神躁闷，**羚羊角汤**方

羚羊角镑　百合　芎䓖　木通剉　葛根剉　升麻　黄芩去黑心。各半两　石膏碎。一两　龙齿　防风去叉。各三分

上一十味，粗捣筛。每服五钱匕，水一盏半，煎至一盏，去滓，不拘时温服，日再。

治伤寒刚痓，仰目壮热，筋脉不舒，牙关紧噤⑤，不欲见食，

---

① 急：日本抄本、文瑞楼本同，明抄本、乾隆本此后有"恶寒"。
② 腰身：日本抄本、文瑞楼本同，明抄本、乾隆本作"背"。
③ 不得语：日本抄本、文瑞楼本同，明抄本、乾隆本作"摇头"。
④ 半斤：日本抄本、文瑞楼本同，明抄本、乾隆本作"五钱"。
⑤ 牙关紧噤：日本抄本、文瑞楼本同，明抄本、乾隆本作"牙关紧急"。

羚羊角升麻汤方

羚羊角镑　升麻　白鲜皮　龙齿各半两　木通剉　百合　防风去叉。各一分　石膏一两

上八味，粗捣筛。每服五钱匕，水一盏半，豉一百粒，葱白五寸，煎至一盏，去滓，不拘时温服。

治伤寒刚痓，身热不渴，烦闷头疼，**龙齿汤方**

龙齿捣　前胡去芦头。各半两　犀角镑　木通剉　黄芩去黑心。各一分　牛黄研。半钱

上六味，除牛黄外，各细剉。分作二服，每服用水一盏半，煎至八分，去滓，入牛黄一字搅匀，不拘时温服。

治伤寒刚痓，闭目合面，肢节急强，身热头疼，**羌活汤方**

羌活去芦头　王不留行　桂去粗皮　黄松节炒。各一两　当归切，焙　茯神去木。各三分　防风去叉　荆芥穗各半两　麻黄去根节　石膏各一两半

上一十味，粗捣筛。每服五钱匕，水一盏半，煎至八分，去滓，不拘时温服，良久以葱豉粥投，出汗；未汗再服，以差为度。

治伤寒刚痓，通身壮热，**龙齿犀角汤方**

龙齿　犀角镑　前胡去芦头。各一两　牛黄一钱半

上四味，将三味粗捣筛。每服五钱匕，水一盏半，煎至八分，去滓，入牛黄少许，不拘时温服。

治伤寒刚痓，壮热头痛，筋脉不能舒展，**犀角大黄散方**

犀角镑　大黄剉，炒。各一两　芎䓖半两　石膏二①两　牛黄研。半分②

上五味，捣罗四味为散，入牛黄同研令匀。每服一钱匕，不拘时煎淡竹叶汤调下。

治伤寒刚痓，无汗恶寒，口噤背强，**小续命汤方**

麻黄去根节，煎，掠去沫　桂去粗皮　甘草炙。各半两　防风

---

① 二：明抄本、乾隆本、日本抄本、文瑞楼本同，日本抄本旁注"二一作一"。

② 分：明抄本、乾隆本、文瑞楼本同，日本抄本作"两"。

去叉。一分半　芍药　白术　人参　芎䓖　附子生，去皮脐　防己　黄芩去黑心。各一分

上一十一味，剉如麻豆。每服五钱匕，水一盏半，煎至一盏，去滓，入生姜汁少许，再煎一二沸，温服，日三夜二。若柔痓自汗者，去麻黄；夏病及病觉热甚者，减桂枝一半；冬及初春病，去黄芩。

伤寒柔痓

论曰：柔痓之状，摇头发热，颈项强急，腰身反张，或瘈疭口噤，与刚痓同。然谓之柔痓者，特以其自汗不恶寒故也。痓又谓之痉者，盖痉、痓一类，古人特以强直名之[①]。

治伤寒柔痓，项背强几几，反汗出恶风，**桂枝加葛根汤**方

葛根四[②]两　麻黄去节，煎，掠去沫，焙　芍药各三两　甘草炙，剉　桂去粗皮。各二两

上五味，粗捣筛。每服五钱匕，水二盏，入生姜五片，大枣两枚，擘破，煎至一盏，去滓温服，良久再服。以衣被覆微汗出差，不须啜粥。

治伤寒柔痓，手足厥冷，筋急，汗不止，**桂术汤**方

桂去粗皮。一两　白术　人参　附子炮裂，去脐皮。各三分　防风去叉　干姜炮　甘草炙。各半两

上七味，剉如麻豆。每服五钱匕，水一盏半，煎至八分，去滓温服，日二服。

治伤寒柔痓，手足逆冷，筋脉拘急，汗出不止，颈项强直，摇头口噤，**附子白术汤**方

附子炮裂，去皮脐　白术各一两　芎䓖三分[③]　独活去芦

---

① 痓又谓之痉……名之：此19字文瑞楼本同，乾隆本作"痓本汗下后，津液不足荣养，筋脉强直，以名之"，明抄本、日本抄本基本同底本，但"痉痓一类"明抄本作"痉一类"，日本抄本作"以痓一类"。

② 四：明抄本、日本抄本、文瑞楼本同，乾隆本作"一"。

③ 三分：明抄本、乾隆本、文瑞楼本同，日本抄本无。

头　桂去粗皮。各半两

上五味，剉如麻豆。每服三①钱匕，水一盏，入生姜半分，拍碎，枣二枚，擘破，同煎至七分，去滓温服，不计时候。

治伤寒柔痓汗出，身体强直，手足多寒，**五味子汤**方

五味子炒。一两　附子炮裂，去脐皮　木香　槟榔各三分②　白术　桂去粗皮　干姜炮　甘草炙。各半两

上八味，剉如麻豆。每服五钱匕，水一盏半，煎至八分，去滓，食后温服，晚再服。

治伤寒柔痓，身体强直，汗出不止，腹内急痛，**附子散**方

附子炮裂，去皮脐　干姜炮　甘草炙，剉　桂去粗皮　人参各半两

上五味，捣罗为散。每服二钱匕，以姜粥饮调下，不拘时。

治时行及伤寒后虚烦，发即闭眼合面者，柔痓之候也，手足厥冷，筋脉急强，汗出不止，**姜术汤**方

干姜炮　白术　桂去粗皮。各一两　附子炮裂，去脐皮　甘草炙。各半两　防风去叉。一两

上六味，剉如麻豆。每服五钱匕，用水一盏半，煎至八分，去滓温服。

治伤寒柔痓，四肢逆冷，汗不止，腹中痛，筋脉急，**柴胡饮**方

柴胡去苗　赤茯苓去黑皮。各三分　槟榔煨，剉　五味子炒。各半两③　桂去粗皮　高良姜　羌活去芦头。各一分

上七味，粗捣筛。每服五钱匕，用水一盏半，煎至八分，去滓温服。

治伤寒柔痓，病经三日不差，恐阴气攻五脏致损，**茯苓汤**方

赤茯苓去黑皮　五味子炒　麦门冬去心，焙。各二两　柴胡去

---

① 三：日本抄本、文瑞楼本同，明抄本、乾隆本作"五"。
② 分：文瑞楼本同，明抄本、乾隆本、日本抄本作"两"。
③ 半两：明抄本、文瑞楼本同，乾隆本作"五分"，日本抄本作"一分"。

苗。一两半　桂去粗皮。一两　槟榔剉　细辛去苗叶。各半两

　　上七味，粗捣筛。每服四①钱匕，水一大盏，煎至六分，去滓
温服。

---

①　四：日本抄本、文瑞楼本同，明抄本、乾隆本作“五”。

卷第二十九

伤寒门

伤寒坏病　伤寒狐惑　伤寒百合　伤寒阴阳易　伤寒鼻衄

伤寒门

伤寒坏病

论曰：伤寒太阳病三日，已发汗，若吐若下若温针，仍不解者，多变为坏病。又太阳病转入少阳，已吐下发汗，少阳证罢，此为坏病，知犯何逆，以法治之。此皆由伤寒病在诸经络，发汗吐下而病证不除，又感异气，气有寒暑燥湿风不同，病亦随变，故谓之坏病。又有伤寒过经，再受热邪，留蓄脏腑，病候多变者，及伤寒解后，虚羸少气，余证未除者，皆谓之坏病也。

治伤寒坏病差后，或十数日，或半月二十日，终不惺惺，精神昏，语言错，又无寒热，医或作鬼祟，或作风疾，多端治疗弗效，或朝夕潮热颊赤，或似疟，皆由发汗不尽，余毒在心包络间所致，**知母麻黄汤方**

知母焙。一两半　麻黄去根节，煎，掠去沫　甘草炙，剉　芍药　黄芩去黑心。各半两　桂去粗皮。半两，盛暑中可减半

上六味，剉如麻豆大。每服五钱匕，水一盏半，煎至八分，去滓温服，半日内可相次三服，温覆取汗；未汗再服。若心烦不眠，欲饮水者，当稍稍与之，令胃中和即愈。

治伤寒坏病，经数日未差，诸药不能除，**升麻汤方**

升麻　鳖甲醋炙，去裙襕　枳壳去瓤，麸炒　犀角镑　葛根　黄芩去黑心。各三分　甘草炙，剉　前胡去芦头　乌头炮裂，去皮脐。各半两

上九味，剉如麻豆。每服五钱匕，水一盏半，煎至八分，去滓，下地黄汁二合，搅匀，食后温服。

治伤寒坏证经半月不解，**鳖甲汤方**

鳖甲醋炙，去裙襴　柴胡去苗　升麻　枳实细剉，去瓤，麸炒　犀角镑　黄芩去黑心。各一两　甘草炙，剉　乌梅肉各半两

上八味，粗捣筛。每服五钱匕，水一盏半，煎至八分，去滓，下地黄汁二合，搅匀，食后温服。

治伤寒坏病，医所不能治，热在胸中，不能言语，**麦奴丸方**

麦奴　釜底墨　灶突墨　梁上①尘　大黄剉，炒　黄芩去黑心　朴消研。各半两　麻黄去根节。一两②

上八味，捣研为末，炼蜜和捣三五百杵，丸如弹丸大。每服一丸，新汲水研下。如渴，当极饮水，不欲水，亦强饮之。须臾必寒，寒已，汗出差。

治伤寒坏病，冷热相搏，心下结，胸满气急，大便不利，体变黄青黑如桃枝色，四肢逆冷，热结在内者，不可服汤饮，宜**麝香丸方**

麝香研　猪苓去黑皮　朴消研　荛花炒　芫花醋炒。各一分　大黄剉，炒　商陆　甘遂炮。各半两③

上八味，捣研为末，炼蜜和捣三五百杵，丸如绿豆大。每服十丸，食前温汤下。良久必利；未利，再服。

治伤寒坏病，头与骨肉俱痛，狂言妄语，医所不疗者，**黑奴丸方**

麻黄去根节。一两半　黄芩去黑心　甘草炙，剉　灶突墨　芒消各一两④　豉一合。炒

上六味，捣罗为末，炼蜜和捣三五百杵，丸如弹子大。每服

---

① 上：原作"土"，文瑞楼本同，形近而误，据明抄本、乾隆本、日本抄本改。

② 釜底墨……一两：此31字日本抄本、文瑞楼本同，明抄本、乾隆本作"大黄　麻黄　片芩　梁上尘　灶底墨二两　朴消两半"。

③ 麝香……各半两：此33字日本抄本、文瑞楼本同，明抄本、乾隆本作"麝香五钱　猪苓　朴消　大黄　芫花　甘遂　商陆一两"。

④ 麻黄……各一两：此25字日本抄本、文瑞楼本同，明抄本、乾隆本作"麻黄　片芩　甘草　芒消　灶突墨一两"。

一丸，新汲水研下，不拘时候①。

治伤寒坏病，**大效丸方**

乌头　附子各一两。二味去皮脐，为末，用醋一升煎尽为度，又入好酒一升，再煎成膏后入诸药　乌蛇酒浸，去皮、骨，炙　细辛去苗叶　厚朴去粗皮，姜汁炙②　人参　赤茯苓去黑皮　桂去粗皮　干蝎炒　木香　乳香研　草豆蔻去皮　硇砂研③　胡桐泪　槟榔剉　腻粉　不灰木各一分

上一十七味，将一十五味捣研为末，入二味膏子内和捣，丸如梧桐子大。每服十丸。如阳盛，研牛黄腻粉水下；如阴盛发厥，心胸结痞，煎柳枝汤下。

治伤寒坏病，经久不差，潮热不退，身体沉重，昏愦烦闷，**麦门冬汤方**

麦门冬去心，焙　赤茯苓去黑皮。各一两　鳖甲④去裙襕，醋炙。二两　甘草炙，剉。半两

上四味，粗捣筛。每服三钱匕，水一盏，乌梅一个，小麦五十粒，同煎至七分，去滓温服，不拘时候。

治伤寒坏病，潮热⑤颊赤，口干烦躁，神思昏塞⑥，经久不差，**前胡汤方**

前胡去芦头。二两　柴胡去苗　常山　人参　葛根剉。各一两　甘草炙，剉。三分

上六味，粗捣筛。每服三钱匕，水一大盏，乌梅一个，椎碎，生姜三片，煎至七分，去滓温服，不拘时候。

---

　　①　每服一丸……不拘时候：此13字日本抄本、文瑞楼本同，明抄本、乾隆本作"新汲水下一丸。考此丸与阳毒黑奴丸不同"。

　　②　炙：文瑞楼本同，明抄本、乾隆本无，日本抄本作"炒"。

　　③　研：日本抄本、文瑞楼本同，乾隆本作"水飞去土石，煮过"，明抄本"土"误作"上"。

　　④　鳖甲：日本抄本、文瑞楼本同，明抄本、乾隆本此药排在药物组成的最后，剂量作"一两"，赤茯苓无"各一两"，甘草无"半两"。

　　⑤　潮热：日本抄本、文瑞楼本同，明抄本、乾隆本作"潮热不退"。

　　⑥　塞：日本抄本、文瑞楼本同，明抄本、乾隆本此后有"烦闷"。

伤寒狐惑

论曰：狐惑之病，或初得状似伤寒，或因伤寒而变，然皆虫证也。虫食其喉为惑，使人声嗄；虫食其下部为狐，使人咽干。其候皆默默欲眠，不得卧，起居不安，恶饮食，面目乍赤乍白乍黑是也。此由伤寒病腹内热，饮食少，肠胃空虚，而虫为之不安，故随所食上下部而病名狐惑也。

治伤寒变成狐惑，其脉数，无热微烦，默默但欲卧，汗出，得之三四日眼赤，得之七八日目四眦黑，能食者，脓已成也。宜**赤小豆当归散**方

赤小豆一升。水浸令芽生，焙干　当归切，焙。一两

上二味，捣罗为细散。每服二[①]钱匕，浆水一盏，煎五七沸，和滓温服，不拘时。

治伤寒不发汗[②]十日以上，成狐惑病，腹胀面赤，恶闻食臭，**羚羊角汤**方

羚羊角镑　大腹并皮子用，剉　柴胡去苗　朴消各半两　萎蕤三分　石膏碎　桑根白皮剉。各一两

上七味，粗捣筛。每服五钱匕，水一盏半，煎至八分，去滓温服，不拘时。

治伤寒不发汗后变成狐惑，脉数无热，微烦目赤，但欲眠睡，咽干不能食，**黄芩汤**方

黄芩去黑心　射干各一两　黄连去须，炒。三分　甘草炙，剉　前胡去芦头　青竹茹　知母焙。各半两

上七味，粗捣筛。每服五钱匕，水一盏半，煎至八分，去滓，食后温服。

治伤寒发汗后变成狐惑，毒气发盛，恶闻饮食，咽中干痛，胸胁满闷，**犀角汤**方

---

① 二：日本抄本、文瑞楼本同，明抄本、乾隆本作"三"。
② 不发汗：日本抄本、文瑞楼本同，明抄本作"不发"，乾隆本作"不解"。

犀角镑。三分　黄连去须，炒　芍药　木通剉　木香　枳实去瓤，麸炒　射干　人参　半夏汤洗七遍，炒干。各半两

上九味，粗捣筛。每服五钱匕，水一盏半，生姜一枣大，拍碎，煎至八分，去滓，食前温服。

治伤寒狐惑䘌病，**桃仁汤**方

桃仁去皮尖、双仁，炒　槐子　艾各一两

上三味，咬咀如麻豆大。每服五[①]钱匕，水一盏半，枣三枚，擘破，煎至八分，去滓温服。

治伤寒狐惑，咽喉涩痛，唇口破，唾脓血，**知母汤**方

知母焙。一两　石膏二两　黄芩去黑心　甘草炙，剉。各三分

上四味，粗捣筛。每服五钱匕，水一盏半，糯米[②]一匙，煎至八分，去滓，食前温服。

治伤寒病后，有疮出下部，**黄连犀角汤**方

黄连去须。半两　犀角镑。一两。如无，以升麻代之　乌梅七枚　木香一分

上四味，咬咀如麻豆大。每服三钱匕，水一盏，煎至六分，去滓温服。

治伤寒阴阳不和，变成狐惑，目如鸠赤，面色斑纹如锦，**木通汤**方

木通剉。一两　吴茱萸汤洗三遍，炒干[③]　桂去粗皮　细辛去苗叶。各半两　甘草三分。剉，炙

上五味，粗捣筛。每服五钱匕，水一盏半，枣二枚，擘破，葱白五寸，煎至八分，去滓，食前温服。

治伤寒不发汗成狐惑，六七日不解，寒热来去，胸胁满痛，默默睡卧[④]，不欲食，心烦，善呕腹痛，**前胡汤**方

前胡去芦头。一两　半夏一两半。汤洗七遍，炒干　黄芩去黑

---

① 五：日本抄本、文瑞楼本同，明抄本、乾隆本作“三”。
② 糯米：日本抄本、文瑞楼本同，明抄本、乾隆本作“粳米”。
③ 炒干：日本抄本、文瑞楼本同，明抄本、乾隆本作“炒。三两”。
④ 睡卧：日本抄本、文瑞楼本同，明抄本、乾隆本作“欲卧”。

心 甘草炙，剉。各三分① 人参一两

上五味，粗捣筛。每服五钱匕，水一盏半，生姜一枣大，拍碎，枣三枚，擘破，煎至八分，去滓，空心温服。

治伤寒发汗不解，变成狐惑，寒热无常，心中躁闷，不欲饮食，**半夏汤**方

半夏汤洗七遍，炒干 木通剉 桃仁汤浸，去皮尖、双仁，炒 附子炮裂，去皮脐 桂去粗皮 葛根 枳壳去瓤，麸炒 黄芩去黑心。各半两 羚羊角镑。一分 升麻一分半 麻黄去根节。三分

上一十一味，剉如麻豆。每服五钱匕，水一盏半，生姜一枣大，拍碎，煎至八分，去滓温服。

治伤寒不发汗，变成狐惑病，在阳曰惑，在阴曰狐，其状默默眠睡，起则不安，喉中干燥，恶闻食臭，其面或赤或白，语声微弱，先宜服此**薰草汤**②方

零陵香 黄连去须，炒。各一两

上二味，剉如麻豆大。平分二服，每服用浆水二盏，浸药一宿，煎至一盏，去滓，食前温服，日再。

治伤寒狐惑，下部蠹疮，**雄黄导气散**方

雄黄研 青葙子 苦参 黄连各半两 桃仁去皮尖、双仁，炒，研。一分

上五味，捣研为散。以生艾捣汁，和如枣子大，绵裹导下部，扁蓄汁和更佳。冬月无艾，只用散绵裹亦得③。

治伤寒发汗下利不解，心中躁闷④，复热发，壮热，大肠不通，咽中干痛，变成狐惑，**皂荚丸**方

皂荚二梃。去皮、子，慢火炙黑 大黄半两。生用 槟榔

---

① 分：明抄本、乾隆本、文瑞楼本同，日本抄本作"两"。

② 薰草汤：日本抄本、文瑞楼本同，明抄本、乾隆本作"薰汤"。

③ 只用散绵裹亦得：日本抄本、文瑞楼本同，日本抄本旁注《纂要》只用散作蓄用根"，明抄本、乾隆本作"蓄用根"。

④ 心中躁闷：日本抄本、文瑞楼本同，明抄本、乾隆本作"心烦躁闷"。

剉 木香各一分

上四味，捣罗为末，炼蜜和捣三五百杵，丸如梧桐子大。每服二十[1]丸，生姜茶清下，不拘时，日再。

治伤寒狐惑，微烦，默默欲卧，毒气上攻，咽干声嘎，下蚀湿䘌，或便脓血，**雄黄丸**方

雄黄研 当归剉，炒。各三分 卢会研 麝香研。各一分 槟榔剉。半两

上五味，捣研为末，煮面糊和丸如梧桐子大。每服十五丸至二十丸，食前温粥饮下，日三。

治伤寒狐惑，神思昏闷[2]，大便难，肌肤热，**柴胡散**方

柴胡去苗 大黄剉，炒 赤芍药 槟榔剉 枳实麸炒，去瓤。各一两 半夏半两。姜汁浸令透，焙

上六味，捣罗为散。每服二钱匕，浓煎苦楝根汤调下，米饮亦得。

治伤寒狐惑，虫蚀上部则声嘎，**甘草泻心汤**方

甘草炙。四两 黄芩去黑心 人参 干姜炮。各三两 黄连去须。一两 半夏汤洗去滑，七遍，暴干。二两

上六味，㕮咀如麻豆大。每服五[3]钱匕，水一盏半，生姜二枣大，拍碎，煎取八分，去滓温服，日再。

治伤寒不发汗，变成狐惑，毒气上攻，喉咽疼痛，下痢不止，**地榆汤**方

地榆 黄连去须 木香各半两 白术一分半[4] 甘草炙，剉 阿胶炙燥。各一分

上六味，粗捣筛。每服五钱匕，水一盏半，生姜一枣大，拍碎，煎至八分，去滓，食前温服。

治伤寒狐惑病在上焦，**撩膈汤**方

圣济总录

七九八

---

① 二十：明抄本、乾隆本、文瑞楼本同，日本抄本作"一十"。
② 神思昏闷：日本抄本、文瑞楼本同，明抄本、乾隆本作"神思昏乱"。
③ 五：日本抄本、文瑞楼本同，明抄本、乾隆本作"三"。
④ 一分半：日本抄本、文瑞楼本同，明抄本、乾隆本作"炒。三分"。

苦参一两　甘草半两。生用

上二味，细剉。用浆水一盏半，煎至八分，去滓，五更初服，良久即吐。

治伤寒狐惑，毒攻下部，肛内生疮，熏洗，**四皮汤**方

槐白皮　柳白皮　桑白皮　桃白皮

上四味，等分，各细剉。每用四两，以浆水一斗，煎至七升，去滓，熏洗下部。

治伤寒不发汗，变成狐惑，毒气下蚀肛门，痒甚不已，或下脓血，**槟榔丸**方

槟榔半两。生，捣末　杏仁四十九粒。汤浸，去皮尖、双仁，研　丹砂一钱。别研　麝香半两[①]。研

上四味，同研匀细，用饧和丸如枣核大，先用椿根、槐白皮各二两，以水一斗，煎十余沸，去滓，熏洗肛门后，将药内之。

治伤寒狐惑，毒[②]蚀下部，肛外如鼍，痛痒不止，**雄黄熏**方

雄黄研。半两

上一味，先用瓶一只口稍大者，入灰半瓶，灰上如装香火，将雄黄烧之，候烟出，坐瓶口熏之。

伤寒百合

论曰：伤寒百合病者，谓百脉一宗，悉致其病也。其状意欲食，复不能食，常默默，欲得卧，复不能卧，欲出行，复不能行，食饮有时美，亦有时不美，如有寒，复如无寒，如有热，复如无热，口苦，小便赤黄，得药则吐利者是也。此皆由伤寒及虚劳大病后，腑脏俱虚，荣卫耗弱，不能平复，变成斯疾也。然以百脉一宗，悉致其病，又无复经络，故其病证变异。而治之者，亦宜各随其证。

治百合伤寒已经下后，**百合滑石代赭汤**方

---

① 半两：日本抄本、文瑞楼本同，明抄本、乾隆本作“一钱”。
② 毒：日本抄本、文瑞楼本同，明抄本、乾隆本作“虫”。

百合七^①枚。擘破　滑石一两。碎　代赭如弹丸大一枚。碎

上三味，先以水洗百合，渍一宿，白沫出，去其水，更以新汲水二盏，煎取一盏，去滓，别用新汲水二盏，煮滑石、代赭，取一盏，去滓后合和重煎，取一盏半，分温再服。

治百合伤寒病吐之后者，**百合鸡子汤**方

百合七枚。擘　鸡子黄一枚

上二味，先以水洗百合，渍一宿，当白沫出，去其水，更以新汲水二盏，煎取一盏，去滓，内鸡子黄搅匀，分温再服。

治百合伤寒已经汗后，**百合知母汤**方

百合七枚。擘　知母一两

上二味，先将百合擘碎，用新汲水二盏浸一宿，当有白沫出，去却沫水了，却用新汲水二盏煮百合，取汁一盏，去滓，盛于净器中，又将知母亦用新汲水二盏，煮取一盏，去滓后，将百合、知母汁相和，同煎取一盏半，不计时候，分温作二服。

治百合伤寒病变发热，**百合滑石散**方

百合一两　滑石三两^②

上二味，捣罗为散，更入乳钵研如粉。每服空心，米饮调下二钱匕，日二服，当微利，即住服。

治百合伤寒病，已^③经吐下发汗，病形如初者，**百合地黄汤**方

百合七枚。擘　生地黄汁一盏

上二味，先以水洗百合，渍一宿，白沫出，去其水，更以新汲水二盏，煮取一盏，去滓，内地黄汁，再煎取一盏半，分温再服，中病勿更服，大便当如漆。

治百合伤寒病不差，不思食，欲成劳，**百合半夏汤**方

百合二两　半夏汤洗七遍，炒令干　人参　赤茯苓去黑皮　黄连去须，剉，微炒　知母各一两　生干地黄焙。一两半

----

① 七：日本抄本、文瑞楼本同，明抄本、乾隆本作"五"。

② 三两：日本抄本、文瑞楼本同，明抄本作"两半"，乾隆本作"一两"。

③ 已：明抄本、乾隆本、日本抄本、文瑞楼本同，日本抄本旁注《金匮》《纂要》作不"，《金匮要略·百合狐惑阴阳毒病脉证治第三》作"不"。

上七味，粗捣筛。每服五钱匕，用水一盏半，入生姜一分，拍碎，同煎至八分，去滓，食后温服，日二。

治百合伤寒病久不差，不思食，欲成劳，**百合柴胡汤**方

百合二两　柴胡去苗　知母焙　黄连去须，剉，微炒　秦艽去苗、土　栝楼根各一两　甘草半两。炙赤

上七味，粗捣筛。每服五钱匕，水一盏半，生姜半分，拍碎，煎至七分，去滓，食前温服，日三。

治百合伤寒病似劳，形状如疟，**百合紫菀汤**方

百合① 紫菀去苗、土　柴胡去苗　杏仁汤浸，去皮尖、双仁，炒令黄　白茯苓去黑皮　甘草炙令微赤

上六味，等分，粗捣筛。每服五钱匕，水一盏半，生姜半分，拍碎，煎至七分，去滓，空心温服，日晚再服。

治百合伤寒病，补阴养阳，**厚朴散**方

厚朴去粗皮，姜汁炙令紫黑色　桃仁去皮尖、双仁，炒黄，别研　杏仁去皮尖、双仁，炒令黄，别研。各一两　紫石英别研　白鲜皮② 五加皮剉③ 桑根白皮剉④。各半两

上七味，捣研为散，更入乳钵，一处研如粉。每服食前，用葱白糯米煎汤调下二钱匕，日二。

治伤寒差后，已经二七日，潮热不解，将变成百合病，身体沉重无力，昏如醉状，**百合前胡汤**方

生百合三枚。擘，洗　前胡去芦头　麻黄去节⑤。各一两半　葛根剉。二两　生麦门冬去心。半两　石膏三两。碎

上六味，㕮咀如麻豆大。每服五钱匕，水一盏半，煎取七分，

---

① 百合：文瑞楼本同，明抄本、乾隆本、日本抄本此后有"二两"。
② 白鲜皮：日本抄本、文瑞楼本同，明抄本、乾隆本此后有"洗"。
③ 剉：日本抄本、文瑞楼本同，明抄本、乾隆本作"洗"。
④ 剉：日本抄本、文瑞楼本同，明抄本、乾隆本作"炙"。
⑤ 麻黄去节：日本抄本、文瑞楼本同，明抄本、乾隆本作"升麻"。

去滓温服；后如食顷再服①。

治百合伤寒兼下痢不止，心中愊愊②坚而烦呕，**半夏汤方**

半夏三两。汤洗七遍，焙令干　黄芩去黑心　百合各一两半　干姜炮裂　黄连去须，剉，微炒　人参各一两　甘草炙令赤，剉。半两

上七味，粗捣筛。每服五钱匕，水一盏半，生姜半分，拍碎，枣三枚，擘破，煎至七分，去滓，食前温服，日二。

伤寒阴阳易

论曰：凡伤寒大病之后，气血未复，若房事太早，不特令病人劳复，因尔染易，男病传女，女病传男，犹转易然，故名曰阴阳易。其状身热冲胸③，头重不能举，目眩，四肢拘急，苦小腹急痛，力弱著床，不能转侧，举动凭人。若不即治则死，或经岁月渐至羸困亦死。

治伤寒大病差后，复劳④，阴阳易，**枳实汤方**

枳实去瓤，麸炒　栀子仁各一分　豉二合。绵裹⑤　雄鼠粪一七⑥枚。微炒

上四味，粗捣筛。用淘米泔二盏，先煎取一盏半，后下药，再煎取八分，去滓，食前分温作二服；未效，再服。

治伤寒阴阳易，惊气欲绝，**荆芥汤方**

---

① 上六味……再服：此32字日本抄本、文瑞楼本同，明抄本、乾隆本作"水煎五钱热服，少顷又服。又伤寒瘥后十余日，潮热不退，身体沉重，昏昏如醉，名前胡汤主之。药味皆合，但分两不合"。

② 愊愊（bì bì 必必）：郁结，烦闷。苏轼《书试院中诗》："伯时苦水悸，愊愊不欲食，作欲骤以排闷。"《杂病广要·胸痹心痛》："胸痹之候，胸中愊愊如满，噎塞不利。"

③ 身热冲胸：日本抄本、文瑞楼本同，明抄本、乾隆本作"身体重少气，热上冲胸"。

④ 复劳：日本抄本、文瑞楼本同。明抄本、乾隆本作"劳复"，义胜。

⑤ 绵裹：日本抄本、文瑞楼本同，明抄本、乾隆本作"炒"。

⑥ 一七：日本抄本、文瑞楼本同，明抄本作"十七"，乾隆本作"二十七"。

荆芥穗半两　鸡膍胵①炙。半两　桑螵蛸剉，炒。一分②　鼠③
一枚。和皮骨烧灰，别研

上四味，以三味粗捣筛。每服五钱匕，用水二盏，入葱白、
薤白各一茎，切，煎至一盏，去滓，下鼠灰末一钱匕，搅令匀，
空心温服，日晚再服。

治伤寒后未平复，强合阴阳，毒气感动身体，热气冲胸，头
重不能举，四肢拘急，小腹疞④痛，或即筋脉舒缓，气力疲乏，眠
卧著床⑤，不能⑥摇动，甚者手足拳即死，**木香丸方**

木香一两　犀角镑屑　生干地黄焙　葳蕤各三分　杜仲去粗
皮，炙，剉。半两　沉香剉　白术各三分　石膏研碎　当归切，焙。
各一两　芎劳剉　知母焙。各三分⑦　柴胡去苗　肉苁蓉酒浸去皱
皮，焙。各一两　槟榔剉　蘹香子炒　人参剉　白茯苓去黑皮。各
半两　附子炮裂，去皮脐。一两

上一十八味，捣罗为细末，炼蜜和丸梧桐子大。每服三十丸，
空心温酒下⑧。

治伤寒阴阳易，一身疼重，少气，小腹急，或引阴中拘挛，
热上冲胸，头重不欲举，眼中生花，或膝胫拘急，**烧裈散方**

妇人中裈烧作灰⑨，妇人病取男者

上一味，细研。水服方寸匕，日三，小便利、阴头肿为愈。

治伤寒后阴阳易，身体重，小腹里急，阴头微肿，**立效汤方**

---

①　膍胵：日本抄本、文瑞楼本同，明抄本、乾隆本作"肶皮"。
②　分：日本抄本、文瑞楼本同，明抄本、乾隆本作"两"。
③　鼠：日本抄本、文瑞楼本同，明抄本、乾隆本作"雄鼠"。
④　疞：日本抄本、文瑞楼本同，明抄本、乾隆本作"切"。
⑤　著床：日本抄本、文瑞楼本同，明抄本、乾隆本作"不著床"。
⑥　不能：日本抄本、文瑞楼本同，明抄本、乾隆本无。
⑦　三分：日本抄本、文瑞楼本同，明抄本、乾隆本作"五钱"。
⑧　每服……温酒下：此10字日本抄本、文瑞楼本同，明抄本、乾隆本作
"空心酒下三十丸，晚再服"。
⑨　烧作灰：日本抄本、文瑞楼本同，明抄本作"取对阴户者，水洗烧灰"，
乾隆本"者"作"所"。

韭[1]一握。细切　雄鼠粪二七[2]枚。炒

上二味，都用水三盏，煎至二盏，去滓，不计时候，一日服令尽，汗出即愈。

治伤寒后阴阳易，头痛壮热，**石膏汤**方

石膏二两。研　荆芥穗一两　青竹茹半两

上三味，粗捣筛。每服三[3]钱匕，用水一盏，煎至七分，去滓，食后温服。

治伤寒后阴阳易，小腹拘急，阴肿，身体热，毒气冲心胸，头重不能举，**萎蕤汤**方

萎蕤一两　桂去粗皮。半两[4]　木香三[5]分　雄鼠粪二七[6]枚。微炒　荆芥穗半两

上五味，粗捣筛。每服五钱匕，用水一盏半，煎至一盏，去滓，食前温服，日再服，以差为度。

治伤寒后阴阳易，头重，百节解，吸吸少气，著床不能[7]，摇动，甚者手足拳，阴肿，**丰本汤**方

韭根洗，切，焙　栝楼根各二两　青竹茹　干姜焙。各半两　雄鼠粪炒。一分[8]

上五味，粗捣筛。每服五钱匕，用水一盏半，煎至一盏，去滓，食前温服。

治伤寒阴阳易，**二灰散**方

手足指甲二十片[9]。男病用女者，女病用男者　中衣裆[10]一片。男病用女者，女病用男者

---

① 韭：日本抄本、文瑞楼本同，明抄本、乾隆本作"韭白"。
② 二七：日本抄本、文瑞楼本同，明抄本、乾隆本作"二十七"。
③ 三：明抄本、乾隆本、文瑞楼本同，日本抄本作"二"。
④ 半两：日本抄本、文瑞楼本同，明抄本、乾隆本作"三分"。
⑤ 三：明抄本、乾隆本、文瑞楼本同，日本抄本作"二"。
⑥ 二七：日本抄本、文瑞楼本同，明抄本、乾隆本作"二十一"。
⑦ 著床不能：日本抄本、文瑞楼本同，明抄本、乾隆本作"不能著床"。
⑧ 一分：日本抄本、文瑞楼本同，明抄本、乾隆本作"二十七枚"。
⑨ 片：日本抄本、文瑞楼本同，明抄本、乾隆本作"大片"。
⑩ 中衣裆：日本抄本、文瑞楼本同，明抄本、乾隆本作"裈裆布，水洗"。

上二味，并烧作灰，研令细。分三服，不计时候，温酒调下。

治伤寒未平复，阴阳交易，壮热头痛，或鼻中出血，**犀角汤方**

犀角镑屑。一两　石膏研碎。三两　竹茹剉碎　葛根剉　丹参各一两

上五味，粗捣筛。每服五钱匕，水一盏半，煎至一盏，去滓，食后温服。

治伤寒后未平复，合阴阳相易，力劣汗出，及鼻衄头疼，**杜仲散方**

杜仲去粗皮，炙，剉。一①两　牡蛎熬②。二两

上二味，捣罗为细散。每服二钱匕，食后浓煎麻黄根汤调下③，日三④服。

伤寒鼻衄

论曰：伤寒鼻衄者，由热气蕴盛，血液⑤妄行。盖心主血，肝则藏之，肺主气，鼻则通之，心肝为热邪所伤，则血随气行⑥，所以从鼻出也。昔人谓阳盛则衄者，盖阳盛则热盛，热盛则宜衄，故伤寒太阳证衄血乃解，谓是故也。至于阴病，则不宜衄。盖阴证自无热，安得而衄？故少阴病但厥无汗，强发之，必动血，从口鼻耳目出者，是谓下厥上竭，为难治也。

治伤寒鼻衄脉微者，**黄芩芍药汤方**

黄芩去黑心。三分　芍药　甘草炙。各半两

上三味，粗捣筛。每服三钱匕，水一盏，煎至六分，去滓温服。

---

① 一：日本抄本、文瑞楼本同，明抄本、乾隆本作"二"。
② 熬：日本抄本、文瑞楼本同，明抄本、乾隆本作"烧红，醋淬三次，研"。
③ 调下：日本抄本、文瑞楼本同，明抄本、乾隆本作"空心下"。
④ 日三：日本抄本、文瑞楼本同，明抄本、乾隆本作"晚再"。
⑤ 血液：日本抄本、文瑞楼本同，明抄本、乾隆本作"血溢"。
⑥ 行：日本抄本、文瑞楼本同，明抄本、乾隆本作"妄行"。

治伤寒及温病，应发汗而不发汗，内有瘀血，鼻衄吐血，面黄，大便黑①，**犀角地黄汤方**

犀角屑如卒无，以升麻代之　牡丹皮各一两②　生地黄半斤　芍药三分

上四味，㕮咀如麻豆大。每服五钱匕，水一盏半，煎至一盏，去滓温服。有热如狂者，加黄芩去黑心二③两；其人脉大来迟，腹不满，自言满者，为无热，不用黄芩。

治伤寒衄血不止，**茅花汤方**

茅花一把

上一味，剉碎，以水三盏，煎浓汁一盏，分二服。无花，以根代之。

治伤寒热病，鼻衄不止，或兼唾血，**黄连散方**

黄连去须　伏龙肝　淡竹茹各三分　黄芩去黑心。一两　栀子仁　甘草炙。各半两

上六味，粗捣筛。每服五钱匕，水一盏半，生姜一枣大，拍碎，煎至八分，去滓，入生地黄汁半合，乱发灰半钱匕，搅匀，更煎一沸，食后温服。

治伤寒鼻衄不止，**竹茹汤方**

青竹茹　黄芩去黑心。各一两　蒲黄　伏龙肝各半两

上四味，粗捣筛。每服五钱匕，水一盏半，煎至八分，去滓，下藕汁一合，搅匀，食后温服。

治伤寒鼻衄不止，头面俱热，**犀角汤方**

犀角镑　大青　甘草炙。各三分　升麻　鸡苏茎叶　小蓟各一两　黄芩去黑心　芍药各一两半　生干地黄焙　朴消各二两

上一十味，㕮咀如麻豆大。每服五④钱匕，水一盏半，煎至八分，去滓温服。

---

① 黑：日本抄本、文瑞楼本同，明抄本、乾隆本作"青黑"。
② 两：日本抄本、文瑞楼本同，明抄本、乾隆本作"分"。
③ 二：明抄本、乾隆本、文瑞楼本同，日本抄本作"一"。
④ 五：日本抄本、文瑞楼本同，明抄本、乾隆本作"三"。

治伤寒鼻衄不止，此是阳毒攻肺，**阿胶汤方**

阿胶炙令燥　黄芩去黑心。各一分　葱白五寸。连须　豉一百粒①　干艾叶炒。半两

上五味，细剉。分作二服，每服用水一盏半，煎至七分，去滓，下生地黄汁一合，搅匀，食后温服。

治伤寒鼻衄及吐血，心中坚硬，遍身疼痛，四肢烦闷，**刺蓟汤方**

刺蓟　生麦门冬去心　生干地黄焙。各一两　鸡苏②　赤茯苓去黑皮　青竹茹各半两

上六味，咬咀如麻豆大。每服三③钱匕，水一盏，生姜一枣大，拍碎，煎至七分，去滓，食后温服。

治伤寒鼻衄不止，**黄芩汤方**

黄芩去黑心　栀子仁　大黄剉，炒　蒲黄　荆芥穗各半④两

上五味，剉如麻豆大。每服三钱匕，水一盏半，煎至八分，去滓温服，不拘时候。

治伤寒鼻衄不止，**金黄散方**

郁金　甘草炙。各半两　黄药子　黄檗去粗皮，炙。各一分

上四味，捣罗为细散。每服二钱匕，冷水调下，不拘时，以止为度。

治伤寒头痛壮热，鼻衄不止，**钓藤汤方**

钓藤　桑根白皮剉　马牙消各一两　栀子仁　甘草炙。各三分　大黄剉，炒⑤　黄芩去黑心。各一两半

上七味，粗捣筛。每服三钱匕，水一盏，竹叶三七片，煎至六分，去滓，下生地黄汁一合搅匀，食后温服。

治伤寒鼻衄不止，**竹茹汤方**

---

① 一百粒：日本抄本、文瑞楼本同，明抄本、乾隆本作"四十九粒。炒"。
② 鸡苏：日本抄本、文瑞楼本同，明抄本、乾隆本作"紫苏"。
③ 三：日本抄本、文瑞楼本同，明抄本、乾隆本作"五"。
④ 半：日本抄本、文瑞楼本同，明抄本、乾隆本作"一"。
⑤ 剉炒：日本抄本、文瑞楼本同，明抄本、乾隆本作"酒炒香"。

青竹茹鸡子大，一块　生地黄半两。拍碎

上二味，以水一盏半，煎至八分，去滓，食后温服①。

治伤寒肺热，衄血不止，**羚羊角汤**方

羚羊角镑　犀角镑　麦门冬去心，焙　栀子仁②　紫菀去苗、土。各三分　牛黄研　玄参各一分　人参　黄耆　甘草炙。各半两　赤茯苓去黑皮。一两

上一十一味，粗捣筛。每服五钱匕，水一盏半，煎至八分，去滓，食后温服，日二。

治伤寒内热鼻衄，痰壅吐逆，**前胡汤**方

前胡去芦头　甘草炙　白术　陈橘皮汤浸，去白，焙　大腹皮各三分　赤茯苓去黑心　旋覆花　桔梗③炒。各半两　半夏汤洗七遍。一分

上九味，粗捣筛。每服五④钱匕，水一盏半，生姜一枣大，拍碎，煎至八分，去滓，食后温服。

治伤寒鼻衄，去五脏热毒，**黄土汤**方

灶中黄土　当归切，炒　甘草炙　芍药　黄芩去黑心　芎藭各三分　桂去粗皮。一分　生干地黄焙。一两半　青竹茹半两

上九味，粗捣筛。每服五钱匕，水一盏半，煎至八分，去滓，食后温服。

治伤寒鼻衄不止，**发灰散**方

乱发一团如碗大。烧成灰　麝香研。半钱匕

上二味，同研极细。每服一钱匕，新汲水调下，又取少许吹鼻中，立差。

治伤寒衄血，心胸烦满，**四生饮**方

---

① 上二味……食后温服：此18字日本抄本、文瑞楼本同，明抄本、乾隆本作"水煎五钱，温服"。

② 栀子仁：明抄本、乾隆本、文瑞楼本同，日本抄本此后有"各一分"。

③ 桔梗：日本抄本、文瑞楼本同，明抄本、乾隆本此药排在药物组成的最后，剂量作"五钱"，大腹皮无"各三分"，半夏无"一分"。

④ 五：日本抄本、文瑞楼本同，明抄本、乾隆本作"三"。

生地黄汁三合　生藕汁二^①合　生刺蓟汁一合　生姜汁半合　白药子一分。为末

上五味，和匀，于银石器中微温过，食后分二服。

治伤寒鼻衄不止，头痛壮热，**升麻汤方**

升麻　鸡苏茎叶　芍药各一两　青蒿　犀角镑。各半两　芒消三分

上六味，粗捣筛。每服三钱匕，水一盏，煎至六分，去滓，下地黄汁一合，食后温服。

治伤寒鼻衄及一二斗不止，**苦药散方**

苦药一两^②

上一味，捣罗为细散。每服一钱匕，食后新汲水调下。

治伤寒鼻衄^③，**地黄饮方**

生地黄汁二合　蜜二^④合

上二味，搅匀，顿服。

治时疾壮热头痛，鼻衄不止，**生地黄饮方**

生地黄汁　生藕汁　生姜汁　生蜜各二合

上四味，和匀，分作三服。每服微煎过，食后临卧服。

---

① 二：乾隆本、日本抄本、文瑞楼本同，明抄本作"三"。
② 一两：日本抄本、文瑞楼本同，明抄本无，乾隆本作"不拘多少"。
③ 伤寒鼻衄：日本抄本、文瑞楼本同，明抄本、乾隆本作"血衄不止"。
④ 二：日本抄本、文瑞楼本同，明抄本、乾隆本作"三"。

卷第三十

伤寒门

伤寒吐血　伤寒瘀血　伤寒口舌生疮　伤寒舌肿胀　伤寒咽喉痛　伤寒毒攻手足

伤寒门

伤寒吐血

论曰：伤寒吐血者，热在阳经，邪盛于表，应汗不汗，热毒入深，结于五脏，遂成瘀热，熏于上焦，血随气行，并入胃中，胃得血则满闷气逆，故吐血也。

治伤寒头疼，手足烦热，吐血不止，**麦门冬汤**方

麦门冬去心，焙。一两半　茅苊　吴蓝　甘草炙，剉　黄芩去黑心　茅根　生干地黄焙。各一两

上七味，粗捣筛。每服五钱匕，水一盏半，入豉一百粒，同煎至八分，去滓，食后温服。

治伤寒疫病，吐血不止，面黄干呕，心神烦躁，**蒲黄汤**方

蒲黄　桑寄生①　犀角镑　甘草炙，剉　葛根各一两

上五味，粗捣筛。每服五钱匕，用水一盏半，煎至一盏，去滓，食后温服。

治伤寒热病，当发汗而不发，内有瘀热，鼻衄吐血不止，**地黄汤**方

生干地黄焙　芍药　犀角镑。各一两　牡丹皮三分

上四味，粗捣筛。每服五钱匕，用水一盏半，煎至一盏，去滓，食后温服。

治伤寒吐血不止，喜忘如狂②，热毒不散，内有蓄瘀，**犀角**

---

① 桑寄生：日本抄本、文瑞楼本同，明抄本、乾隆本此药排在药物组成的最后，剂量分别为"二两"及"三分"，葛根无"各一两"。

② 喜忘如狂：日本抄本、文瑞楼本同，明抄本、乾隆本作"喜怒如狂"。

汤方

犀角镑。一两　大黄剉，炒。三分　芍药　黄芩去黑心。各一两　牡丹皮三分　生干地黄焙。一两半

上六味，粗捣筛。每服五钱匕，水一盏半，煎至一盏，去滓，食后温服。

治伤寒吐血，心神烦闷，**黄芩汤方**

黄芩去黑心。三分　山栀子仁半两　远志去心。一分　桂去粗皮。半两　黄连去须　竹茹各三分

上六味，粗捣筛。每服五钱匕，水一盏半，煎至一盏，去滓，食后温服。

治伤寒吐血不定，此由心肺积热，血得热即妄行，**黄连汤**方

黄连去须。一两半　荷叶微炙①。一两　艾叶微炒。一②两　柏叶三分

上四味，粗捣筛。每服五钱匕，水一盏半，煎至一盏，去滓，下生地黄汁一合，搅令匀，食后温服。

治伤寒后心气不足，吐血及衄血，**三黄汤**方

大黄剉，炒　黄连去须　黄芩去黑心。各一两

上三味，粗捣筛。每服五钱匕，水一盏半，煎至八分，去滓，食后温服。

治伤寒吐血烦躁，**紫河车散方**

紫河车③三分　朴消　甘草各半两。生　蛤粉一分

上四味，捣罗为散。每服二钱匕，砂糖新汲水调下，不计时候，日三服④。

治伤寒吐血不止，**金花散方**

郁金　甘草炙，剉　青黛各半两

---

① 炙：明抄本、乾隆本、文瑞楼本同，日本抄本作"炒"。
② 一：明抄本、乾隆本、文瑞楼本同，日本抄本作"半"。
③ 紫河车：日本抄本、文瑞楼本同，明抄本、乾隆本此后有"瓦上炙"。
④ 日三服：日本抄本、文瑞楼本同，明抄本、乾隆本作"日二夜一"。

上三味，捣罗为散。每服二钱匕，用鸡子白调下①。

治伤寒吐血不止，**地黄散**方

大黄剉，炒，捣末。一两　龙脑研。一钱

上二味，合研匀。每服二钱匕，用生地黄汁调下②。

治伤寒吐血下血及血汗，**人参汤**方

人参　芍药　桔梗剉，炒　芎䓖　当归切，焙　桂去粗皮　甘草炙，剉。各一两　竹茹三分

上八味，粗捣筛。每服五钱匕，水一盏半，煎至八分，去滓，食后③温服。

治伤寒后余毒不解，心脏热极，吐血不止方④

生藕汁二合　生地黄汁三合　恶实根汁二合　刺蓟根汁二合⑤　蜜一合

上五味，相和搅匀。每服一二合，不计时候，频频服。

伤寒瘀血

论曰：伤寒病在表，当汗不汗，邪无所出，热结在里，皆成瘀血。然太阳病不解，热结膀胱，其人如狂者，少腹硬满，小便自利，下血乃愈。又阳明病其人喜忘者，本有瘀血，大便虽硬反易，其色必黑⑥。凡病人腹不满，其人自言满者，亦为瘀血在里，皆宜下之，使瘀血得下即愈。诊其脉沉结者，瘀血之病也。

治伤寒阳明证，其人喜忘者，必有蓄血，所以然者，本有瘀血，故令喜忘，大便虽硬反易，其色必黑者，宜**抵当汤**方

水蛭三十枚。熬　虻虫三十枚。去翅、足，炒　桃仁二十⑦枚。

---

① 下：日本抄本、文瑞楼本同，明抄本、乾隆本作"空心下"。
② 下：日本抄本、文瑞楼本同，明抄本、乾隆本作"空心下"。
③ 食后：日本抄本、文瑞楼本同，明抄本、乾隆本作"空心"。
④ 方：日本抄本、文瑞楼本同，明抄本、乾隆本此前有"蜜汁"。
⑤ 二合：日本抄本、文瑞楼本同，明抄本、乾隆本作"各二合"，生藕汁、生地黄汁、恶实根汁无剂量。
⑥ 黑：日本抄本、文瑞楼本同，明抄本、乾隆本作"黑或赤"。
⑦ 二十：日本抄本、文瑞楼本同，明抄本、乾隆本作"二十一"。

去皮尖①，麸炒　大黄一两。酒洗，剉，炒

上四味，剉如麻豆大。以水五盏，煮取三盏，去滓，温服一盏②；不下，更服。

治伤寒太阳病不解，热结膀胱，其人如狂，血自下者愈。其外不解者，尚未可攻，当先解其外，外已解，但少腹急结者，乃可攻之，宜**桃仁承气汤方**

桃仁汤去皮尖、双仁。十二枚③　大黄剉。一两　桂去粗皮。半两　甘草炙。半两　芒消半两

上五味，先剉四味如麻豆大。以水三盏，煎取一盏半④，去滓，下芒消，再煎数沸，分温三服。以微利为度；未利，移时再服。

治伤寒八九日至十二日，病不解，发热如狂，少腹满闷，其脉沉结，内有瘀血，**桃仁丸方**

桃仁汤浸，去皮尖、双仁，微炒，研细　水蛭粳米同炒微焦用　虻虫各一分。去翅、足，炒　大黄生，剉。一⑤两

上四味，除桃仁，捣罗为细末，再入桃仁同研匀，炼蜜为丸如梧桐子大。每服二十丸，煎桃仁汤下。如人行五七里，瘀血下为效；未下，再服。

治伤寒太阳病，随经入里，瘀热内积，蓄血，喜忘如狂，**大黄芍药汤方**

大黄剉，炒。半两　芍药　牡丹皮　犀角镑屑。各一两　生干地黄一两半

上五味，剉如麻豆大。每服五钱匕，用水二盏，煎取一盏，去滓温服。

---

① 尖：明抄本、乾隆本、文瑞楼本同，日本抄本此后有"双仁"。

② 上四味……温服一盏：此22字日本抄本、文瑞楼本同，明抄本、乾隆本作"水煎五钱，空心服"。

③ 枚：日本抄本、文瑞楼本同，明抄本、乾隆本此后有"炒"。

④ 以水三盏……一盏半：此9字日本抄本、文瑞楼本同，明抄本、乾隆本作"水煎五钱"。

⑤ 一：日本抄本、文瑞楼本同，明抄本、乾隆本作"二"。

治伤寒数日不得汗，内有蓄血[1]，**芍药汤**方

芍药　牡丹皮各一两　生干地黄一两半[2]　犀角镑屑。一两

上四味，粗捣筛。每服三钱匕，用水一盏半，煎至八分，去滓，食后温服。

治伤寒及温病应发汗而不发，内有蓄血，及鼻衄、吐血不尽，内余瘀血，面黄，大便黑，**芍药地黄汤**方

芍药三分　牡丹皮二两　犀角镑屑。一两

上三味，剉如麻豆大。每服三钱匕，用水一盏，煎至七分，去滓，下生地黄汁三合，搅令匀，食后温服。如狂者，加黄芩一两，去黑心用。

治伤寒内有瘀血，大便不利，小腹急痛，**大黄汤**方

大黄剉，炒。一两　桃仁汤浸，去皮尖、双仁，麸炒黄，研。半两　水蛭米[3]炒黄。一分　木通半两。剉

上四味，除桃仁外，粗捣筛，入桃仁同研令匀。每服二钱匕，以水一盏，煎至七分，去滓温服，不计时候。

伤寒口舌生疮

论曰：伤寒口舌疮，脾受热，熏于口舌。又或因冬时发汗吐利后，重亡津液，表里俱虚，热势不已，毒气攻于上焦，致口中糜烂生疮也。

治伤寒口舌疮，赤烂，**升麻汤**方

升麻一两　麦门冬去心，焙。三两[4]　牡丹皮　甘草炙，剉。各半两

上四味，粗捣筛。每服五钱匕，水一盏半，竹叶三七片，枣二枚，擘破，煎至八分，去滓，食后温服。

治伤寒少阴病，咽中生疮，语声不出，**苦酒汤**方

---

① 血：明抄本、乾隆本此后有小字注"此即犀角地黄汤"。

② 一两半：明抄本、乾隆本、文瑞楼本同，日本抄本作"一两"。

③ 米：日本抄本、文瑞楼本同，明抄本、乾隆本作"糯米"。

④ 两：日本抄本、文瑞楼本同，明抄本、乾隆本作"分"。

半夏汤洗七遍，切。十四枚　鸡子一枚。去黄留白，入苦酒在内①

上二味，内半夏于苦酒内，以鸡子壳置剪刀环中，安火上，煮二沸，去滓，少少含咽。

治伤寒后下冷上热，口舌生疮，**大青煎方**

大青　升麻　射干去毛　苦竹叶　山栀子仁各一两　黄檗去粗皮，蜜炙。半两　玄参坚者。三分　蔷薇根二两　生地黄汁　白蜜各半升②

上一十味，将八味剉如麻豆大，用水五升，煎至一升，去滓，下蜜地黄汁，搅匀，再煎如稠饧，以净器盛。每服半匙，含化咽津，不拘时。

治伤寒后心脏热，舌裂，口生疮，**黄檗汤方**

黄檗去粗皮，蜜炙　大青　龙胆　玄参坚者　生干地黄各半两　升麻一两　射干三分。去毛

上七味，粗捣筛。每服五钱匕，水一盏半，竹叶三七③片，煎至八分，去滓，入蜜一合，搅匀，食后含化咽津。

治伤寒热病后余热上冲，口舌生疮，**羚羊角汤方**

羚羊角镑　射干去毛　麦门冬④去心，焙　芦根各一两　升麻　芍药各三分　木通剉。一两半⑤

上七味，粗捣筛。每服五钱匕，水一盏半，煎至八分，去滓，食后温服。

治伤寒热病后，乍寒乍热，百骨节痛，口舌生疮，**柴胡汤方**

柴胡去苗。一两　升麻　芍药　麦门冬去心，焙　甘草　黄芩去黑心。各三分　知母焙　黄连

---

① 在内：文瑞楼本同，明抄本、乾隆本、日本抄本作“于蛋中”，日本抄本旁注“于蛋中一作在内”。

② 升：日本抄本、文瑞楼本同，明抄本、乾隆本作“斤”。

③ 三七：日本抄本、文瑞楼本同，明抄本作“一七”，乾隆本作“七”。

④ 麦门冬：日本抄本、文瑞楼本同，明抄本、乾隆本此后有“三两”。

⑤ 芦根……一两半：此18字日本抄本、文瑞楼本同，明抄本、乾隆本作“白芍　木通　芦根三两　升麻两半”。

上八味，粗捣筛。每服五钱匕，水一盏半，生姜一枣大，拍碎，豉一百粒，葱白五寸，切，煎至一盏，去滓，食后温服。

治伤寒后口舌生疮，**黄连汤**方

黄连去须，炒。一两^① 大黄剉，炒 大青 升麻 黄芩去黑心 甘草炙，剉。各三分

上六味，粗捣筛。每服五钱匕，水一盏半，煎至八分，去滓，食后温服^②。

治伤寒后心热口疮，久不差，**芍药汤**方

芍药 黄芩去黑心 羚羊角镑 甘草炙，剉。各一两 大青三分 升麻二两 黄檗去粗皮，蜜炙。半两

上七味，粗捣筛。每服五钱匕，水一盏半，竹叶三七片，煎至八分，去滓，入蜜半合，更煎一两沸，食后温服。

治伤寒后口内生疮，小便赤色，手足烦热，**秦艽汤**方

秦艽去苗、土 柴胡去苗 大青各一两 升麻 黄芩去黑心 甘草炙，剉。各三分 虎杖半两

上七味，粗捣筛。每服五钱匕，水一盏半，葱白五寸，切，豉一百粒，煎至八分，去滓，食后温服。

治伤寒后心脏虚热，满口生疮，**犀角汤**方

犀角镑 玄参各一两 胡黄连 甘草^③炙，剉。各半两

上四味，粗捣筛。每服五钱匕，水一盏半，竹叶三七片，煎至半盏，去滓，食后温服。

治伤寒后脾壅^④，唇口常有疮，**蒺藜散**方

蒺藜子炒，去角 白藊豆炒。各一^⑤两

上二味，捣罗为散。每服一^⑥钱匕，如茶点，不拘时。

---

① 一两：日本抄本、文瑞楼本同，明抄本、乾隆本作"一两半"。
② 每服……温服：此19字日本抄本、文瑞楼本同，明抄本、乾隆本作"水煎五钱，入竹叶三七片"。
③ 甘草：日本抄本、文瑞楼本同，明抄本、乾隆本此前有"片芩"。
④ 脾壅：日本抄本、文瑞楼本同，明抄本、乾隆本作"脾胃积热"。
⑤ 一：日本抄本、文瑞楼本同，明抄本、乾隆本作"二"。
⑥ 一：日本抄本、文瑞楼本同，明抄本、乾隆本作"二"。

治伤寒后心热，口疮久不差，**黄檗煎方**

黄檗一两

上一味，捣罗为末，入蜜三两，和匀，慢火煎如稀饧，每取少许含化，良久吐涎，日三五度，不拘时，咽津亦得；觉胸中似有疮者，即用蜜酒①调下二钱匕。

治伤寒心热，口舌生疮，**地黄煎方**

生地黄汁三合　蜜五合

上二味，搅匀，慢火煎如稠饧。每服半匙，含化，徐徐咽津，不拘时②。

伤寒舌肿胀

论曰：伤寒舌肿胀者，病在三阴也。太阴之脉，连舌本散舌下。少阴之脉，循喉咙侠舌本。厥阴之脉，循喉咙之后。又手少阴心之经，其气通于舌。凡此经络为风热所乘，随脉至舌，热气留于血，血气壅涩，故令舌肿胀。诊其脉数急者，是其候也。

治伤寒热病，咽喉壅塞，连舌根肿痛，及干呕头痛，不下食，**升麻汤方**

升麻一两　木通剉　黄檗去粗皮，剉。各半两　玄参三分　麦门冬去心，焙。一两　青竹茹半两　前胡去芦头。三分　石膏碎。一两　朴消二③两④

上九味，粗捣筛。每服五钱匕，用水一盏半，煎至八分，去滓，食后温服，日再⑤。

治伤寒心脾虚热⑥，喉中有疮，连舌根肿，涕唾不下食，**干地**

---

　①　酒：日本抄本、文瑞楼本同，明抄本、乾隆本作"水"。
　②　不拘时：日本抄本、文瑞楼本同，明抄本、乾隆本作"日三四"。
　③　二：文瑞楼本同，日本抄本作"一"。
　④　升麻……朴消二两：此49字明抄本、乾隆本作"升麻 枳壳 片芩 犀角 葛根 鳖甲 前胡 甘草 乌头等分"，组成与剂量不同。
　⑤　上九味……日再：此28字日本抄本、文瑞楼本同，明抄本、乾隆本作"水煎五钱，入竹茹少许服"。
　⑥　心脾虚热：日本抄本、文瑞楼本同，明抄本、乾隆本作"心脾气热"。

黄汤方

生干地黄焙。二两　青竹茹　鸡苏　赤茯苓去黑皮。各一两　麦门冬去心，焙。一两半　玄参三分

上六味，粗捣筛。每服五钱匕，水一盏半，煎至八分，去滓，食后温服，日再。

治伤寒脾肺虚热，毒气壅塞，喉咽连舌根肿满疼痛，**犀角汤方**

犀角镑屑　当归切，焙　白芷各一两　升麻　甘草炙，剉　射干　杏仁汤浸，去皮尖、双仁，炒黄。各半两

上七味，粗捣筛。每服三钱匕，水一盏，煎至七分，去滓，食后温服，日再服。

治伤寒喉咽闭塞，连舌肿疼，小便赤涩，**马蔺根汤方**

马蔺根　升麻各一两　瞿麦　射干各三分　犀角屑　木通剉。各半两　玄参一两

上七味，粗捣筛。每服三①钱匕，水一盏，煎至七分，去滓，食后温服，日再。

治伤寒热病，喉咽闭塞，连舌根肿痛，热毒气聚于心胸，**木通汤方**

木通剉　络石碎。各一两　升麻半两　射干半分　犀角屑半两　玄参②　桔梗炒。各三分　山栀子仁半两　芍药三分　青竹茹半两　朴消一两

上一十一味，粗捣筛。每服三钱匕，水一盏，煎至七分，去滓，食后温服。

治伤寒心脾风热，舌肿口疮，喉咽中痛，口吐涎沫，**羚羊角散方**

羚羊角屑　黄檗去粗皮，涂蜜炙　大黄剉，炒　甘草炙。各半两　玄参三分

上五味，捣罗为散。每服一钱匕，食后煎竹叶，熟水调下。

---

① 三：明抄本、乾隆本、文瑞楼本同，日本抄本作“二”。
② 玄参：日本抄本、文瑞楼本同，明抄本、乾隆本在“犀角屑五钱”前。

治伤寒上焦虚热，毒气壅塞，喉咽连舌肿痛方①

玄参 射干 当归切，焙。一两

上三味，捣罗为散。每服三钱匕，水一大盏，煎至半盏，不去滓，食后温服，日再服。

治伤寒舌肿，口内生疮，此是心脾积热上冲所致，汤方②

大青 升麻各半两 黄连去须。一分 大黄剉，炒。半两

上四味，粗捣筛。每服三钱匕，水一大盏，煎至半盏，去滓，食后温服。

治伤寒心脾有热，舌本肿痛方③

生地黄汁半升④ 蜜八两

上二味，同搅和匀，慢火煎如稠饧。每服半匙，含化咽津，不拘时候，日二三服。

治伤寒咽喉中痛，舌根肿满，不能转，此谓上焦心脾虚热，宜先用针舌下两边出血即消，后服**升麻汤方**

升麻 车前子 大黄剉，炒 甘草炙。各半两 生干地黄焙。三两 朴消三分

上六味，粗捣筛。每服五钱匕，水一盏半，煎至八分，去滓温服，日再。

伤寒咽喉痛

论曰：伤寒咽喉痛者，少阴受邪，邪毒壅遏于上焦，微则咽喉发痛，甚则痛而生疮。又伤寒过经，邪热内盛，熏于上焦，亦令人咽喉肿痛。各随其证，以法治之。

治少阴病二三日咽痛者，可与**甘草汤方**

甘草炙，剉。一⑤两

---

① 方：日本抄本、文瑞楼本同，明抄本、乾隆本作"参归汤"。
② 汤方：日本抄本、文瑞楼本同，明抄本、乾隆本作"青连汤"。
③ 方：明抄本、日本抄本、文瑞楼本同，乾隆本作"生地煎方"。
④ 升：日本抄本、文瑞楼本同，明抄本、乾隆本作"斤"。
⑤ 一：日本抄本、文瑞楼本同，明抄本、乾隆本作"二"。

上一味，以水三盏，煎取一盏半，去滓，分温二服^①。

治少阴病二三日，咽痛，服甘草汤不差者，可**与桔梗汤**方

桔梗半两。炒　甘草炙。一两

上二味，各剉细。以水三盏，煎取一盏，去滓，分温二服。

治少阴病咽中痛，生疮，不能语言，声不出者，**苦酒汤**方

半夏十四枚。汤洗七遍，切，焙　生鸡子一枚

上二味，将鸡子破壳去黄^②，入半夏在内，并苦酒满鸡子壳，置剪刀环中，安火上，令三四沸，去滓，少少含咽之；不差，更作服。

治少阴病咽中痛，**半夏汤**方

半夏汤洗七遍，切，焙　桂去粗皮　甘草炙，剉

上三味，等分，粗捣筛。每服先以水一盏，煎七沸，内药两方寸匕，更煮三沸，下火放冷，少少咽之。

治伤寒咽喉闭塞，痛，咳嗽，多腥气，**射干汤**方

射干　木通剉　升麻各一两　桔梗　玄参　黄芩去黑心　甘草炙，剉。各三分

上七味，粗捣筛。每服五钱匕，水一盏半，煎至八分，去滓，食后温服。

治伤寒咽喉痛塞不通，小便赤涩，**羚羊角汤**方

羚羊角镑　升麻　木通剉　射干　甘草炙，剉。各一两　芍药半两　生芦根剉。三两

上七味，粗捣筛。每服五钱匕，水一盏半，煎至八分，去滓，食后温服。

治伤寒咽喉壅塞，小便不通，气胀，口舌干燥，**麦门冬汤**方

麦门冬去心，焙　大黄剉，炒　防己　玄参　葛根　木通剉　青竹茹　滑石碎。各半两　甘草炙，剉。一分　木香一分半

上一十味，粗捣筛。每服五钱匕，水一盏半，入生姜半分，拍碎，葱白五寸，切，同煎至八分，去滓，食后温服。

---

① 分温二服：日本抄本、文瑞楼本同，明抄本、乾隆本作"空心，分温作四服"。

② 去黄：日本抄本、文瑞楼本同，明抄本、乾隆本此后有"用白"。

治伤寒热毒未解，咽喉壅塞，口内生疮，**连翘散**方

连翘半两　白药子三分　丹参　山栀子仁　柴胡去苗。各半两　甘草炙，剉。一分　恶实　黄檗去粗皮，蜜炙。半两

上八味，捣罗为细散。每服食后，用蜜水调下二钱匕，日二。

治伤寒时气，肺热咳嗽，咽喉痛，如有疮，**地黄煎**方

生地黄汁半升　升麻　玄参　芍药　柴胡①去苗。各一两　贝母去心。三分　麦门冬去心，焙。一两　竹叶一两　白蜜五两

上九味，除地黄、蜜外，细剉，用水五大盏，煎至二盏，去滓，下蜜及地黄汁，慢火煎成膏。每服半匙，不计时候②，咽津。

治伤寒咽喉痛，壅塞不通，口苦，**玄参汤**方

玄参坚者。一两　羚羊角镑　升麻　射干各三分　芍药　木通剉。各半两

上六味，粗捣筛。每服五③钱匕，水一盏半，入生姜半分，拍碎，同煎至八分，去滓，食后温服。

治伤寒毒气上冲，喉中痛，闷塞不通，**茯苓汤**方

赤茯苓去黑皮。半两　木通剉。三分　升麻　羚羊角镑　前胡去芦头。半两　桑根白皮剉。三分　大黄剉，炒。半两　马蔺根　朴消各一两

上九味，粗捣筛。每服三钱匕，水一盏，煎至六分，去滓，食后温服。

治伤寒咽喉痛，心中烦躁，舌上生疮，**牛黄散**方

牛黄研　朴消研　甘草炙，剉。各一两　升麻　山栀子去皮　芍药各半两

上六味，捣研为细散，再同研令匀。每服一钱匕，食后煎姜蜜汤放冷调下。

治伤寒咽喉痛，口中干燥不止，**犀角散**方

犀角屑。半两　黄连去须　铅霜研。各一分　栝楼根半两　郁

---

① 柴胡：日本抄本、文瑞楼本同，明抄本、乾隆本在麦门冬前，无"各一两"。
② 不计时候：日本抄本、文瑞楼本同，明抄本、乾隆本作"日三服"。
③ 五：日本抄本、文瑞楼本同，明抄本、乾隆本作"三"。

金　甘草炙，剉。各一分[1]

上六味，捣研为细散，再同研匀。每服食后，用去心麦门冬，熟水调下二钱匕。

治伤寒脏腑虚热，毒气攻冲，咽喉肿塞急痛，**升麻大丸方**

升麻三两　甘草生用　射干各二两

上三味，捣罗为末，用牛蒡汁和杵数百下，丸如弹子大。每服绵裹一丸，含化咽津，不拘时；如和不成，入炼蜜少许。

治伤寒头痛身热，咽喉壅塞，语声不出，**麻黄地骨汤方**

麻黄去节。三分　地骨皮　玄参各半两　五味子三分　甘草炙，剉　干姜炮。各一分[2]　附子炮裂，去皮脐。半两　桔梗炒　杏仁汤浸，去皮尖、双仁，炒　知母各半两

上一十味，剉如麻豆。每服五钱匕，水一盏半，煎至八分，去滓，食后温服。

伤寒毒攻手足

论曰：伤寒毒攻手足者，热胜则肿也。热毒之气，客于腑脏，邪结在里，循经而出，注于四肢，故令人手足烦热，赤肿疼痛也。

治伤寒后毒气攻手足，肿满疼痛，心神烦闷，**连翘汤方**

连翘一两　大黄半两。剉，炒　当归切，焙。一两　木香半两　麦门冬去心，焙。一两，防风去叉　羌活去芦头。各半两　黄芩去黑心　犀角屑各一两　麝香研。一钱　枳壳剉，麸炒，去瓤　恶实炒。各半两

上一十二味，粗捣筛。每服五钱匕，用水一盏半，煎至八分，去滓，食前[3]温服。

治伤寒后毒气攻四肢，虚肿及喘息促急，**防己丸方**

防己半两　桑根白皮剉。三分　葶苈子炒　郁李仁炒。各半

---

① 铅霜……各一分：此20字日本抄本、文瑞楼本同，明抄本、乾隆本作"郁金 甘草 铅粉 栝楼根五钱"。

② 分：日本抄本、文瑞楼本同，明抄本、乾隆本作"两"。

③ 食前：明抄本、乾隆本、文瑞楼本同，日本抄本作"食后"。

两　木通剉。三分　赤茯苓去黑皮　百合各半两　泽漆炒。一分

上八味，捣罗为末，炼蜜和，更捣三五百杵，丸如梧桐子大。每服二十丸，空心煎桑根白皮汤下。

治伤寒毒气攻四肢及胸背，虚肿，**五香汤方**

沉香　木香　薰陆香　鸡舌香别研。各三①分　麝香研。一钱　白薇三分　枳实麸炒　麻黄去根节　防风去叉　萎蕤　秦艽去苗、土　独活去芦头　甘草炙。各半两

上一十三味，除五香别捣研外，粗捣筛。每服三钱匕，用水一盏，煎至七分，去滓，下五香末一钱匕，再煎令沸，温服，食前临卧，日三服。

治伤寒毒气攻手足，虚肿疼痛甚者，**虎杖汤**方

虎杖细剉。四两

上一味，以水一斗，煎至五升，去滓，看冷热，以渍手足即差，于避风处用。

治伤寒热病后，毒气攻手足，肿满，疼痛欲脱者，**苍耳渍手足方**

苍耳五握。剉碎

上一味，捣绞取汁，以渍手足良。

治伤寒后毒气攻手足虚肿，**铅丹膏方**

铅丹半两②　蜡　松脂③　乳香各一两。研　麝香研。一分

上五味，除松脂、蜡外，各别研为末，用瓷器内先炼松脂，次下蜡及铅丹、乳香等，慢火煎少时，候④冷摊于绢上，以贴肿处。一切肿毒，并宜贴此膏。

---

① 三：日本抄本、文瑞楼本同，明抄本、乾隆本作“一”。

② 半两：日本抄本、文瑞楼本同，明抄本、乾隆本作“五两。飞过”。

③ 松脂：日本抄本、文瑞楼本同，明抄本、乾隆本作“明松香”。

④ 候：日本抄本、文瑞楼本同，明抄本、乾隆本此前有“入麝香搅匀”。

卷第三十一

伤寒门

伤寒后夹劳　伤寒后劳复　伤寒后骨节烦疼　伤寒后余热
伤寒后虚羸　伤寒后虚烦　伤寒后盗汗　伤寒后惊悸

伤寒门

伤寒后夹劳

论曰：伤寒差后复夹劳者，由病人先有夙疢，因汗下之后，荣卫虚弱，气不复常[1]，形体羸劣，时有盗汗，寒热不常，喘咳痰唾，鼻中臭气，饮食不消，肢体痠痛，面黄颊赤，不即治之，则致危殆。

治伤寒后夹劳气[2]，四肢无力，脾虚胃弱，饮食无味，向晚潮热，手足心烦，渐觉黄瘦，**木香丸方**

木香　鳖甲去裙襴，醋浸，炙。各一两　羌活去芦头。三分　柴胡去苗。一两　半夏汤洗七遍，去滑。半两　桔梗炒　知母焙　陈橘皮汤浸，去白，炒。各三分　五味子　秦艽去苗、土　天灵盖酥炙。各半两　桃仁汤浸，去皮尖、双仁，炒，研如膏。四两

上一十二味，捣罗十一味为末，与桃仁同研匀，炼蜜和丸如梧桐子大。每服空心米饮下二十丸，晚再服。

治伤寒后夹劳，肢体烦疼，早晚虚热，口苦嗌干，夜卧多汗，脚手麻痹，及风劳等疾[3]，**羌活散方**

羌活去芦头　白术　黄耆剉　青橘皮汤浸，去白，炒　桔梗炒　甘草炙　附子炮裂，去皮脐　五加皮用茱萸半两，水一碗煎，

---

① 复常：日本抄本、文瑞楼本同，日本抄本旁注"《纂要》复常作充足"，明抄本、乾隆本作"充足"。

② 气：日本抄本、文瑞楼本同，明抄本、乾隆本为"气弱"。

③ 及风劳等疾：日本抄本、文瑞楼本同，明抄本、乾隆本作"及脚气手足呈麻痹"。

水尽焙干，去茱萸。各一两　桂去粗皮　干姜炮。各半两

上一十味，捣罗为散。每服二钱匕，温酒调下，用水一盏，生姜三片，枣一枚，擘，煎至七分，温服亦得，不拘时。

治伤寒后夹劳，骨节疼痛，浑身壮热，气力虚乏，**人参汤方**

人参　桔梗炒　白术　芍药　白茯苓去黑皮　紫菀去苗、土　藿香子①炒。各一两　秦艽去苗、土。三分　甘草炙。一两半　柴胡去苗　陈橘皮汤浸，去白，焙　苍术米泔浸洗，切，炒　羌活去芦头。各二两

上一十三味，粗捣筛。每服三钱匕②，水一盏，生姜三片，枣一枚，擘，同煎七分，去滓温服，不拘时。

治伤寒后劳气，四肢烦痛，日渐虚羸，唇红颊赤，**知母汤**方

知母焙。半两　犀角屑　地骨皮　前胡去芦头　白鲜皮　柴胡去苗　赤茯苓去黑皮　人参　黄耆剉。各一两

上九味，粗捣筛。每服三钱匕，水一盏，生姜三片，煎至七分，去滓，食后③温服。

治伤寒后骨蒸热，日渐黄瘦，大便涩，小便赤，**鳖甲汤方**

鳖甲去裙襴，醋浸，炙。一两　知母切，焙。半两　大黄剉，醋炒　桑根白皮剉　甘草炙，剉。各一分　木香炒。半两

上六味，粗捣筛。每服三钱匕，水一盏，童子小便三分，葱白三寸，煎至七分，去滓，早晚食后温服。

治伤寒温④病差后夹劳，形体羸瘠，或寒或热，如疟状，四肢烦疼，**黄耆鳖甲汤方**

黄耆剉　鳖甲去裙襴，醋浸，炙。各一两　知母焙　桑根白皮各半两　甘草炙，剉　陈橘皮汤浸，去白，炒　白术各三分

上七味，粗捣筛。每服五钱匕，水一盏半，葱白三寸，生姜三片，煎至一盏，去滓，食后温服。

---

① 藿香子：日本抄本、文瑞楼本同，明抄本、乾隆本作“大茴香”。
② 三钱匕：日本抄本、文瑞楼本同，明抄本、乾隆本作“二钱”。
③ 后：明抄本、乾隆本、文瑞楼本同，日本抄本作“前”。
④ 温：日本抄本、文瑞楼本同，明抄本、乾隆本无。

治伤寒后夹劳，五心烦热，背膊疼痛，手足无力，不能饮食，**柴胡汤**方

柴胡去苗　黄耆剉　赤茯苓去黑皮。各一两　秦艽去苗、土　地骨皮　黄芩去黑心　葛根剉　枳壳去瓤，麸炒。各半两　人参　甘草炙。各三分　鳖甲去裙襕，醋浸，炙。一两

上一十一味，粗捣筛。每服三钱匕，水一盏，生姜三片，煎至七分，去滓，不拘时温服。

治伤寒后夹劳，寒热乍进乍退，**虎骨汤**方

虎头骨涂酥炙　知母焙。各半两①　甘草炙　鳖甲去裙襕，醋浸，炙　人参　黄耆剉。各一两

上六味，粗捣筛。每服三钱匕，水一盏，童子小便三分，生姜三片，葱白三寸，煎至七分，去滓，不拘时温服。

治伤寒后夹劳，寒热往来，进退不时，头痛体痛，口苦咽干，不思饮食，**人参鳖甲汤**方

人参　鳖甲去裙襕，醋浸，炙　附子炮裂，去皮脐　柴胡去苗。各一两　桃仁去皮尖、双仁，炒　芍药　知母焙　桂去粗皮　乌梅去核，炒　陈橘皮汤浸，去白，炒　当归切，焙　秦艽去苗、土　羌活去芦头　五味子各半两

上一十四味，剉如麻豆。每服三钱匕，水一盏，生姜三片，煎至七分，去滓，早晚食前温服。

治伤寒差后夹劳气，四肢无力，骨节烦疼，不思饮食，**人参丸**方

人参　前胡去芦头。各一两　干姜炮。半两　鳖甲去裙襕，醋浸，炙　桔梗剉，炒　甘草炙。各三分

上六味，捣罗为末，炼蜜和丸如梧桐子大。每服二十丸，生姜枣汤下，不拘时服。

治伤寒②后百节疼痛，变为劳气，发热盗汗，**前胡汤**方

---

① 各半两：日本抄本、文瑞楼本同，明抄本、乾隆本作“一两”。
② 伤寒：日本抄本、文瑞楼本同，明抄本、乾隆本作“差”。

前胡去芦头　桔梗各一两　龙胆　甘草炙。各半两　柴胡去苗。二两　乌梅去核，炒。一分①

上六味，粗捣筛。每服三钱匕，水一盏，生姜二片，同煎至七分，去滓温服，不拘时。

治伤寒后夹劳，羸瘦盗汗，寒热不常，喘咳痰唾，饮食减少，**当归汤**方

当归切，焙　代赭研　黄连去须。各三分　桑根白皮剉，焙　桂去粗皮　附子炮裂，去皮脐　陈橘皮汤浸，去白，焙　黄芩去黑心。各半两　白术　厚朴去粗皮，生姜汁炙　木通微炙，剉　地榆各一两　桃仁汤浸，去皮尖、双仁，麸炒。二十枚

上一十三味，剉如麻豆。每服五钱匕，水一盏半，煎至八分，去滓温服。

伤寒后劳复

论曰：《内经》谓热病少愈，食肉则复，多食则遗，此其禁也。盖伤寒病新差之后，脾胃尚虚，气血犹弱，谷气未复，津液未通。若将养失宜，辄嗜肉食，则脾虚不能消释，或因劳形于事，皆令邪热乘虚，还入经络，复成大病，故名劳复。当随其证候，或表或里，依法治之。

治伤寒差后，因食劳复如初，壮热头疼，**柴胡知母汤**方

柴胡去苗。一两　知母焙。三分　鳖甲去裙襴，醋炙。一两　石膏捣碎。一两半　雄鼠粪炒。三七粒②　秦艽去苗、土。半两

上六味，粗捣筛。每服五钱匕，水一盏半，入豉一百粒，同煎至八分，去滓，食后温服。

治伤寒差后，因饮食动作，致劳复如初，**麻黄栀子汤**方

麻黄去节。一两　山栀子仁半两　鳖甲去裙襴，醋炙。一两　雄鼠粪炒。三七粒③

---

① 分：日本抄本、文瑞楼本同，明抄本、乾隆本作"两"。
② 三七粒：日本抄本、文瑞楼本同，明抄本、乾隆本作"三分"。
③ 三七粒：日本抄本、文瑞楼本同，明抄本、乾隆本作"三分"。

上四味，粗捣筛。每服五钱匕，水一盏半，入葱白五寸、豉一百粒，同煎至八分，去滓，食后温服。良久吃葱豉粥，衣被盖覆取汗。

治伤寒温病差后，或食肉，或沐浴，或嗔怒，动作劳复，**三物汤**方

山栀子仁三七枚　鳖甲去裙襕，醋炙　生干地黄焙。各一两

上三味，咬咀如麻豆大。每服五钱匕，水一盏半，入豉一百粒，同煎至八分，去滓温服，食后，日二。

治伤寒差后劳复，壮热头痛，**六神汤**方

鳖甲去裙襕，醋炙　柴胡去苗　人参　知母焙　黄连去须，炒。各一两　乌梅肉炒。半两

上六味，粗捣筛。每服五钱匕，水一盏半，入生姜半分，拍碎，同煎至八分，去滓，食后温服。

治伤寒新差后，劳动用力，或饮食过伤，致劳复，**知母汤**方

知母焙　鳖甲去裙襕，醋炙　柴胡去苗。各一两半　麻黄去根节　葛根剉，焙。各三分　雄鼠粪炒令焦。三七枚

上六味，粗捣筛。每服五钱匕，水一盏半，入葱白五寸，豉一百粒，同煎至八分，去滓，食后温服，服后吃少葱粥取汗。

治伤寒温病差后，起早及饮食多致劳复，**紫苏饮**方

紫苏茎叶剉。一两　生姜切。半两　豉二合①

上三味，用水二盏半，煎至一大盏，去滓，食前分温二服。

治伤寒后食肉劳发如初，壮热头痛，心烦欲吐，小便赤黄，**石膏黄芩散**方

石膏碎。一两　黄芩去黑心　山栀子仁　葛根剉，焙　知母焙　人参　黄连去须，炒。各半两

上七味，捣罗为细散。每服二钱匕，浓煎葱白竹叶汤调下，空心食前，日二服，以差为度。

治伤寒天行病差后，食劳加热，**异功汤**方

雄鼠粪炒令烟出。二七粒　山栀子仁五枚　枳壳去瓤，麸炒。一分

上三味，细剉，用水一盏半，煎至八分，去滓，食后温服。

治伤寒后伤食，食劳困绝者，**曲蘖汤方**

陈曲捣碎，炒。一两　大麦蘖炒。半两　寒食干饭半合　雄鼠粪三七粒。炒令烟尽，为末

上四味，除鼠粪外，略捣过，拌令匀，分作二服。每服用水一盏半，入葱白五寸，薤①白五寸，豉一百粒，同煎至八分，去滓，入鼠粪末一半，搅匀，空心温服。

治劳复小腹硬，卵缩，疼痛欲死，**知母汤方**

知母焙　柴胡去苗　麦门冬去心，焙　甘草炙。各半分　葱白三茎

上五味，㕮咀如麻豆大，都以水一盏，浸一宿，次日煎令水欲尽，下童子小便二盏，豉心半合，煎五六沸，下地黄汁二合，更煎微沸，去滓，空腹顿服，微利即差。

伤寒后骨节烦疼

论曰：伤寒后骨节烦疼者，由津液不足，血脉皆虚，余毒客于经络，荣卫涩滞于骨节之间，故令骨节烦疼也。诊三部脉细而迟涩者，乃其候也。

治伤寒后毒气未解，四肢少力，骨节烦疼，心腹胀满，**葛根汤方**

葛根剉　生干地黄焙　羌活去芦头　桂去粗皮　芍药　芎藭　麻黄去根节，汤煮掠去沫　陈橘皮汤浸，去白，焙　木香各半两　甘草炙，剉。一分

上一十味，粗捣筛。每服五钱匕，水一盏半，入生姜半分，拍碎，枣三枚，擘破，同煎至七分，去滓，空心温服，晚食前再服。

治伤寒后百节疼痛，壮热头疼，**柴胡汤方**

① 薤：明抄本、日本抄本、文瑞楼本同，乾隆本作"韭"。

柴胡去苗　芍药　知母焙　桃仁汤浸，去皮尖、双仁，炒黄　木香　山栀子仁　升麻　大青　白芷　黄芩去黑心。各半两　细辛去苗叶　甘草炙，剉。各一分　石膏一两

上一十三味，粗捣筛。每服五钱匕，水一盏半，入生姜半分，拍碎，同煎至七分，去滓，食后温服，日三①。

治伤寒后骨节疼痛，咳嗽不能食，口舌干燥，乍寒乍热，唇口生疮，**柴胡饮**方

柴胡去苗　升麻　茯神去木　芍药　犀角镑　百合　地骨皮　麦门冬去心，焙　黄芩去黑心　人参各半两　鳖甲去裙襕，醋炙　石膏各一两　甘草炙，剉。一分

上一十三味，粗捣筛。每服五钱匕，水一盏半，入生姜半分，拍碎，竹叶三七片，同煎至七分，去滓，食后温服，日再。

治伤寒后壮热，骨肉疼痛，头重呕哕，**芍药汤**方

芍药　柴胡去苗　赤茯苓去黑皮　人参　麦门冬去心，焙　藿香叶　白芷各半两　生芦根一两　甘草炙。一分

上九味，剉如麻豆大。每服五钱匕，水一盏半，入生姜半分，拍碎，同煎至七分，去滓，空心温服，晚食前再服。

治伤寒后四肢烦热，骨节疼痛，**百合汤**方

百合　知母焙　鳖甲去裙襕，醋炙　柴胡去苗　葛根剉　桑根白皮剉。各一两

上六味，粗捣筛。每服五钱匕，水一盏半，煎至八分，去滓，入生地黄汁一合，搅匀，食后温服，日再。

治伤寒后骨节烦疼，乍起眼暗，气冲胸背，上气满急，**茯苓汤**方

白茯苓去黑皮　柴胡去苗　桔梗炒　细辛去苗叶　芍药　大腹皮各半两　枳壳去瓤，麸炒　陈橘皮汤浸，去白，焙。各一两　杏仁②汤浸，去皮尖、双仁，炒。三分　甘草炙。一分

① 三：明抄本、日本抄本、文瑞楼本同，乾隆本作"二"。
② 杏仁：日本抄本、文瑞楼本同，明抄本、乾隆本作"桃仁"。

上一十味，粗捣筛。每服五钱匕，水一盏半，入生姜半分，拍碎，同煎至八分，去滓，食后温服，日再。

治伤寒后骨节烦疼，不欲食，食即气胀，汗出，**补气黄耆汤方**

黄耆剉　芍药　桂去粗皮　麦门冬去心，焙　五味子　前胡去芦头　白茯苓去黑皮　当归切，焙　人参各半两　甘草炙。一分

上一十味，粗捣筛。每服五钱匕，水一盏半，入生姜半分，拍碎，枣三枚，擘破，同煎至七分，去滓温服，日三。

治伤寒后遍身骨节疼痛，脚膝无力，**防风汤方**

防风去叉　白术　附子炮裂，去皮脐　白鲜皮　黄耆　桂去粗皮　薏苡仁各一两

上七味，剉如麻豆。每服三钱匕，水一盏，入生姜半分，拍碎，同煎至半盏，去滓温服，日三。

治伤寒后下焦风虚，骨髓疼痛，腰脚顽痹，不能久立，日渐消瘦，**羌活汤方**

羌活去芦头　防风去叉　五加皮剉　牛膝去苗，酒浸，切，焙　酸枣仁微炒　丹参　麻黄去根节，汤煮掠去沫，焙　芍药　当归切，焙　独活去芦头　槟榔剉　玄参坚者　木通剉。各半两　桂去粗皮　黄耆剉。各三分

上一十五味，粗捣筛。每服五钱匕，水一盏半，煎至七分，去滓，空心温服，日晚再服。

治伤寒热毒气攻肾，腰背疼痛，脊膂强急，头不痛，左手尺脉浮微数，**续断汤方**

续断　杜仲去粗皮，炙，剉　麻黄去根节，汤煮掠去沫，焙　羌活去芦头　芎劳各一两　牵牛一分。熟炒

上六味，粗捣筛。每服三钱匕，水一盏，煎一二沸，去滓，空心服。

伤寒后余热

论曰：伤寒病后，余热不解者，盖阴阳未和，邪气未尽，传

留经络，蕴而生热，潮作如疟，鼻衄烦躁，面赤目黄，腹满小便不利，大便干涩，或即谵言，渴欲得水，脉沉数者，当以里证求之。若脉但浮者，当消息治其外。

治伤寒后余热脉浮者，**麻黄汤**方

麻黄去根节，煎掠去沫，焙　芍药　甘草炙令微赤，剉。各一两　桂去粗皮　细辛去苗叶。各半两

上五味，粗捣筛。每服五钱匕，以水一盏半，煎取八分，去滓温服，日三。

治伤寒发汗热已解，半日许复发热烦，脉浮数者，可更发汗，**桂枝汤**方

桂去粗皮　芍药各三分　甘草二两。炙

上三味，㕮咀如麻豆大。每服五钱匕，水一盏半，入生姜一枣大，切，枣二枚，擘，煎取一盏，去滓温服，取汗为度。

治伤寒余热，汗出如疟状，日晡发热，脉实者可下，宜**大柴胡汤**方

柴胡去苗。八两　黄芩去黑心。三两　半夏生姜汁制，焙干。二两　枳实去瓤，麸炒。四枚①　大黄二两

上五味，㕮咀。每服五钱匕，水一盏半，入生姜半分，切，煎至八分，去滓温服，以利热退为度。

治伤寒差后，更发热，小柴胡汤主之。脉浮者，以汗解，脉沉实或紧者，以下解，**小柴胡汤**方

柴胡去苗。四两　黄芩去黑心　人参　甘草炙。各一两半　半夏二两。生姜汁制，焙干

上五味，㕮咀如麻豆大。每服五钱匕，水二盏，入生姜半分，切，枣二枚，擘，煎取八分，去滓，不拘时温服。

治伤寒及天行后，头痛余热不解，**葛根汤**方

葛根剉　柴胡去苗。各一两　麻黄去根节，煎掠去沫，焙。三分　芍药　黄芩去黑心　甘草炙，剉　桂去粗皮。各半两

① 枚：日本抄本、文瑞楼本同，明抄本、乾隆本作"两"。

上七味，粗捣筛。每服五钱匕，水一盏半，枣二枚，擘，煎至六分，去滓，不计时候温服。

治伤寒后余热不除，及寒热头重体痛，表证尚未罢，**葛根汤方**

葛根　芍药　白茯苓去黑皮　黄芩去黑心　乌头炮裂，去皮脐　芎䓖各一两　栀子仁半两

上七味，㕮咀如麻豆大。每服五钱匕，水一盏半，入豉三七粒，煎至七分，去滓温服。

治伤寒汗后，余热不退，心神烦躁，**茯苓汤方**

赤茯苓去黑皮。一两半 [1]　人参一分　甘草炙，剉。半两

上三味，粗捣筛。每服三钱匕，用水一盏，煎至七分，去滓，不拘时温服。

治伤寒汗后，余热不除，及四肢拘急痛，胸膈不利，呕逆不思饮食，**茯苓汤方**

赤茯苓去黑皮　柴胡去苗　枳壳去瓤，麸炒　桑根白皮剉　麦门冬去心，焙。各半两　葛根剉。三分 [2]　甘草炙，剉。半两　桂去粗皮　人参各一分

上九味，粗捣筛。每服三钱匕，用水一盏，生姜三片，大枣二枚，擘，煎至七分，去滓温服。

治伤寒发汗及吐下后，余热不退，头痛满闷口干，**葛根人参汤方**

葛根剉。一两　人参一两　麦门冬去心，焙。半两　黄芩去黑心。半两　黄耆剉。一两　地骨皮　石膏碎。各半两

上七味，粗捣筛。每服五钱匕，用水一盏半，煎至八分，去滓温服。

治伤寒数日，余热不解，时发寒热，**萎蕤汤方**

萎蕤　柴胡去苗　羚羊角镑。各一两　石膏碎。半 [3] 两

---

① 一两半：文瑞楼本同，明抄本、乾隆本、日本抄本作"一两"。
② 分：明抄本、乾隆本、文瑞楼本同，日本抄本作"两"。
③ 半：明抄本、乾隆本、文瑞楼本同，日本抄本作"一"。

上四味，粗捣筛。每服五钱匕，水一盏半，煎至八分，去滓，不计时候温服。

治伤寒后余热不退，**人参汤**方

人参一两　知母一①分　甘草炙，剉　石膏碎　黄芩去黑心。各半两

上五味，粗捣筛。每服二钱匕，水一盏，入竹叶、粳米各少许，同煎至七分，去滓，不计时候温服。

治伤寒后余毒不解，颊赤口干，四肢烦热，**柴胡汤**方

柴胡去苗　茵陈蒿　甘草炙，剉　人参各一两　大黄剉，炒。半两

上五味，粗捣筛。每服三钱匕，水一盏，小麦五十粒，同煎至七分，去滓温服，不计时候。

伤寒后虚羸

论曰：伤寒之病，多因发汗吐下乃解，病虽差，然腑脏俱伤，荣卫皆耗，谷气未复，津液不足，无以充养，故形体虚羸，《内经》所谓必养必和待其来复者此也。若其人本自虚弱，又因大病之后，羸劣不复者，则易生劳伤诸疾。当先以气味养和，后以药石疗治，故曰气味合而服之，以补精益气。

治伤寒后虚羸少力，呕哕气逆，**人参汤**方

人参　白茯苓去黑皮。各二分　麦门冬去心，焙　黄耆剉。各一两　半夏汤洗七遍，炒干　白术　陈橘皮汤浸，去白，焙。各半两　甘草炙。一分

上八味，粗捣筛。每服五钱匕，水一盏半，入生姜一枣大，拍碎，枣三枚，擘破，同煎至八分，去滓，食前温服。

治伤寒后虚羸少力，补益元脏，**附子汤**方

附子炮裂，去皮脐　萆薢　熟干地黄焙　人参各一两　芎藭　半夏汤洗七遍，炒。各半两　白茯苓去黑皮　桂去粗皮　当归

①　一：日本抄本、文瑞楼本同，明抄本、乾隆本作"三"。

切，焙　芍药　五味子　黄耆剉。各三分

上一十二味，剉如麻豆。每服五钱匕，水一盏半，入生姜一枣大，拍碎，枣三枚，擘破，同煎至八分，去滓，空心温服。

治伤寒后体虚成劳，遍身盗汗，四肢无力，口苦憎寒，又多咳嗽，**柴胡知母汤方**

柴胡　知母　桔梗炒　厚朴去粗皮，生姜汁炙　熟干地黄焙　白茯苓去黑皮　山芋　黄耆剉　紫菀去苗、土　地骨皮各一两　黄芩去黑心。半两　甘草炙，剉　桂去粗皮　半夏汤洗七遍，炒。各三分

上一十四味，粗捣筛。每服五钱匕，水一盏半，入生姜一枣大，拍碎，枣三枚，擘破，同煎至八分，去滓，空心温服，日再。

治伤寒后虚劳，羸瘦乏力，**桂心汤方**

桂去粗皮　人参　黄耆剉　牛膝酒浸，切，焙。各一分①　甘草炙，剉。二②分　白茯苓去黑皮。三分

上六味，粗捣筛。每服三钱匕，水一盏，入生姜三片，枣二枚，擘破，同煎至六分，去滓，空心温服。

治伤寒后气血不复，虚羸，**黄耆芍药汤方**

黄耆剉　人参各一两　芍药　桂去粗皮　五味子各三分　白术半两　甘草炙，剉。一分

上七味，粗捣筛。每服三钱匕，水一盏，入生姜三片，枣二枚，去核，同煎至六分，去滓温服，空心食前。

治伤寒后虚劳短气，小肠急痛，羸劣，**黄耆甘草汤方**

黄耆二两。剉　甘草炙　白茯苓去黑皮　芍药　白术各半两　桑螵蛸炙　桂去粗皮。各三分

上七味，㕮咀如麻豆。每服四钱匕，水一盏半，入生姜一枣大，拍碎，枣三枚，擘破，同煎至八分，去滓，空心温服。

① 各一分：日本抄本、文瑞楼本同，明抄本、乾隆本作"三分"。
② 二：乾隆本、日本抄本、文瑞楼本同，明抄本作"一"。

治伤寒后，五脏俱虚，羸劣不足，**黄耆薤白汤**方

黄耆　人参各半两　白茯苓去黑皮　五味子　白术各一分　薤白七茎　葱白三茎　粳米半合　芍药　生姜各半分　羊肾一只。去脂膜

上一十一味，细剉，分作三服。每服用水二盏，煎至一盏，去滓，食前温服，一日服尽。

治伤寒后脏气不足，虚乏，**黄耆姜桂汤**方

黄耆剉。一两　桂去粗皮　干姜炮　人参　芍药各半两　甘草炙，剉。一分　半夏三分。汤洗七遍，炒

上七味，粗捣筛。每服三钱匕，水一盏，入生姜三片，枣二枚，擘破，同煎至六分，去滓，空心温服。

治伤寒后血气不足，脚膝无力，四肢羸劣，**干地黄汤**方

熟干地黄焙　地骨皮　五味子各一两　桂去粗皮。半两　黄耆剉。一两半

上五味，粗捣筛。每服五钱匕，水一盏半，先将羊肾一只，去筋膜，切，煮至一盏，次下药，更煎至七分，去滓，空心温服。

治伤寒后胃气虚乏，不思饮食，日渐羸瘦，**白术黄耆汤**方

白术　黄耆剉。各一两　山茱萸　五味子　人参　茯神去木。各三分　半夏汤洗七遍，炒　前胡①去芦头　山芋　桔梗炒。各半两

上一十味，粗捣筛。每服五钱匕，水一盏半，入生姜一枣大，拍碎，同煎至八分，去滓，空心温服。

治伤寒后烦热憎寒，口苦②不思饮食，日渐羸瘦，**羚羊角汤**方

羚羊角镑　柴胡去苗　鳖甲去裙襕，醋炙　人参各三分　知母　淡竹茹　黄耆　赤茯苓去黑皮　甘草炙。各半两　天门冬去心，焙。一两

上一十味，细剉如麻豆。每服五钱匕，水一盏半，煎至八分，去滓，食后温服，日二。

---

① 前胡：日本抄本、文瑞楼本同，明抄本、乾隆本无此药。

② 口苦：日本抄本、文瑞楼本同，明抄本、乾隆本此后有"心烦虚乏"。

伤寒后虚烦

论曰：伤寒病后烦躁者，有虚烦，有谷烦。阳气偏多，谓之虚烦；病差后，食谷太早，新虚不胜谷气，胃内蒸热，谓之谷烦。若阴阳和调，则虚烦自已；损其谷食，则谷烦者差。

治虚烦状似伤寒，但身不疼痛，不恶寒，内外皆不可攻者，宜**竹叶汤**方

竹叶半把　石膏碎。四两　半夏汤洗，去滑，切，焙。三分　人参半两　麦门冬去心。二两　甘草炙。半两

上六味，到如麻豆大。每服五钱匕，以水一盏半，入粳米百余粒，生姜半分，拍碎，同煎取八分，去滓温服。

治伤寒发汗后，虚烦不得眠，剧者必反复颠倒，心中懊恼，宜服栀子豉汤。又伤寒发汗若下之，烦热胸中窒①痛，亦宜服栀子豉汤。又伤寒下利后更烦，按之心下濡者，虚烦也，亦宜服**栀子豉汤**方

栀子十四枚。去皮　豉四合

上二味，到如麻豆大。每服三钱匕，水一盏，煎六分，去滓温服。

治中风发热，六七日不解而烦，有表里证，渴欲饮水，水入则吐，名曰水逆，**五苓散**方

猪苓去黑皮　赤茯苓去黑皮　白术各三分②　桂去粗皮。半两　泽泻一两一分③

上五味，捣罗为散。每服二钱匕，白汤调服。

治少阴病下利六七日，咳而渴呕，而烦不得眠，**猪苓汤**方

猪苓去黑皮　赤茯苓去黑皮　阿胶炙燥　泽泻　滑石各一两

上五味，到碎如麻豆大。每服三钱匕，水一盏，煎六分，去滓温服。

---

① 窒：明抄本、乾隆本、文瑞楼本同，日本抄本作"虚"。
② 各三分：文瑞楼本同，明抄本、乾隆本作"三分"，日本抄本作"各三两"。
③ 一两一分：日本抄本、文瑞楼本同，明抄本、乾隆本作"一两"。

治伤寒大病差后，体虚烦满，**乌梅汤**方

乌梅取肉　山栀子仁　甘草炙　葛根各半两①。

上四味，粗捣筛。每服五钱匕，水一盏，入豉二七粒，同煎至半盏，去滓，早晚食后温服。

治伤寒汗后虚烦，心神不宁，**麦门冬饮**方

麦门冬去心，焙　柴胡去苗　防风去叉　半夏汤洗，去滑，姜汁制　赤茯苓去黑皮　犀角镑。各半②两

上六味，粗捣筛。每服五钱匕，水一盏半，入生姜五片，煎至八分，去滓温服。

治伤寒后虚烦，心胸满闷，腹胀微喘，**人参汤**方

人参　白茯苓去黑皮　杏仁去皮尖、双仁，细研。各半两③

上三味，除杏仁外，剉如麻豆。每服三钱匕，水一盏半，入粳米百余粒，同煎米熟，去滓，空心温服。

治伤寒后不解④，或寒或热，四肢瘦弱，饮食不能，胸中烦满虚躁，**麦门冬汤**方

麦门冬去心，焙　赤茯苓去黑皮　人参　白术各一两　桂去粗皮。半两　陈橘皮去白，炒。一两　甘草炙。半两　地骨皮洗，焙　黄耆剉。各一两

上九味，粗捣筛。每服五钱匕，水一盏半，煎至八分，去滓温服，日再。

治伤寒发汗后，气虚心烦，腹满痰逆，不思饮食，**厚朴饮**方

厚朴二两。去粗皮，姜汁炙　甘草炙　半夏姜汁制　人参　陈橘皮去白，焙。各一两

上五味，粗捣筛。每服五钱匕，用水一盏半，生姜五片，同煎至七分，去滓，空心服。

治伤寒汗后烦满多睡，小便赤涩，**薏苡仁汤**方

---

① 半两：日本抄本、文瑞楼本同，明抄本、乾隆本此后有"灯芯一束"。
② 半：日本抄本、文瑞楼本同，明抄本、乾隆本作"一"。
③ 各半两：日本抄本、文瑞楼本同，明抄本、乾隆本作"一两"。
④ 不解：明抄本、乾隆本、文瑞楼本同，日本抄本作"余热不解"。

薏苡仁　酸枣仁　防风去叉　人参　甘菊花　地骨皮剉　紫苏子[1]　甘草炙　白茯苓去黑皮。各一两

上九味，粗捣筛。每服三钱匕，水一盏，入荆芥、薄荷、生姜各少许，同煎至七分，去滓温服，睡多冷服，不睡热服。

治伤寒汗后，气虚烦满，心神不宁，**人参饮方**

人参　赤茯苓去黑皮　陈橘皮去白，焙　白术剉，炒。各一两

上四味，粗捣筛。每服五钱匕，水一盏，生姜三片，煎至七分，去滓温服，日三。

治伤寒后烦满，心神恍惚，不得眠卧，**麦门冬茯苓饮方**

麦门冬去心，焙　赤茯苓去黑皮　知母焙　芎䓖　酸枣仁微炒　陈橘皮去白，炒　槟榔剉　甘草炙。各一两

上八味，粗捣筛。每服五钱匕，水一盏半，入生姜五片，煎至一盏，去滓温服，日三。

治伤寒后虚劳烦热，惊悸不得眠睡，**柴胡汤方**

柴胡去苗。半两　酸枣仁微炒。二两　远志去心。一分　当归切，焙　防风去叉　甘草炙，剉　茯神去木　猪苓去黑皮　桂去粗皮　黄耆剉　人参　生干地黄　芎䓖　麦门冬去心，焙。各半两

上一十四味，粗捣筛。每服三钱匕，水一大盏，生姜三片，煎至七分，去滓，空心温服，日再。

治伤寒后虚劳不得眠，烦闷四肢乏力，**人参汤方**

人参一两　酸枣仁微炒。三两　当归切，焙　芎䓖剉　桂去粗皮　甘草炙，剉　柴胡去苗　白茯苓去黑皮　石膏碎。各一两

上九味，粗捣筛。每服五钱匕，水一盏半，生姜三片，煎至一盏，去滓，食前温服。

治伤寒虚烦不安，**六神汤方**

人参　白茯苓去黑皮　防风去叉　百合　黄耆剉　干山芋各一两

上六味，粗捣筛。每服三钱匕，水一盏，煎至七分，去滓温服，不拘时候。

---

① 紫苏子：日本抄本、文瑞楼本同，明抄本、乾隆本作"白苏子"。

治伤寒后虚烦不得眠睡，头目昏眩，**酸枣仁汤**方

酸枣仁炒。三两　麦门冬去心，焙。二两　地骨皮剉。一两

上三味，粗捣筛。每服三钱匕，水一盏，生姜三片，同煎至七分，去滓温服，不计时候。

治伤寒后虚烦，心腹不快，**茯神散**方

茯神去木　柴胡去苗　陈橘皮去白，炒　甘草炙。各一两

上四味，粗捣筛。每服五钱匕，水一盏半，煎取八分，去滓温服，不拘时候。

伤寒后盗汗

论曰：汗者心之液，伤寒差后，眠寝有汗者，由心气偏虚，荣卫不足，腠疏表弱，因寝寐之间汗出，故名盗汗。久不已，日渐羸瘦，肢体痿弱也。

治伤寒后体虚夜卧，汗出不止，头旋恶心，不思饮食，**人参汤**方

人参　半夏汤洗，去滑，生姜汁制　黄耆剉　麻黄根各一两　牡蛎烧。二两　防风去叉。三分[1]

上六味，粗捣筛。每服五钱匕，水一盏半，生姜三片，煎至八分，去滓，不拘时温服。

治伤寒后虚汗不止，**麻黄根汤**方

麻黄根剉　黄耆剉。各一两　五味子炒。半两　牡蛎烧。二两　甘草炙。三分

上五味，粗捣筛。每服五钱匕，水一盏半，煎至八分，去滓，不拘时温服。

治伤寒后汗出不止，渐觉虚劣，**茯苓汤**方

白茯苓去黑皮，剉　人参　白术　麻黄根剉　肉苁蓉[2]切，焙　五味子炒　甘草炙，剉　牡蛎[3]烧。各一两　芍药三分

---

① 分：日本抄本、文瑞楼本同，明抄本、乾隆本作"两"。

② 肉苁蓉：日本抄本、文瑞楼本剂量同，明抄本、乾隆本作"三分"。

③ 牡蛎：日本抄本、文瑞楼本剂量同，明抄本、乾隆本作"一分"。

上九味，粗捣筛。每服五钱匕，水一盏半，煎至八分，去滓，不拘时温服。

治伤寒后虚羸，夜多盗汗，**杜仲汤方**

杜仲去粗皮，炙，剉。二两　牡蛎烧　麻黄根各一两半　黄耆剉　白术剉　肉苁蓉切，焙　白茯苓去黑皮，剉　芍药各一两　甘草炙，剉。半两[①]　人参三分

上一十味，粗捣筛。每服五钱匕，水一盏半，煎至八分，去滓，不拘时温服。

治伤寒后盗汗不止，心多烦躁，惊悸，**人参汤方**

人参一两　远志去心。一分　甘草炙，剉　白茯苓去黑皮，剉　麦门冬去心，焙　竹茹　黄耆剉　柴胡去苗　桔梗剉，炒　龙骨烧。各半两

上一十味，粗捣筛。每服五钱匕，水一盏半，生姜三片，枣一枚，擘破，煎至八分，去滓，不拘时温服。

治伤寒后羸劣，虚汗不止，**牡蛎散方**

牡蛎烧。一两　白茯苓去黑皮，剉　人参　白术　芍药　龙骨烧　熟干地黄焙。各半两

上七味，捣罗为散。每服二钱匕，米饮调下，不拘时服。

治伤寒后虚劣，不思饮食，汗出不止，**黄耆散方**

黄耆剉　白茯苓去黑皮　人参　白术各一两　牡蛎烧。一两半　麦门冬去心，焙　陈橘皮去白，切，炒。各半两

上七味，捣罗为散。每服二钱匕，米饮调下，不拘时服。

治伤寒后虚汗不止，**黄耆散方**

黄耆剉　麻黄根剉。各一两半　牡蛎烧。二两　知母焙。半两

上四味，捣罗为散。每服二钱匕，浓煎小麦汤调下，不计时候。

治伤寒后体虚盗汗不止，**黄连散方**

黄连去须。一两　牡蛎烧。二两　白茯苓去黑皮。三分　甘草

---

①　半两：日本抄本、文瑞楼本同，明抄本、乾隆本作"三分"。

炙。半两

上四味，捣罗为散。每服二钱匕，煎竹叶熟水调下，不拘时候。

治盗汗腠理开疏，粉汗方

牡蛎半斤。烧研如粉①　麻黄根一两。捣罗为末

上二味，同拌匀，寝寐中有汗处，使人傅之。

治伤寒后盗汗不止方

白术二两

上一味，捣罗为细散。每服二钱匕，不计时候，菖蒲汤调下。

伤寒后惊悸

论曰：伤寒病后，心气不足，风邪乘之，则令精神不宁，恍惚惊悸。此由忧愁思虑，致心气虚，邪气内乘，故神气不得泰定而生惊悸也。

治伤寒病后壅热，心忪惊悸，人参汤方

人参三分　犀角屑　甘草炙　黄芩去黑心　玄参坚者　秦艽去苗、土　地骨皮各半两

上七味，粗捣筛。每服三钱匕，水一盏，煎至五分，去滓，下竹沥一合，搅匀，食后温服。

治伤寒后心热烦闷，睡多惊悸，茯神汤方

茯神去木。三分　犀角屑　龙齿一两　升麻半两　麦门冬去心，焙。一两　玄参坚者。半两　竹茹一两　芍药三分　马牙消一两半

上九味，粗捣筛。每服三钱匕，水一盏，煎至五分，去滓，下地黄汁一合，搅匀，食后温服。

治伤寒后心忪惊悸，烦热口干，麦门冬饮方

麦门冬去心，焙。一两　龙齿三分　山栀子仁　玄参坚者。各

---

① 半斤烧研如粉：日本抄本、文瑞楼本同，明抄本、乾隆本作"烧红，童淬。一两"。

半两　芍药三分　木通剉。一两　人参　茅根各三分

上八味，粗捣筛。每服五钱匕，水一盏半，入生姜半分，拍碎，同煎至七分，去滓，下生藕、生地黄汁各一合，搅匀，食后分温二服。

治伤寒后伏热在心，怔忪惊悸，不得眠睡，**犀角汤方**

犀角屑半两　茵陈蒿三分　茯神去木。二两　芍药一两半　山栀子仁半两　麦门冬去心，焙。一两半　生干地黄焙。二两

上七味，粗捣筛。每服五钱匕，水一盏半，入生姜半分，拍碎，竹叶三七片，同煎至七分，去滓，食后温服。

治伤寒后惊悸不定，**前胡汤方**

前胡去芦头　茯神去木　人参各一两　远志去心。一两半　甘草炙。一分[1]

上五味，粗捣筛。每服二钱匕，水一盏，同煎至七分，去滓温服，不计时候。

治伤寒后心虚怔悸，**麦门冬汤方**

麦门冬去心，焙　茯神去木　菊花　人参各一两[2]　甘草炙。半两

上五味，粗捣筛。每服三钱匕，水一盏，煎至半盏，去滓温服。

治伤寒后心虚惊悸，恍惚不宁，**人参茯神汤方**

人参　茯神去木。各一两　陈橘皮汤浸，去白，焙。三分　杏仁汤浸，去皮尖、双仁，炒。一分

上四味，粗捣筛。每服三钱匕，水一盏，入生姜半分，拍碎，同煎至半盏，去滓温服。

治伤寒后惊悸烦闷，虚羸少力，**紫石英汤方**

紫石英研　桂去粗皮　紫菀去苗、土　白茯苓去黑皮　麦门冬

---

① 甘草炙一分：日本抄本、文瑞楼本同，明抄本、乾隆本作"丹砂 甘草一分"。

② 麦门冬……一两：此17字日本抄本、文瑞楼本同，明抄本、乾隆本作"麦冬 茯神 人参 远志 菊花一两"。

去心，焙　人参　黄耆剉。各一两　甘草炙。半两

上八味，粗捣筛。每服五钱匕，水一盏半，入枣三枚，擘破，同煎至七分，去滓温服，不计时候。

治伤寒后心气虚悸，恍惚多忘，或梦寐惊魇，**龙骨汤**方

龙骨研　人参　茯神去木　紫石英研　赤石脂　当归切，焙　干姜炮　桂去粗皮　甘草炙　白术　芍药　紫菀去苗、土　防风去叉。各一两　远志去心，焙。半两

上一十四味，粗捣筛。每服五钱匕，水一盏半，入枣三枚，擘破，同煎至七分，去滓，食前温服。

治伤寒后，或用心力劳倦，四肢羸弱，心忪惊悸，吸吸短气，补虚，**茯神丸**方

茯神去木　麦门冬去心，焙　熟干地黄焙。各一两　牡丹皮　人参　黄耆剉。各三分　桂去粗皮　甘草炙　牛膝去苗　泽泻各半两

上一十味，捣罗为末，炼蜜和捣三五百杵，丸如梧桐子大。食前温酒下二十丸。

卷第三十二

伤寒门

伤寒后身体虚肿　伤寒后不思食　伤寒后宿食不消
伤寒后不得眠　伤寒后失音不语　伤寒后余毒攻眼
伤寒后咽喉闭塞不通

伤寒门

伤寒后身体虚肿

论曰：血气滋荣，外濡于腠理，则形体充实。伤寒汗下之后，血气不足，腑脏虚寒，荣卫涩滞，津液不通，肌肉无以充荣，故令身体虚肿，若脾与肾脏俱虚，不能约制于水，水气流溢于皮肤，则变水气肿满。

治伤寒后身体肿满，心胸壅闷，喘促气满，**黄耆汤方**

黄耆一两　枳壳去瓤，麸炒微黄。三分　防己半两　桂去粗皮。半两　细辛去苗叶。半两　白术三分　赤茯苓去黑皮。三分　赤芍药三分　当归切，焙。半两

上九味，粗捣筛。每服三钱匕，水一盏，入生姜半分，切，煎至六分，去滓，不计时候温服。

治伤寒后身体浮肿，喘息促，小便不利，坐卧不安，**防己汤方**

防己三分　猪苓去黑皮。三分　海蛤一两　陈橘皮汤浸，去白，焙。一两　木香半两　白术半两　桑根白皮剉。三分①　赤茯苓去黑皮。三分　槟榔剉。一两　紫苏茎叶一两　木通剉。一两半

上一十一味，粗捣筛。每服三钱匕，水一盏，入生姜半分，切，煎至六分，去滓，不计时候温服。

治病后脾肾不足，水道不利，腰脚浮肿，**木通汤方**

---

① 分：明抄本、乾隆本、文瑞楼本同，日本抄本作"两"。

木通剉。一两　桑根白皮炙①黄色　泽泻　防己　赤茯苓去黑皮　石韦去毛。各三分　大腹微煨，剉。四枚

上七味，粗捣筛。每服五钱匕，水一盏半，煎至八分，去滓，食前温服，日二。

治病后气虚，津液不通，皮肤虚满，**防己汤方**

防己　黄耆剉　桂去粗皮。各一两半　赤茯苓去黑皮。三两　甘草炙令赤，剉。一两

上五味，粗捣筛。每服五钱匕，水一盏半，煎取七分，去滓温服，日再服。

治伤寒病后脾肾气虚，欲成水病，四肢面目浮肿，小便涩，喘急，**槟榔汤方**

槟榔并皮剉。五枚　桑根白皮炙令黄色，剉。一两　陈橘皮汤浸，去白，焙干。三分　吴茱萸水浸一宿，炒干。一分　防己一两　木通剉碎。一两一分　郁李仁汤浸，去皮，微炒。一两

上七味，粗捣筛。每服三钱匕，水一盏半，煎取七分，去滓温服，日二。

治伤寒后身体浮肿，心胸②满闷，不欲饮食，**前胡丸方**

前胡去芦头③。一两　旋覆花半两　人参三分　槟榔剉。一两　木香半两　陈橘皮汤浸，去白，焙。半两　诃黎勒皮一两　赤茯苓去黑皮。三分　桑根白皮剉。三分　郁李仁汤浸，去皮脐，微炒。一两　桂去粗皮。半两

上一十一味，捣罗为末，炼蜜和捣三二百杵，丸如梧桐子大。每服煎生姜枣汤下三十丸，日三服。

治伤寒后通体洪满，腹坚胀，喘急不能饮食，**郁李仁汤方**

郁李仁汤浸，去皮尖，微炒　大黄剉碎，微炒。各一两　柴胡去苗　桑根白皮剉　泽泻　赤芍药　猪苓去黑皮　桔梗炒　麻黄去根节。各三分　杏仁汤浸，去皮尖、双仁，麸炒微黄　鳖甲去裙襕，

① 炙：明抄本、乾隆本、文瑞楼本同，日本抄本作"去"。

② 胸：乾隆本、日本抄本、文瑞楼本同，明抄本作"胃"。

③ 芦头：明抄本、乾隆本、文瑞楼本同，日本抄本作"粗皮"。

醋炙 赤茯苓去黑皮。各半两

上一十二味，粗捣筛。每服三钱匕，水一盏，入生姜半分，切，煎至六分，去滓，不计时候温服。

治伤寒病后遍身洪肿，**木香丸方**

木香 肉豆蔻去壳 青橘皮汤浸，去白，焙 槟榔微炒，剉。各一两

上四味，捣罗为末，炼蜜为丸如小豆大。每服空心温酒下二十丸，渐加至三十丸。

伤寒后不思食

论曰：伤寒后不思食者，脾胃虚弱故也。由汗下之后，邪气已除，谷气未复，脾胃虚弱，故不思饮食。

治伤寒后脾胃虚弱，不思饮食，**人参丸方**

人参 白术 厚朴去粗皮，姜汁炙。各半两 五味子 细辛去苗叶。各一分 陈橘皮汤浸，去白，焙。一两

上六味，捣罗为末，煮枣肉和丸梧桐子大。每服生姜汤下十五丸，食前服。

治伤寒后脾胃气虚，不嗜食，及新虚不胜谷气，**消食丸方**

小麦蘖 曲各一升 干姜炮 乌梅肉各四两

上四味，捣罗为末，炼蜜丸如梧桐子大。每服十五丸，温汤下，日再，稍加至四十丸。

治伤寒后脾胃气虚，四肢乏力，骨节烦疼，口苦舌干，不思饮食，**茯苓煮散方**

白茯苓去黑皮 柴胡去苗 陈橘皮汤浸，去白，焙 诃黎勒去核，炮 桔梗炒 人参各一两 甘草炙 半夏汤洗去滑，七遍，焙。各半两 枇杷叶去毛，姜汁炙。二两 枳壳去瓤，麸炒。三分①

上一十味，捣罗为散。每服五钱匕，水一盏半，入生姜一分，拍碎，同煎至七分，去滓，食前温服。

① 分：明抄本、乾隆本、文瑞楼本同，日本抄本作“两”。

治伤寒后脾胃虚冷，不入饮食，**理中丸方**

人参　白术　干姜炮　甘草炙

上四味，等分，捣罗为末，炼蜜丸如弹丸大。每服一丸，沸汤化破，食前服。

治伤寒后胃气冷，不思饮食，**人参煮散方**

人参　厚朴去粗皮，姜汁炙　白茯苓去黑皮。各一两　柴胡去苗。三分①　半夏汤浸去滑，七遍，焙　枇杷叶去毛，姜汁炙　草豆蔻去皮。各半两

上七味，捣罗为散。每服五钱匕，水一盏半，入生姜一分，拍碎，同煎至七分，去滓，食前温服。

治伤寒差后，胃虚不入食，**白术汤方**

白术　陈橘皮汤浸，去白，焙。各三分　甘草炙。一分　白豆蔻去皮　高良姜各半两　茯神去木。一两

上六味，粗捣筛。每服五钱匕，水一盏半，入生姜半分，拍碎，枣二枚，擘破，同煎至七分，去滓，食前温服。

治伤寒后胃气未和，呕吐不下食，**藿香汤方**

藿香　竹茹　陈橘皮汤浸，去白，焙　麦门冬去心，焙　枇杷叶去毛，姜汁炙。各半两　人参三分

上六味，粗捣筛。每服五钱匕，水一盏半，入生姜半分，拍碎，同煎至七分，去滓温服。

治伤寒后脾胃气虚，全不思食，腹脏不调，**参朴汤方**

人参　厚朴去粗皮，姜汁炙。各一两　陈橘皮汤浸，去白，焙　诃黎勒炮，去核　桂去粗皮　木香　枳壳去瓤，麸炒　黄耆剉。各半两　甘草炙。一分②　白术三分

上一十味，粗捣筛。每服三钱匕，水一盏，入生姜半分，拍碎，枣二枚，擘破，同煎至半盏，去滓，食前温服，日再。

治伤寒后虚羸不思饮食，**六神汤方**

---

① 三分：日本抄本、文瑞楼本同，明抄本、乾隆本作"五钱"。
② 分：明抄本、乾隆本、文瑞楼本同，日本抄本作"两"。

人参 白术 黄耆剉。各一两 枳实去瓤，麸炒 白茯苓去黑皮。各半两 甘草炙。一分

上六味，粗捣筛。每服五钱匕，水一盏半，入生姜半分，拍碎，枣三枚，擘破，粳米少许，同煎至七分，去滓，食前温服。

治伤寒后脾肺未和，痰壅欲吐，不思饮食，**参橘汤**方

人参 陈橘皮汤浸，去白，焙。各一两 前胡去芦头 白术 杏仁汤浸，去皮尖、双仁，炒 枇杷叶去毛，姜汁炙。各半两 甘草炙。一分

上七味，粗捣筛。每服五钱匕，水一盏半，煎至七分，去滓，食前温服。

治伤寒后胃虚不思食，**白术饮**方

白术 人参 生姜切。各半两 甘草炙[1]。一分

上四味，剉如麻豆。以水三盏，煎至一盏半，去滓，食前分温二服。

治伤寒后脾胃有余热，气满不能食，**百合饮**方

百合一分 人参一分半 豉熬 粳米淘。各半合[2] 陈橘皮汤浸，去白，焙。半两 薤白切。五茎 生姜切。半两

上七味，剉如麻豆。以水五盏，煎至二盏半，去滓，食后分温三服。

治伤寒后脾胃虚冷，呕逆不下食，**薤白饮**方

薤白切。五茎 生姜切。一两 附子炮裂，去脐皮，剉。一分

上三味，以水一盏半，煎至七分，去滓，再煎沸，入鸡子白一枚，搅匀空心温服。

伤寒后宿食不消

论曰：胃受谷，脾播而消之。伤寒发汗吐下之后，腑脏俱虚，气血未复，脾胃弱不能克化饮食，故令宿食不消也。其状烦热如

---

① 炙：明抄本、乾隆本、文瑞楼本同，日本抄本作"生"。
② 合：文瑞楼本同，明抄本、乾隆本无剂量，日本抄本作"分"。

疟，心胸满胀，噫气酸臭者是也。

治伤寒后胃气虚冷，宿食不消，**麦蘖人参丸方**

大麦蘖炒黄　人参　枳壳去瓤，麸炒　白术各一两　甘草炙。半两　木香　干姜炮裂。各三分

上七味，捣罗为末，炼蜜和捣三五百杵，丸如梧桐子大。每服食前温酒下十五丸，加至二十丸，日再。

治伤寒后饮食不消，腹胁虚满，坚筋倍力，**大麦蘖丸方**

大麦蘖炒黄。一两　白术　人参各一两半　枳壳去瓤，麸炒　槟榔剉　半夏汤洗七遍，焙　陈橘皮汤浸，去白，焙　薏苡仁炒　干姜炮　大黄细剉，醋炒　厚朴去粗皮，生姜汁炙。各一两　甘草炙。三分^①

上一十二味，捣罗为末，炼蜜和捣三五百杵，丸如梧桐子大。每服空心米饮下十五丸，加至二十丸，日再。

治伤寒后肠胃虚冷，食不能化，**陈曲丸方**

陈曲捣，炒黄。一两　干姜炮　白术　人参各一两半　甘草炙　枳壳去瓤，麸炒　大麦蘖炒黄　厚朴去粗皮，生姜汁炙　杏仁汤浸，去皮尖、双仁，炒黄，别研。各一两^②　桂去粗皮。三分

上一十味，除杏仁外，捣罗为末，入杏仁同研匀，炼蜜和捣三五百杵，丸如梧桐子大。每服空心温酒下二十丸，日再。

治伤寒后新虚，谷食不化，**消食丸方**

小麦蘖炒　陈曲各一升　干姜炮　乌梅肉各四两

上四味，捣罗为末，炼蜜和丸如梧桐子大。每服十五丸，温水下，日再，稍加至四十丸。

治伤寒后胃气不和，不能食，纵食不消，**平胃丸方**

白豆蔻去皮　枳壳去瓤，麸炒　白术　人参　大麦蘖炒黄。各一两　干姜炮。三分　甘草炙。半两

上七味，捣罗为末，炼蜜和捣三五百杵，丸如梧桐子大。每

---

① 分：明抄本、乾隆本、文瑞楼本同，日本抄本作“两”。
② 各一两：日本抄本、文瑞楼本同，明抄本、乾隆本作“二两”。

服空心煎生姜枣汤下二十丸，日再。

治伤寒后宿食不消，心腹气胀，**参术丸**①方

人参　白术各一两半　木香　陈橘皮汤浸，去白，焙　干姜炮　桂去粗皮　赤茯苓去黑皮。各一两　槟榔剉。半两　枳壳去瓤，麸炒。一两

上九味，捣罗为末，炼蜜和捣三五百杵，丸如梧桐子大。每服空心温酒下五丸，日再。

治伤寒后脾胃虚冷，胸膈气滞，和五脏，消宿食，**木香丸**②方

木香　人参　白茯苓去黑皮　槟榔剉　白术　干姜炮　陈橘皮汤浸，去白，焙　诃黎勒炮，去核　桂去粗皮　郁李仁微炒，去皮。各一两　甘草炙。三分　吴茱萸汤洗三遍，炒干。半两

上一十二味，捣罗为末，炼蜜和捣三五百杵，丸如梧桐子大。每服空心米饮下二十丸。

治伤寒后宿食不消，**调中丸方**

白术　高良姜各一两半　桂去粗皮　甘草炙　人参　京三稜炮。各一两　红豆蔻　干姜炮。各半两　枳壳去瓤，麸炒。三分

上九味，捣罗为末，炼蜜和捣三五百杵，丸如梧桐子大。每服空心温酒下二十丸，加至三十丸，日再。

治伤寒后宿食不化，**助胃丸方**

缩砂仁　白术　茯苓去黑皮。各一两　红豆蔻　甘草炙　人参　枳壳去瓤，麸炒。各半两

上七味，捣罗为末，炼蜜和捣三五百杵，丸如梧桐子大。每服空心米饮下五丸，日再。

治伤寒后宿食不消，心腹妨闷，大肠不利，**疏气丸方**

京三稜炮，剉。二两　牵牛子微炒。四两　干姜炮。半两　陈橘皮汤浸，去白，焙。一两

----

　　① 参术丸：日本抄本、文瑞楼本同，明抄本、乾隆本其组成作"人参 白术两半 木香 陈皮 桂心 郁仁 诃黎勒 甘草三分 吴茱萸汤炮炒。五钱"。

　　② 木香丸：文瑞楼本同，日本抄本其中甘草剂量为三两。明抄本、乾隆本无此方。

上四味，捣罗为末，炼蜜和捣三五百杵，丸如梧桐子大。每服空心生姜汤下二十丸，微利为度，未利稍加至三十丸。

治伤寒后宿食不消，大肠气滞，**大黄丸方**

大黄二两。细剉，醋炒　葶苈微炒　杏仁汤浸，去皮尖、双仁[①]　朴消各一两

上四味，捣罗为末，炼蜜和捣三五百杵，丸如梧桐子大。每服食前米饮下十丸，以利为度。

伤寒后不得眠

论曰：荣卫之气，昼行于阳则寤，夜行于阴则寐。伤寒差后，脏腑皆虚，荣卫出入，不能循常，缘热邪未散，与阳气并，卫气独行于阳，不得入于阴，则阳实阴虚，故不得眠。

治伤寒发汗后，虚烦不得眠，剧者必反复颠倒，心中懊恼，**栀子豉汤方**

栀子十四枚[②]　香豉四合

上二味，㕮咀如麻豆大。每服三钱匕，水一盏，煎至七分，去滓温服，一二服得吐，止后服。

治伤寒后虚烦不得眠，心中懊恼，**栀子乌梅汤方**

栀子仁　甘草炙　黄芩去黑心。各半两　乌梅去核，炒。十四枚　柴胡去苗。一两

上五味，㕮咀如麻豆大。每服四钱匕，水一盏半，生姜三片，豉五十粒，竹叶二七片，同煎至七分，去滓温服。

治伤寒吐下后，心烦气乏，昼夜不得眠，**酸枣仁汤方**

酸枣仁炒。一两　麦门冬去心，焙。二合　甘草炙。一两[③]　知母切，焙。半两　白茯苓去黑皮　芎䓖　干姜炮。各三分

上七味，㕮咀如麻豆大。每服四钱匕，水一盏半，煎至一盏，

---

① 汤浸去皮尖双仁：日本抄本、文瑞楼本同，明抄本、乾隆本作"四十枚。炒"。

② 枚：明抄本、乾隆本、文瑞楼本同，日本抄本作"两"。

③ 两：日本抄本、文瑞楼本同，明抄本、乾隆本作"分"。

去滓温服。

治伤寒后劳损，烦躁不得眠，**酸枣仁甘草汤**方

酸枣仁微炒。四两　甘草炙，剉　当归切，焙　桂去粗皮　人参　白茯苓去黑皮　石膏碎　芎藭各半两　远志去心。一分

上九味，粗捣筛。每服五钱匕，水一盏半，煎至一盏，去滓温服，不拘时。

治伤寒汗后，虚烦不得眠睡，**酸枣仁汤**方

酸枣仁微炒。二两　人参一两　石膏碎。半两　赤茯苓去黑皮。三分　桂去粗皮。半两　知母切，焙　甘草炙。各半两

上七味，粗捣筛。每服五钱匕，水一盏半，煎至八分，去滓温服，不拘时。

治伤寒后余热未散，不得眠睡，**酸枣仁黄芩汤**方

酸枣仁微炒。二两　黄芩去黑心　麦门冬去心，焙。各半两　远志去心。一分　人参切。一两　桂去粗皮。三分　茯神去木。一两　甘草炙。半两　萆薢^①一分

上九味，粗捣筛。每服五钱匕，水一盏半，生姜五片，煎至一盏，去滓，食前温服，日再。

治伤寒后虚烦不得眠睡，呕逆，**栀子仁汤**方

栀子仁一分　芎藭半两　酸枣仁炒。一两　陈橘皮去白，炒　人参　白茯苓去黑皮。各半两　豉炒。一分

上七味，粗捣筛。每服三钱匕，水一大盏，生姜三片，煎至七分，去滓，食前温服，日再。

治伤寒后虚劳不得眠，烦闷，四肢乏力，**人参汤**方

人参一两　酸枣仁微炒。三两　当归切，焙　芎藭剉　桂去粗皮　甘草炙，剉　柴胡去苗　赤茯苓去黑皮　石膏碎。各一两

上九味，粗捣筛。每服五钱匕，水一盏半，生姜三片，煎至一盏，去滓，食前温服。

治伤寒后虚劳，烦热惊悸，不得眠睡，**柴胡汤**方

---

① 萆薢：日本抄本、文瑞楼本同，明抄本、乾隆本无此药，有"川芎一两"。

柴胡去苗。半两　酸枣仁微炒。二两　远志去心。一分　当归切，焙　防风去叉　甘草炙，剉　茯神去木　猪苓去黑皮　桂去粗皮　黄耆剉　人参　生干地黄　芎䓖　麦门冬去心，焙。各半两

上一十四味，粗捣筛。每服三钱匕，水一大盏，生姜三片，煎至七分，去滓，空心温服，日再。

治伤寒后烦满，心神恍惚，不得眠卧，**麦门冬茯苓饮方**

麦门冬去心，焙　赤茯苓去黑皮　知母焙　芎䓖　酸枣仁微炒　陈橘皮去白，炒　槟榔剉　甘草炙。各一两

上八味，粗捣筛。每服五钱匕，水一盏半，入生姜五片，煎至一盏，去滓温服，日三。

治伤寒后虚烦客热，累夜不得眠睡，头痛眼[①]疼迷闷，**地骨皮饮方**

地骨皮洗　麦门冬去心。各二两　酸枣仁炒。三两

上三味，粗捣筛。每服五钱匕，水一盏半，入生姜五片，煎至七分，去滓温服，食后服。

治伤寒后胆冷不得睡，**梅实丸方**

梅实肉　大枣肉　酸枣仁炒。等分

上三味，同捣成膏，丸如弹丸大。每服一丸，临卧含化服。

治大病后及虚劳不得眠，**酸枣仁汤方**

酸枣仁炒　榆皮切。各三两[②]

上二味，粗捣筛。每服三钱匕，水一盏，煎至七分，去滓温服。

伤寒后失音不语

论曰：伤寒后失音不语者，由风寒客于会厌，会厌为音声之户，邪气伤之，故卒然无音。又肺主声而通于气，人之五脏有五声，皆禀气而通之，若邪客于肺，则气道不调，亦令人语无音声。治法当随其轻重，以方制之。

---

① 眼：明抄本、乾隆本、文瑞楼本同，日本抄本作"腹"。
② 榆皮切各三两：日本抄本、文瑞楼本同，明抄本、乾隆本作"地榆二两"。

治伤寒后外邪客于肺，卒失音，**五味子汤方**

五味子　桂去粗皮。各一两半　杏仁汤浸，去皮尖、双仁，炒。一两　甘草炙，剉。半两

上四味，粗捣筛。每服五钱匕，水一盏半，生姜三片，煎至一盏，去滓，不计时候温服。

治伤寒后忽暴嗽失音，语不出，**杏仁煎方**

杏仁汤浸，去尖皮、双仁，研。二两　木通剉　贝母去心　紫菀去苗、土　五味子　桑根白皮切　百合各一两　生姜汁半两　砂糖四两　蜜四两

上一十味，除杏仁、姜汁、糖、蜜外，细剉，用水五盏，煎至三盏，去滓，下杏仁膏、姜汁、糖、蜜等相和，微火再煎如稀饧，以净器盛。每服半匙，水一盏煎开，温服，不计时候。

治伤寒失音不语，**豆竹汤方**

黑豆淘洗。半升　青竹如算子四十九茎，各长四寸

上二味，用水五大盏同煮，以豆熟为度，去滓，分温三服。

治伤寒卒失音，牙关紧急，**麻仁饮方**

大麻仁半升　羚羊角屑。二两

上二味，粗捣筛。每服五钱匕，酒、水各一盏，共煎至一盏，去滓温服，日再服。

治伤寒失音不知人，口眼不正，舌强，**羚羊角散方**

羚羊角屑。一两　麻黄去根节　石膏各半两　防风去叉　麦门冬去心，焙　黄芩去黑心　干葛剉　升麻各三分

上八味，粗捣筛。每服五钱匕，水一盏半，煎至一盏，去滓，食后温服，日三。

治伤寒失音不能语，口噤，**防己汤方**

防己剉　桂去粗皮　麻黄去根节　葛根剉。各一两　甘草①炙　防风去叉　芍药各半两

上七味，粗捣筛。每服五钱匕，水一盏半，生姜三片，同煎

① 甘草：日本抄本、文瑞楼本同，明抄本、乾隆本无此药。

至一盏，去滓，空心温服，日再①服。

治伤寒失音不语，神志昏冒，**升麻饮方**

升麻一两　桂去粗皮。三分　木通剉。二两　防风去叉。一两半②

上四味，粗捣筛。每服五钱匕，水一盏半，煎至一盏，去滓，下竹沥半合，搅令匀，空心温服。

治伤寒失音不语，**二沥汤方**

竹沥　梨汁　荆沥各二合③　陈酱汁半合

上四味，搅令匀，以绵滤过，分温四服，空心日晚各一服。

治伤寒邪气伤肺，失音不语，**桂心汤方**

桂去粗皮。二两　菖蒲一两。去须

上二味，粗捣筛。每服三钱匕，用水一盏，煎至七分，去滓，不计时候温服，衣覆取汗，未退再服。

治伤寒后肺中风冷，失音不语，**芥子酒熨方**

白芥子五合。研碎

上一味，用酒煮令半熟，带热包裹，熨项颈周遭，冷则易之。

伤寒后余毒攻眼

论曰：五脏六腑精气，皆上注于目，诸脉之所属也。伤寒差后，余毒未尽，内乘于肝，邪热上冲，血脉壅滞，故令眼目赤痛，甚者成疮，或生翳膜，遮障瞳仁，治宜凉肝经以消热毒。

治伤寒后热毒风壅攻冲，眼目昏暗疼痛，**羚羊角汤方**

羚羊角屑　决明子　芎䓖　羌活去芦头　石膏碎。各一两　柴胡去苗　黄芩去黑心　人参各半两

上八味，粗捣筛。每服三钱匕，水一盏，竹叶三七片，煎至六分，去滓温服，早晚食后各一。

治伤寒后毒气上攻，眼生浮翳赤痛，**黄连汤方**

① 再：明抄本、乾隆本、文瑞楼本同，日本抄本作"每"。
② 一两半：明抄本、乾隆本、文瑞楼本同，日本抄本作"一两"。
③ 各二合：文瑞楼本同，明抄本、乾隆本无，日本抄本作"各三合"。

黄连去须　黄芩去黑心　升麻各一两　甘草炙。三^①分　朴消研。半两

上五味，粗捣筛。每服三钱匕，水一盏，入竹叶三七片，煎至六分，去滓温服，早晚食后各一。

治伤寒后毒气攻，眼目赤痛，及生障翳，**连翘汤方**

连翘　漏芦去芦头　黄连去须　升麻　麻黄去根节　白敛　大黄剉，炒　甘草炙，剉　朴消研。各一两

上九味，粗捣筛。每服三钱匕，水一盏，入竹叶三七片，煎至六分，去滓温服，早晚食后各一。

治伤寒热病后，眼目诸疾，**地肤子丸方**

地肤子　决明子　沙参　羚羊角屑。各一两^②　秦皮^③　菊花　枳壳去瓤，麸炒　大黄剉，炒。各一两

上八味，捣罗为末，炼蜜和丸如梧桐子大。每服食后温水下二十丸。

治伤寒后眼目昏暗，赤痛生疮，**决明丸方**

石决明　黄连去须　车前子　细辛去苗叶　枳壳去瓤，麸炒。各一两　栀子仁　大黄剉，炒　黄芩去黑心　羚羊角屑。各半两

上九味，捣罗为末，炼蜜和丸如梧桐子大。每服食后煎竹叶汤下二十丸。

治伤寒热病后，眼暗有翳，及赤涩疼痛，**麦门冬丸方**

麦门冬去心，焙　泽泻　茺蔚子　枸杞子各一两　细辛去苗叶。半两　生干地黄焙　枳壳去瓤，麸炒　石决明刮净　黄连去须。各一两

上九味，捣罗为末，炼蜜和丸如梧桐子大。每服食后米饮下二十丸。

治伤寒后肝气实热，目中磣痛，或生翳晕，**犀角汤方**

---

① 三：乾隆本、日本抄本、文瑞楼本同，明抄本作"二"。
② 各一两：文瑞楼本同，明抄本、乾隆本无，日本抄本作"各半两"。
③ 秦皮：日本抄本、文瑞楼本同，明抄本、乾隆本作"秦艽一两"。

犀角屑。三分① 瞿麦穗 黄芩去黑心 黄连去须 木通剉 栀子仁 大黄剉，炒 车前子各半两 人参一两

上九味，粗捣筛。每服三钱匕，水一盏，入竹叶三七片，煎至六分，去滓温服，早晚食后各一。

治伤寒后热气上冲，目生疮翳，洗眼，**秦皮汤**方

秦皮一分 竹叶一握 防风去叉 菊花 葳蕤各半两 蕤仁去壳，研。一分 甘草生用。三分

上七味，粗捣筛，都用水二升，煎取一升，绵滤去滓，放温洗眼，不拘时。

治伤寒后肝虚目暗，视物不明，或见黑花，**防风汤**方

防风去叉 芎䓖 甘草炙，剉 人参 茯神去木 独活去芦头 前胡去芦头。各一两 细辛去苗叶 菊花各半两

上九味，粗捣筛。每服五钱匕，水一盏半，煎至一盏，去滓温服，早晚食后各一。

伤寒后咽喉闭塞不通

论曰：咽喉闭塞不通者，脾肺壅滞，风毒蕴积，内搏经络，上攻咽喉也。足太阴之脉上膈侠咽，而喉则肺气之所通，故脾肺壅热，则咽喉闭塞，凡伤寒后余毒未尽，上攻咽喉，故亦令闭塞不通也。

治伤寒后咽喉闭塞疼痛，六七日，其人大下后，脉沉迟，手足厥逆，下部脉不至，咽喉痛不利，唾脓血，泄利不止，**当归汤**方

当归切，焙 升麻 知母 葳蕤 黄芩去黑心 麦门冬去心，焙。各半两 桂去粗皮 芍药 干姜炮 石膏 白茯苓去黑皮 甘草炙，剉 白术各一两② 麻黄去根节。一两

上一十四味，粗捣筛。每服三钱匕，水一盏，煎至六分，去滓，食后温服，日三。

---

① 分：日本抄本、文瑞楼本同，明抄本、乾隆本作“两”。
② 各一两：文瑞楼本同，明抄本、乾隆本无，日本抄本作“各一分”。

治热病喉中闭塞疼痛，**木通汤**方

木通剉　羚羊角镑　芍药　络石各一两　升麻二①两　射干一两半　杏仁汤浸，去皮尖、双仁。半两

上七味，粗捣筛。每服三钱匕，水一盏，入竹叶七片，煎至六分，去滓，食后温服，日三。

治伤寒后咽喉疮痛口疮，烦躁头痛，毒气上攻，**黄芩汤**方

黄芩去黑心　大青　山栀子仁　甘草炙，剉。各半两　升麻　麦门冬去心，焙。三分②

上六味，粗捣筛。每服三钱匕，水一盏，入竹叶七片，煎至六分，去滓，食后温服，日三五服。

治伤寒后咽喉疼痛，闭塞不通，毒气上攻，**升麻汤**方

升麻　木通剉。各一两　射干　羚羊角镑　芍药各半两　芦根一握

上六味，粗捣筛。每服三钱匕，水一盏，煎至六分，去滓温服，日三。

治伤寒后舌根肿塞，喉痹，此为脾虚心热，先针舌下两边出血，次服**地黄汤**方

生地黄二两。切　甘草炙，剉　大黄各半两　升麻三分　车前子一两

上五味，粗捣筛。每服五钱匕，水一盏半，煎至八分，去滓，下朴消末一钱匕，搅匀，食后温服，日三。

治伤寒后咽喉疼痛，**葛根汤**方

葛根剉　青竹茹各一两　仓粳米一合③

上三味，粗捣筛。每服三钱匕，水一盏，入生姜一枣大，拍碎，煎至六分，去滓，食后温服，日三。

治伤寒后喉内生疮，及喉肿塞，毒热上冲，**升麻丸**方

升麻　苦药子　铅丹炒　大黄生用。各半两

---

① 二：日本抄本、文瑞楼本同，明抄本、乾隆本作“一”。

② 三分：文瑞楼本同，明抄本、乾隆本作“一两”，日本抄本作“各一分”。

③ 合：明抄本、乾隆本、文瑞楼本同，日本抄本作“分”。

上四味，捣罗为末，炼蜜和丸如弹子大。每服一丸，绵裹咽津化尽，再服之。

治伤寒时^①行咽喉闭塞，及贼风毒气上攻，**丹参煎方**

丹参二两　蒴藋根剉　羊踯躅炒　甘菊花　莽草各半两　秦艽去苗、土。一两半　牛膝去苗，酒浸　羌活去芦头　乌头盐炒，去皮脐　蜀椒去目并合口，炒出汗　连翘　白术各一两

上一十二味，哎咀如麻豆大，以苦酒半升，拌匀渍半日，先取油二斤炼香熟，旋旋下药煎，候白术赤色，即下炼了猪脂一斤，更煎药赤黑色停，温绵滤过，瓷合盛。每服取如半枣大，含化，稍咽之。热毒单服，齿痛绵裹嚼之咽汁。

治伤寒后咽喉不能咽食，口中生疮，积热上攻，涎出不止，**地黄煎方**

生地黄汁二合　铅丹炒。一两　猪牙皂荚一梃。去皮，酥炙为末　白蜜二两^②

上四味，和匀，以瓶子盛，密封头，饭上蒸一时久，去滓，收之。每取一匙头，含化咽津。

治伤寒后咽喉痛，舌强，余热上攻，**贴喉膏方**

蜜半^③斤　甘草剉。二两　猪脂四两

上三味，先以猪脂与蜜炼消后，入甘草，煎候甘草赤黑色，以绵滤过，瓷合收盛，每取如半枣大，含化咽津。

治伤寒热病后，咽喉疼痛，闭塞不通，毒热上攻，**射干煎方**

射干半斤。为末　猪脂一斤

上二味，先煎猪脂沸，次下射干，候射干黑色，以绵滤过，瓷合盛，绵裹如弹子大，含化咽津。

治伤寒热病后，咽喉疼痛，闭塞不通，毒气上冲方

蔺茹

上取少许如爪甲尖，内口中，微嚼咽汁。

---

① 时：明抄本、乾隆本、文瑞楼本同，日本抄本作"后"。
② 两：明抄本、乾隆本、文瑞楼本同，日本抄本作"合"。
③ 半：明抄本、乾隆本、文瑞楼本同，日本抄本作"一"。

治伤寒热病后，咽喉肿痛，闭塞不通，毒气上冲方

商陆根切

上炒令热，以布裹熨肿上，冷复易之。

治伤寒热病后，咽喉痛闭塞不通，毒气上冲方

黄明胶

上取手掌大一片，以水煮软，贴颈外差。

治伤寒热病后，咽喉疼痛，闭塞不通，毒气上冲方

白矾如杏仁大

上以绵裹含之，细细咽汁，以通为度。

卷第三十三

伤寒门

伤寒后变成疟　伤寒后脚气　伤寒后腰脚疼痛

伤寒后下痢脓血　伤寒后䘌疮　辟温疫令不相传染

伤寒门

伤寒后变成疟

论曰：伤寒变成疟者，因病差后，外邪未散，真脏尚虚，因为劳事，致二气交争，阴胜则振寒，阳胜则发热，阴阳更胜，即往来寒热，休作有时也，一日再发者，得汗必解。若伤寒八九日得之，热多寒少，其人不呕，清便自调者，欲自愈也。或阳明证烦热汗出，日晡所发热者，脉浮宜解表，脉实宜攻里。又有妇人热入血室，发热而更作寒者，当详辨之。

治伤寒后变成疟病，寒热躁渴，**知母升麻汤**方

知母　石膏　升麻各一两　蜀漆　常山　甘草炙。各一分　乌梅去核。半两

上七味，粗捣筛。每服五钱匕，水一盏半，煎至八分，去滓，食后温服。

治伤寒后变成疟，口干烦渴，**二黄汤**方

麻黄去根节　大黄剉，炒　栝楼根各一两　甘草炙，剉。半两

上四味，粗捣筛。每服五钱匕，水一盏半，煎至八分，去滓，食后温服。

治伤寒后变成疟，寒热躁渴，**升麻前胡汤**方

升麻　前胡去芦头。各一两半　知母焙　芍药各三分　朴消　山栀子仁　木通剉　乌梅去核。各半两　甘草炙，剉。一分①

---

① 分：日本抄本、文瑞楼本同，明抄本、乾隆本作"两"。

上九味，粗捣筛。每服五钱匕，水一盏半，入生姜一枣大，拍碎，同煎至七分，去滓，入生地黄汁二合，更煎一沸，食后温服。

治伤寒后变成疟，痰毒壅脾肺，面色萎黄，寒热时作，**人参常山汤**方

人参　常山各半两　甘草生　陈橘皮汤浸，去白，焙。各一分　灯心一十茎

上五味，细剉拌匀，用水二盏，酒一盏，同煎至两盏，去滓，入好茶末二钱匕，分作两服，温服取吐即差。

治伤寒后变成劳疟，久不差，**黄芩鳖甲汤**方

黄芩去黑心　柴胡去苗　山栀子仁　乌梅去核。各半两　鳖甲去裙襕，醋炙。一两　甘草炙。一分

上六味，粗捣筛。每服五钱匕，用童子小便一盏半，入桃柳尖各七个，生姜一枣大，拍碎，豉半合，同浸一宿，平旦煎至七分，去滓，入生地黄汁一合，搅匀，更煎一沸，温服，不拘时。

治伤寒后肝疟，由邪热客于足厥阴经所成，颜色苍苍战掉，或似热劳，**蜀漆鳖甲丸**方

鳖甲去裙襕，醋炙　蜀漆　知母焙　乌梅去核　苦参　常山　萎蕤各一两　豉一合。熬　石膏二①两　细辛去苗叶　甘草炙。各三分

上一十一味，捣罗为末，炼蜜和捣数百下，丸如梧桐子大。每服十五丸，空心温酒下，晚再服。

治伤寒后心疟，令人烦热不止，饮水多常渴，**常山石膏汤**②方

常山　鳖甲去裙襕，醋炙　犀角屑　蜀漆各一两　甘草炙　乌梅去核。各一分　山栀子仁半两　石膏一两半

上八味，粗捣筛。每服五钱匕，水一盏半，入豉三七粒，淡竹叶二七片，生姜一枣大，拍碎，同煎至八分，去滓，食后温服，

---

① 二：日本抄本、文瑞楼本同，明抄本、乾隆本作"一"。
② 常山石膏汤：日本抄本、文瑞楼本同，明抄本、乾隆本作"石膏汤"。

日二。

治伤寒后脾疟，脾脏受热，或渴或不渴，热气内伤，不得大便，腹中热痛，身寒汗[①]出，**常山丸方**

常山二两　知母焙　鳖甲去裙襴，醋炙。各一两　甘草炙。半两

上四味，捣罗为末，炼蜜和捣数百下，丸如梧桐子大。每服十五丸，未发前温酒下，发时再服。

治伤寒后肺疟，痰热聚于胸膈，令人心寒，甚则发热，热则惊，如有所见者，**三味汤方**

常山一两　秫米半匙　甘草炙，剉。一分

上三味，粗捣筛。每服五钱匕，水一盏半，入生姜一枣大，拍碎，同煎至八分，去滓，临发时温服。

治伤寒后肾疟，令人悽悽，腰脊痛而宛转，大便难，手足寒，**常山柴胡汤方**

常山　柴胡去苗　麦门冬去心，焙。各一两　乌梅去核　半夏汤洗七遍，炒干　槟榔剉　枳壳去瓤，麸炒。各半两

上七味，粗捣筛。每服三钱匕，水一盏，入生姜一枣大，拍碎，淡竹叶二七片，豉二七粒，同煎至七分，去滓，临发时温服。

治伤寒后变成疟疾，或取转早，阴气结伏心下成块，或膨满呕逆喘促，面黑唇青，四肢逆冷，饮食不下，并气结食毒，并宜服此，**太一护命丸方**

阳起石　硫黄　附子炮裂，去皮脐。各一两　金星石　银星石　白石英　紫石英　礞石　滑石　消石　凝水石烧赤　磁石火烧，醋淬　太阴玄精石　甘锅子累经销金银者　不灰木各半两　丹砂一分　巴豆四十九粒。去皮、心，出油　杏仁四十九粒。汤去皮尖、双仁

上一十八味，捣研为末，再同研极细，用阿魏一分，与糯米粥同纳匀，丸如樱桃大。每服一丸，麸炭火内烧赤，取出，用两

---

① 汗：明抄本、乾隆本、文瑞楼本同，日本抄本作"热"。

只盏子合在内，候冷细研，以生姜米饮下，未知再服。

治伤寒后寒热不退，成疟，时作，**茯苓饮方**

赤茯苓去黑皮　鳖甲去裙襕，醋炙　地骨皮各二两　柴胡去苗　知母焙。各一两半　枳壳去瓤，麸炒。一两

上六味，剉如麻豆大。每服五钱匕，以水一盏半，煎取七分，去滓，入生地黄汁一合，食后良久温服，如人行五六里再服。

伤寒后脚气

论曰：伤寒后脚气者，缘其人肾经本虚，风湿毒气，乘虚客搏[①]，肾主腰脚，故邪气沉滞，则脚弱而满。虽伤寒已差，邪热未尽，风湿毒气，与热相搏，上冲于心肺，其状令人心胸烦满，上气息急，甚者致死，诊其脉左手尺脉洪而数者，脚气也。服药后，脉沉而缓者愈。

治伤寒后脚气上冲，心膈烦闷，**羚羊角汤方**

羚羊角镑。一两　旋覆花[②]三分　茯苓去黑皮。一两　黄芩去黑心　半夏汤洗七遍，焙。各三分[③]　槟榔剉。半两　陈橘皮汤浸，去白，焙。三分　吴茱萸半两。汤洗三遍，焙干，炒

上八味，粗捣筛。每服五钱匕，水一盏半，入生姜一分，拍碎，同煎至七分，去滓，食前温服。

治伤寒后脚气冲心，心神烦乱，呕逆减食，脚膝痠疼，**紫苏木香汤方**

紫苏茎叶一两　木香　赤茯苓去黑皮。各半两　沉香　芍药　木通剉。各一两　吴茱萸汤洗三遍，焙干，炒　槟榔剉　陈橘皮汤浸，去白，焙。各一分

上九味，粗捣筛。每服三钱匕，用水一盏，入生姜半分，拍碎，同煎至七分，去滓，食前温服。

治伤寒后脚气攻心闷绝，**槟榔散方**

---

① 搏：日本抄本、文瑞楼本同，明抄本、乾隆本作"入肾"。
② 旋覆花：日本抄本、文瑞楼本同，明抄本、乾隆本无此药。
③ 三分：文瑞楼本同，明抄本、乾隆本无，日本抄本作"二分"。

槟榔剉　木香各一两①　郁李仁微炒，去皮　桂去粗皮。各三分　吴茱萸汤洗三遍，焙干，炒。半两②　赤茯苓去黑皮　牛膝去苗，酒浸，焙。各三分

上七味，捣罗为细散。每服一钱半匕，食前煎桑根白皮木通汤调下，日二。

治伤寒后脚气，胸中满闷，喘息促急，**陈橘皮散方**

陈橘皮汤浸，去白，焙。三分　槟榔剉。一两　桂去粗皮。三分　牵牛子微炒。一两

上四味，捣罗为细散。每服一钱半匕，食前温酒调下，日二。

治伤寒后脚气攻心闷乱，腹满如石，小便赤涩，**茯苓汤方**

赤茯苓去黑皮。一两　鳖甲醋炙，去裙襴　木通剉　郁李仁微炒，去皮。各三分

上四味，粗捣筛。每服三钱匕，水一盏，煎至七分，去滓，食前温服。

治伤寒后脚气，心烦满闷，不下饮食，呕逆多痰，**半夏汤方**

半夏汤洗七遍，焙干　枳壳去瓤，麸炒　茯苓去黑皮　前胡去芦头　木通剉。各三分

上五味，粗捣筛。每服三钱匕，水一盏，入生姜一分，拍碎，同煎至半盏，去滓，食前温服。

治伤寒后脚膝肿满气急，大便秘涩，**赤小豆汤方**

赤小豆半合　桑根白皮半两　紫苏茎叶一两　槟榔半两

上四味，剉三味如麻豆大，同小豆用水五盏，入生姜一分，拍碎，煎至二盏半，去滓，分两服，食前温服。

治伤寒后脚气，两胫肿满，心中烦闷，**犀角散方**

犀角镑。一两　槟榔剉。半两　陈橘皮汤浸，去白，焙。三分③　细辛去苗叶。半两　吴茱萸汤洗三遍，焙干，炒。一分

上五味，捣罗为细散。每服一钱半匕，食前生姜热酒调下，

---

①　两：明抄本、乾隆本、文瑞楼本同，日本抄本作"分"。
②　半两：日本抄本、文瑞楼本同，明抄本、乾隆本作"三钱"。
③　三分：文瑞楼本同，明抄本、乾隆本作"五钱"，日本抄本作"一分"。

日二。

治伤寒后脚气，心腹妨闷胀痛，坐卧不安，**吴茱萸散方**

吴茱萸汤洗三遍，焙干，炒。一分　槟榔剉　当归切，焙　木香　郁李仁微炒，去皮。各三分

上五味，粗捣筛。每服三钱匕，用水一盏，煎至七分，去滓，食前温服。

治伤寒后脚气攻心腹胀硬，小便赤涩，**大戟丸方**

大戟炒　芫花醋炒令焦　苦葶苈炒。各半①两　续随子去皮，炒　巴豆去皮、心，压去油尽，别研。各一②分

上五味，捣罗四味为细末，入巴豆和研匀，炼蜜和丸如梧桐子大。每服三丸至五丸，温米饮下，不计时候。

伤寒后腰脚疼痛

论曰：腰者肾之府，肾者主水，受五脏六腑之精而藏之，伤寒病后，精血不足，肾气既弱③，风邪袭虚，客搏于足少阴之经，留注腰脚，凝滞不散，故机关不利，为腰脚疼痛，亦有宿患肾经风湿腰痛，因病后下，经气虚而发者，各从其证，以方治之。

治伤寒后风虚邪气流注，腰胯冷疼，脚膝无力，**独活汤方**

独活去芦头。一两　防风去叉。三分　五加皮二④分　附子炮裂，去皮脐。二⑤两　芍药一两⑥　干姜炮裂。一两　桂去粗皮。一两　牛膝去苗，酒浸，切，焙。一两　杜仲去粗皮，炙，剉。一两　五味子⑦炒。三分

上一十味，剉如麻豆。每服五钱匕，用水一盏半，煎至七分，去滓，食前温服。

---

① 半：日本抄本、文瑞楼本同，明抄本、乾隆本作"一"。
② 一：明抄本、乾隆本、文瑞楼本同，日本抄本作"二"。
③ 弱：乾隆本、日本抄本、文瑞楼本同，明抄本作"绝"。
④ 二：文瑞楼本同，明抄本、乾隆本、日本抄本作"三"。
⑤ 二：文瑞楼本同，明抄本、乾隆本无，日本抄本作"一"。
⑥ 两：文瑞楼本同，明抄本、乾隆本无，日本抄本作"分"。
⑦ 五味子：日本抄本、文瑞楼本同，明抄本、乾隆本无此药。

治伤寒后腰痛，或皮肉瘑痹，腿膝疼痛，行履艰难，不可俯仰，**防风汤**方

防风去叉。一两　麻黄去根节。三分　桂去粗皮。三分　牛膝去苗，酒浸，切，焙。一两　丹参半两　五加皮半两　杜仲去粗皮，炙，剉。三①分　芎䓖三分　附子炮裂，去皮脐。一两　细辛去苗叶。半两　当归切，焙。一两　芍药一两　羌活去芦头。一两　续断一两

上一十四味，剉如麻豆。每服五钱匕，用水一盏半，入生姜半分，拍碎，同煎至七分，去滓，食前温服。

治伤寒后肾脏气虚腰疼，**乳香丸**方

乳香半两　地龙微炒。一两　当归切，焙。一两　桂去粗皮。半两　乌头去皮脐，生用。一分　干蝎微炒，去足。半两　附子炮裂，去皮脐。一两

上七味，捣罗为末，用安息香一两，剉，酒浸一宿，细研，淘滤去滓，慢火煎成膏，同药末研令匀，炼蜜和丸如绿豆大。每服空心温酒下五丸至十丸。

治伤寒后风伤腰胯冷疼，兼补益元脏，**杜仲丸**方

杜仲去粗皮，炙，剉。一两　干漆炒令烟出。一两半　牛膝去苗，酒浸，切，焙。一两②　巴戟天去心。一两半　桂去粗皮。一两　五加皮剉。一两　狗脊去毛。一两　山茱萸一两　防风去叉。半两　附子炮裂，去皮脐。一两　独活去芦头。一两　山芋一两

上一十二味，捣罗为末，炼蜜和丸如梧桐子大。每服空心温酒下二十丸。

治伤寒后腰痛，行履不得，**败龟散**方

败龟醋浸，炙　虎骨涂酥炙　补骨脂微炒　当归切，焙　芍药各一两　薰陆香③　桂去粗皮　白芷各半两

上八味，捣罗为细散。每服食前热酒调下二钱匕，日二服。

---

① 三：日本抄本、文瑞楼本同，明抄本、乾隆本作"二"。

② 一两：日本抄本、文瑞楼本同，明抄本、乾隆本作"一两半"。

③ 薰陆香：日本抄本、文瑞楼本同，明抄本、乾隆本无此药。

治伤寒后腰痛，或腰内有冷脓，及膀胱气痛，**槟榔散方**

槟榔剉 陈橘皮汤去白，炒干 桂去粗皮 芍药 附子炮裂，去皮脐。各半两 干姜炮裂。一分 牵牛子五两。入糯米百粒同炒，米色黄即住，捣罗取末三两，其滓不用

上七味，捣罗六味为散，入牵牛子末和令匀。每服空心温酒调下三钱匕，服药了，吃少姜粥，投良久利下腰间积滞物，如不利，即加至四钱匕，以利为度。

治伤寒后腰间冷痛，**当归散方**

当归切，焙 桂去粗皮。各一两 牡丹皮 附子炮裂，去皮脐。各半两

上四味，捣罗为细散。每服空心温酒调下二钱匕，晚再服。

治伤寒后腰痛不可忍，**没药散方**

没药一两。研 地龙微炒。一两 桂去粗皮。半两

上三味，捣研为细散。每服空心温酒调下二钱匕。

治伤寒后风虚气滞，攻腰胯疼痛，坐卧艰难，**芫花散方**

芫花二两 吴茱萸一两半 芸薹子一两

上三味，捣罗为散。每用散半匙，以黄米糟一两，入酒煮如糊，摊于蜡纸上，贴痛处。

治伤寒后，或中风湿，毒气流注腰脊，日夜疼痛，**牛膝煎方**

牛膝去苗 天麻 附子炮裂，去皮脐，生用 羌活去芦头。各二两 当归切，焙。一两

上五味，捣罗为末，用黑豆二升，桑枝三斤，细剉，生姜四两，切，用水二斗，煎至二升半，去滓，入药末，煎成膏。每服空心温酒调下半匙匕，日晚再服。

治伤寒汗出不彻，湿毒留客，肢体挛急，腰脚不得屈伸，**牛膝散方**

牛膝 麻黄去根节 地龙 天南星各二两 恶实根十条

上五味，先将恶实根去皮细剉，并诸药入在沙盆内细研后，用法酒一升，再研匀烂，用新布绞取汁，后用炭半秤烧一地坑子，令通赤后，去火扫净，投药汁于坑子内，再以火烧令黑色，取出

于乳钵内研细。每服半钱匕，温酒调下，日三服，并无所忌。

治伤寒发汗吐下后，体虚，元脏积冷气刺腰痛，转动艰难方

原蚕砂半斤　糯米半升

上二味，同炒，令米色焦，然后捣罗为末，每用半两，以米醋调如稀糊，入铫子内，煎搅令稠，及热摊于蜡纸上，贴痛处，以帛缠缚，冷即易之。

治伤寒后体[1]虚，元脏挟风冷，腰膝疼痛，行履不得，**杜仲酒方**

杜仲去粗皮，炙，剉。二两　独活去芦头。半两　附子炮裂，去皮脐。一两　仙灵脾三[2]分　牛膝去苗。一两

上五味，细剉，用生绢袋盛，以酒五升浸，密封头，经七日后开，每日取二三合温服，日可三服，未差，再浸服。

伤寒后下痢脓血

论曰：伤寒后变成脓血痢者，本病差之后，热毒未散，乘虚客于肠胃，与津液相搏，故下痢脓血。毒气甚则壮热而腹痛，湿毒加之，则所下如鱼脑，或如烂肉。又伤寒未解，少阴病下痢便脓血者，亦湿热相搏故也。

治伤寒热毒入胃，下利脓血，**黄连阿胶汤方**

黄连去须，炒。二两　栀子仁半两　阿胶炙令燥　黄檗去粗皮，炙。各一两

上四味，粗捣筛。每服四钱匕，水一盏，煎七分，去滓，不拘时温服。

治伤寒毒热不解，日晚壮热腹痛，便利脓血，**地榆汤方**

地榆剉　黄连去须，炒　犀角镑　茜根　黄芩去黑心。各一两　栀子仁半两

上六味，粗捣筛。每服三[3]钱匕，水一盏，薤白三寸，同煎六

---

① 体：明抄本、乾隆本、文瑞楼本同，日本抄本作"髓"。
② 三：明抄本、乾隆本、文瑞楼本同，日本抄本作"五"。
③ 三：明抄本、乾隆本、文瑞楼本同，日本抄本作"二"。

分，去滓，不拘时温服。

治少阴病二三日至四五日，腹痛小便不利，下利脓血不止，**桃花汤**方

赤石脂四两　干姜一分。炮　粳米二合①半

上三味，粗捣筛。每服五钱匕，水一盏半，煎米熟，去滓温服，三服得愈勿服。

治伤寒后下痢脓血疼痛，**香连散**方

木香半两　黄连去须。一两　青橘皮去白，焙。半两　栀子仁一分

上四味，捣罗为散。每服二钱匕，米饮调下，不拘时。

治伤寒后湿热不除，下利脓血，昼夜无度，**乌梅丸**方

乌梅肉焙　黄连去须，炒　当归切，焙　诃黎勒炮，去核。各三分　阿胶炙令燥。半两　干姜炮。一分②

上六味，捣罗为末，炼蜜和丸梧桐子大。每服二十丸，食前米饮下，加至三十丸。

治伤寒热病差后，下痢脓血不止，**黄连汤**方

黄连去须，炒。一两　黄芩去黑心。三分　栀子仁一分　阿胶炙令燥。半两③

上四味，粗捣筛。每服三钱匕，水一盏，煎至六分，去滓，食前温服。

治伤寒后下痢赤多白少，所往涩痛，宜服**黄耆汤**方

黄耆一两　枳壳去瓤，麸炒　大腹皮各半两　黄连去须。三分　白茯苓去黑皮　芍药各一两　甘草炙。三分

上七味，粗捣筛。每服五钱匕，水一盏半，煎至一盏，去滓，食前温服。

　治伤寒后下痢脓血方

龙骨二两　黄连去须，炒。一两

---

① 合：明抄本、乾隆本、文瑞楼本同，日本抄本作"两"。
② 分：日本抄本、文瑞楼本同，明抄本、乾隆本作"两"。
③ 半两：文瑞楼本同，明抄本、乾隆本作"一两"，日本抄本作"半分"。

上二味，捣罗为散。每服二钱匕，食前米饮调下，日三夜一。

治伤寒后腹痛下痢脓血，日夜三五十行，**赤石脂散方**

赤石脂半两　干姜炮。一分　厚朴去粗皮，姜汁炙透　诃黎勒炮，去核。各半两

上四味，捣罗为散。每服二钱匕，食前米饮调下，日三服。

治伤寒热病后，热毒下痢脓血，**黄连丸方**

黄连去须，炒。三分　乌梅肉炒。二两

上二味，捣罗为末，炼蜜入少蜡，和捣五百杵，丸如梧桐子大。每服二十丸，空心米饮下，加至三十丸。

治伤寒下痢脓血，腹痛不止，**赤石脂汤方**

赤石脂一两　干姜炮　附子炮裂，去皮脐　当归切，焙。各半两　芍药一两

上五味，剉如麻豆。每服五钱匕，水一盏半，煎一盏，去滓，食前温服。

治伤寒后下痢脓血，时复憎寒，**木瓜汤方**

干木瓜焙　白术　白芷各一两　黄连去须。二两半　附子炮裂，去皮脐　石膏碎，研　赤石脂　桑根白皮各二两　桂去粗皮　芎藭　当归各一两半　白豆蔻去皮。一分　芍药三分　黄芩去黑心。半两　龙骨三两①

上一十五味，㕮咀。每服五钱匕，以水一盏半，入生姜一分，拍碎，同煎至八分，去滓温服。

治伤寒后下痢脓血，食物不得，气胀腹满，**白芷黄连汤方**

白芷一两半　黄连去须。一两　天雄炮裂，去皮脐。一两半　地榆一两　厚朴去粗皮，生姜汁炙。一两半　桂去粗皮。一两　当归剉，焙。一两半　黄耆细剉。一两　赤石脂一两半　白术一两　诃黎勒皮煨。一两半　黄芩去黑心。半两　龙骨一两半　吴茱萸洗，焙，炒。半两　芎藭一两半　干姜炮。半两

上一十六味，剉如麻豆。每服三钱匕，水一盏半，煎至八分，

---

① 两：日本抄本、文瑞楼本同，明抄本、乾隆本作“分”。

去滓，空腹温服，日三。

伤寒后蟹疮

论曰：伤寒后蟹疮者，因腹中有热，其人食少，胃中空虚，三虫须食，或食五脏，或食下部，隐僻有疮，故名蟹疮，其候齿无色，舌上尽白，四肢沉重，忽忽喜眠，甚则唇里有疮，其疮在上唇里，如米粟，心内懊恼痛者，此虫食五脏之证也，若下唇里有疮，其人喜眠者，此虫食下部之证也，若肛烂见五脏者死。

治伤寒后蟹疮，**桃仁汤方**

桃仁汤浸，去皮尖、双仁，炒　槐子微炒　艾叶炒。各一两　大枣十五枚。去核，焙

上四味，粗捣筛。以水三盏，煎至一盏半，去滓，分温三服。

治伤寒及诸病后，疮出下部，**黄连犀角汤方**

黄连去须，微炒。半两　犀角镑。一两　木香四钱　乌梅七枚。去核，焙

上四味，粗捣筛。每服五钱匕，水一盏半，煎至一盏，去滓，食前温服。

治伤寒后湿蟹，虫食下部，心中烦懊，**槐子丸方**

槐子微炒　苦参各一两　熊胆研。半两　干漆三分。炒令烟尽　木香　槟榔剉。各一两　桃仁汤去皮尖、双仁，炒，研。二两

上七味，捣研为末，炼蜜和捣数百下，丸如梧桐子大。每服二十丸，空心荆芥汤下，加至三十丸。

治伤寒后心中烦躁，唇口生疮，虫食下部，**羚羊角散方**

羚羊角镑。三分　龙胆半两　黄耆剉。三分　升麻半两　玄参　柴胡去苗。各三分

上六味，捣罗为散。每服二钱匕，煎槐子汤调下，空心食前，日三服。

治伤寒后蟹疮，**麝香散方**

麝香研　雄黄醋煮，研　丹砂研。各一分　羚羊角镑　犀角

镑　黄连去须，微炒　青葙子　升麻　贝齿煅，研。各半两　桃仁汤浸，去皮尖、双仁，炒，研。三分

上一十味，捣研为散，再同研匀。每服二钱匕，食后煎麦仁粥饮调服，又以绵裹药半枣核大，内下部中，良久去之。

治伤寒后𧏾疮，**雄黄散方**

雄黄一分。醋煮，研　青葙子　黄连去须　苦参各一两半　桃仁汤浸，去皮尖、双仁，炒，研。三分

上五味，捣研为散，再同研匀。每服一钱匕，空心米饮调下。若𧏾在下部，更以绵裹药一钱，内下部中，良久去之。

治伤寒后𧏾疮，**苦参汤方**

苦参一两　槐白皮剉。二①两　熊胆半两。研

上三味，除熊胆外，粗捣筛。每服五钱匕，水一盏半，煎至八分，去滓，入熊胆末半钱匕，搅匀，空心温服。下部有疮者，更灌下部。

治伤寒后𧏾虫食下部，**桃皮汤方**

桃皮剉　槐子　榫实各一两　石榴根剉。半两

上四味，粗捣筛。每服五钱匕，水一盏半，入枣三枚，擘破，同煎至八分，去滓，食前温服。

治伤寒后唇口生疮，心中懊侬，虫食下部，时或下利，**犀角汤方**

犀角镑　龙骨各一两　木香三分　阿胶炙令燥。一两　升麻半两　桃仁汤浸，去皮尖、双仁。一两

上六味，粗捣筛。每服三钱匕，水一盏，煎至六分，去滓温服，晚再服。

治伤寒天行，下部𧏾疮方

乌梅去核，捣烂。半两　独头蒜一头。捣烂　屋尘三合

上三味一处，入苦酒一升和匀，于铜器中煎，候可丸，丸如枣核大，内下部中。

辟温疫令不相传染

论曰：凡时行温疫，皆四时不正之气，感而病者，长少率相似，此病苟不辟除，多致传染，宜有方术，预为之防。

辟时气温疫，令不相传染，**败龟汤**方

败龟酥炙。半两　栀子仁　大青　羚羊角镑　芍药　马牙消　前胡去苗　紫菀去苗、土。各一分

上八味，粗捣筛。每服五钱匕，水一盏半，煎至八分，去滓温服，食前。

辟时气疫疠，**绝瘴散**方

麻黄去节　桂去粗皮　升麻　细辛去苗叶　干姜炮　附子炮裂，去皮脐　防己　蜀椒去目并闭口，炒出汗　防风去叉　桔梗炒　白术　芎䓖各半两

上一十二味，捣罗为细散。每服二钱匕，空心温酒调下。

辟伤寒温疫瘴疠，令不相染，**赤小豆丸**方

赤小豆二两　鬼臼　鬼箭羽　丹砂研　雄黄醋煮，研。各一两

上五味，捣研为末，再同研匀，炼蜜和丸如麻子大。每服五丸，米饮下，不计时候。

辟时疫温疠，**辟温汤**方

甘草　大黄各二钱　皂荚一钱[①]。并生用

上三味，细剉，用水二盏，煎至一盏，去滓，空心热服，至晚下恶物为效。

治温疠病转相传染，**雄黄丸**方

雄黄醋煮，研　鬼臼　鬼箭羽　赤小豆　丹参各一两

上五味，捣研为末，再同研匀，炼蜜和丸如小豆大。每服五丸，温水下。

辟温疫病，**真珠散**方

真珠研　桂去粗皮。各一分　贝母去心。半两　鸡子二枚。去

---

① 钱：日本抄本、文瑞楼本同，明抄本、乾隆本作"提"。

壳，炒令黄黑，研　杏仁汤浸，去皮尖、双仁，炒。三分

上五味，捣研为末，再同研匀，岁旦温酒调下一钱匕，若岁中人多病者，可旦望服之，如遇时行病，即不拘时。

治时疫更相传染，宜预服**羌活汤方**

羌活去芦头　桂去粗皮　芎䓖　牡丹皮　柴胡去苗　桔梗炒　升麻　荆芥穗　玄参　甘草炙，剉　麻黄去根节　木香各一分　吴茱萸汤洗，焙干，炒。一[①]钱　牵牛炒。半两

上一十四味，粗捣筛。每服五钱匕，水一盏半，煎至八分，去滓温服，不拘时候。

辟瘴疠温疫时气，预服**苍耳散方**

苍耳重午日采，暴干。三两

上一味，捣罗为散。每服二钱匕，空心井华水调下。

辟时行温疫瘴疠方

芜青不限多少。捣取汁

上一味，立春后遇庚子日，阖家大小，各温服一二盏。

辟温疫时气，**流金散方**

雄黄三两。研　雌黄二两。研　鬼箭羽半两　白矾半两。烧灰　羚羊角镑。一两

上五味，捣研为散，缝小绢袋盛一两，带于胸前，别以一袋挂于门户上，每月初，以一两许当庭烧之，能辟温气。

辟温疫去百恶，**雌黄丸方**

雌黄研　雄黄研。各一两　虎骨　羚羊角镑。各二两　龙骨　猬皮各一两　空青半两。研　龟甲一两　樗鸡七枚　芎䓖二两　真珠三两。研　鲮鲤甲一两

上一十二味，捣研为末，再同研匀，熔蜡和丸如弹子大。正旦户前烧一丸，男左女右，系一丸于臂上，遇时行亦依此用。

辟温疫时气，**涂傅方**

① 一：日本抄本、文瑞楼本同，明抄本、乾隆本作"二"。

雄黄二^①两。研　丹砂研　菖蒲切　鬼臼各一两

上四味，捣研为末，再同研匀，以水调涂五心及额上、鼻中、耳门，辟温甚验。

治伤寒疫疠传染，及头目昏重，项脊拘急，胸膈不通，**辟瘟丸方**

玄参炒。五两^②　苍术炒。三^③两　芎䓖炒　白芷炒　羌活去芦头，生用　甘草炙，剉　乌头炮裂，去皮脐。各一两　安息香一分　龙脑　麝香各半^④钱。研

上一十味，除脑、麝外，余捣罗为细末，入脑、麝拌匀，粟米粥为丸如弹子大，阴干纱袋盛，安近火处。每服一丸，时疾，生姜蜜水磨下，阴毒面青，熟水磨下。

辟四时疫疠非节之气，**调中丸方**

大黄五两。剉，炒　麻仁一两。别研　枳壳去瓤，麸炒　白茯苓去黑皮　芍药　前胡去芦头　黄芩去黑心。各一两

上七味，捣研为末，炼蜜丸如梧桐子大。每服十五丸，食后饮下，微利为度，日晚夜卧服之佳。

---

① 二：日本抄本、文瑞楼本同，明抄本、乾隆本作"一"。
② 两：日本抄本、文瑞楼本同，明抄本、乾隆本作"钱"。
③ 三：明抄本、乾隆本、文瑞楼本同，日本抄本作"二"。
④ 半：日本抄本、文瑞楼本同，明抄本、乾隆本作"五"。

卷第三十四

中暍门

中暍统论　中热暍　中暍闷绝

疟病门

诸疟统论　寒疟　温疟　寒热往来疟　瘅疟

中暍门

中暍统论

论曰：盛夏炎热，人多冒涉路途，热毒入伤，微者客于阳经，令人呕逆头眩，心神懊闷，汗出恶寒，身热发渴，即时不治，乃至热气伏留经络，岁久不除，遇热即发，俗号暑气。甚者热毒入内，与五脏相并，客邪炽盛，郁瘀不宣，致阴气卒绝，阳气暴隔，经络不通，故奄然闷绝，谓之中暍。此乃外邪所击，真脏未坏，若遇救疗，气通则苏。但治热暍，不可以冷物，得冷则不救。盖外以冷触，其热蕴积于内，不得宣发故也。

中热暍

论曰：热暍之病，由冒犯暑热邪气也。其脉弦细芤迟，其状汗出恶寒，身热而渴，体重疼痛，小便已则洒洒然毛耸，四肢厥冷，微劳动即热，口开齿燥，经所谓脉虚身热，是为伤暑。此不可汗下，汗之则恶寒甚，加温针则发热甚，数下之则淋甚，宜以除去热邪之药治之。

治中热暍，头痛汗出，恶寒发热而渴，**白虎汤**方

知母六两　石膏碎。一斤　甘草二两　粳米六合

上四味，㕮咀如麻豆大。每服五钱匕，水一盏半，煎米熟，汤成去滓，温服日三。一方加人参三两。

治伏暑吐逆，**小香薷汤**方

香薷二两　人参一两　白藕豆半两

上三味，粗捣筛。每服三钱匕，水一盏，煎至六分，去滓温服，不拘时候。

治伤暑中暍，**解毒丸方**

半夏醋浸一宿，漉出，暴干　甘草炙，剉。各一斤　赤茯苓去黑皮。二两

上三味，捣罗为细末，生姜自然汁和丸如梧桐子大。每服四丸，加至八丸，新汲水下，如昏闷不省者，生姜自然汁下。

治伤暑烦渴不止，**竹茹汤方**

竹茹一合①。新竹者　甘草一分。剉　乌梅两枚。椎破

上三味，同用水一盏半，煎取八分，去滓，放温，时时细呷。

治伏暑头痛，心胸烦闷，旋运恶心，不思饮食，**小抱龙丸方**

半夏醋浸一宿，银石器中煮醋尽，焙　甘草炙，剉。各等分

上二味，捣罗为细末，生姜自然汁煮稀面糊，丸如梧桐子大，阴干。每服十丸，新汲水下，食后临卧服。

治中暑烦躁，**香薷散方**

香薷二两②

上一味，捣罗为散。每服二钱匕，水一盏，煎取七分，不去滓温服，不拘时候。

治中暑烦躁，多困乏力，**消暑散**③方

人参捣末　白面等分

上二味，和匀。每服二钱匕，新水调下，不拘时候。

治暑气，每到夏月即发，四肢无力，不思饮食，**槟榔饼方**

槟榔剉　瞿麦穗　蘹香子炒　荆芥穗　麦蓝子　大黄煨，剉。各一分

上六味，捣罗为末，用面三钱，和作六饼，慢火烧熟。每日空心烂嚼一饼，温酒下。

---

① 合：明抄本、乾隆本、文瑞楼本同，日本抄本作“分”。
② 两：文瑞楼本同，明抄本、乾隆本作“钱”，日本抄本作“合”。
③ 消暑散：日本抄本、文瑞楼本同，明抄本、乾隆本作“消水散”。

治暑气，**甘露散**方

黄连去须，剉。一两　吴茱萸半两

上二味，同炒，以茱萸黑色为度，放地上出火毒，不用茱萸，将黄连捣罗为细散。每服半钱匕，食后茶清或新水调下。

治一切伏热，烦躁困闷，**菝葜散**方

菝葜　贯众摘碎，刮去毛。各一两　人参　甘草炙，剉。各半两

上四味，捣罗为散。每服二钱匕，水一盏，煎至七分，温服，如热渴即冷作饮。

治伤暑胸膈躁闷，昏运倒仆欲死，**解毒散**方

商陆根切开如血色者。阴干

上一味，捣罗为散。每服一钱匕，新汲水调下，牛马驴骡喘急热发倒仆，调三钱灌之立止。

治暑毒及心经积热，**大黄丸**方

大黄剉，炒　甘草炙，剉　黄连去须　恶实微炒　荆芥穗等分

上五味，捣罗为末，炼蜜丸梧桐子大。每服二十丸，温水下，食后服，若为散水调亦得。

治暑毒躁闷，**甘露丸**方

寒水石火煅，候冷夹绢袋盛，井底浸七日，取出令干，研。四两　天竺黄半两　马牙消研。二两　甘草剉。一两　龙脑半钱

上五味，为末，糯米粥丸鸡头大。每服一丸，生姜蜜水磨下。

治暑毒，**抱龙丸**方

黄芩去黑心　大黄剉，炒　黄药子　生干地黄焙　蓝根　甘草炙，剉。各一两　雄黄研。半两　龙脑研　麝香研。各一钱

上九味，为细末，牛胆汁和丸如弹子大。每服一丸，冷盐汤嚼下。

治暑毒烦渴狂躁，呕吐头疼，困倦，**不灰木散**方

不灰木二两　滑石　寒水石　甘草剉。各一两　蓼蓝根一两半

上五味，并生捣罗为散。每服二钱匕，研生粟米泔，入砂糖一枣大，同化服，不拘时候。合时避日色火气。

治暑毒 ^①，**救生散方**

脂麻新者。三两

上一味，炒令黑色，取出盘内摊冷，碾为细末，新汲水调下三钱匕，或丸如弹子大，新水化下一丸。凡著热外不得以冷物逼，外得冷即毙。

治中暍，解暑毒烦躁，**冰壶散方**

不灰木烧　玄精石生，研　金星石　银星石　马牙消生。各半两　甘草炙，剉。一两　消石一分

上七味，各捣研为散，先将甘草铺在铫内，次入诸药，炒良久移放地上，以铫冷为度，重研过。每服一钱匕，新汲水调下，或生姜汁水调下。

治中热暍方

上用生面一匙，沸汤调及半碗，纸盖碗口，少时微热呷之，大效。

中暍闷绝

论曰：中暍之病，令人闷绝者，热毒伤脏也。盖心藏神而恶热，若冒触暑毒，蕴蓄于五脏，则阴阳不能升降，经络不得宣通，故奄然闷绝。然真脏未坏，救疗有方，得气宣通即苏，亦不可待其自苏，又不可犯冷。若外犯冷，则与热气相拒，气愈不通而毙矣。

治热暍欲死闷乱方

生地黄洗，捣取汁。一盏

上一味，旋旋灌之。

治中暑毒热暍不省方

白面不拘多少

上一味，用热汤调二钱匕灌之。

中热暍不省方

---

① 暑毒：日本抄本、文瑞楼本同，明抄本、乾隆本此后有"烦躁渴闷"。

大蒜不拘多少。去皮，捣烂

上一味，用新水调匀灌之。

治中热暍不省方

上以泥周绕暍人脐，使三四人溺其中。亦可屈革带，或扣漆碗底，或脱车𫐉，安著脐上，令溺不使流去。然此谓路途无汤可用，乃令人溺取温，若有汤，不必溺也。仲景不云泥及车𫐉，盖此物必冷，暍人忌冷，若得热汤和泥，及火烧车𫐉，方可用也。

又方

上取生菖蒲，不拘多少，捣绞取汁，微温一盏灌之。

又方

上先掘地作坑，取蜜半盏倾坑中，以新汲水两盏投之，搅匀，澄取浆一盏灌之。

又方

上以物斡开口，暖汤徐徐灌之，仍少举其头，令汤入腹即苏。

又方

上取生蓼不拘多少，用水浓煮，绞汁一二盏灌之。

治中热暍死方

上取路上热尘土，以壅其心，冷复易，候气通乃止。

治热暍欲死闷乱方

上以口嘘其心上，便捣地黄汁一盏灌之，仍灸两乳头各七壮。

治中热暍垂死，**备急陈橘皮汤方**

陈橘皮汤浸，去白，焙　干姜炮　甘草炙

上三味，各等分，粗捣筛。每服三钱匕，以水一盏，煎五七沸，去滓，稍稍令咽，勿顿与之，以苏为度。

治中暍垂死，**备急救生丸方**

干姜炮　甘草炙　黄药子　板蓝根各四两　犀角镑。一两

上五味，为细末，炼蜜丸如弹子大。每服一丸，热汤化服，立效。

治心中热则精神冒闷，**黄连散方**

黄连鸡爪者，不拘多少。去须

上一味，为细散。每服二钱匕，浓煎灯心汤调下，得溲则愈。盖心恶热，苦入心，热传小肠，则气下通，故得溲则愈，灯心通利小便故也。

治中暑暍毒，闷乱昏沉，**凝水石丸**方

凝水石瓶子内烧过如粉　干姜烧灰。各一两　甘草炙。三钱　甜消半两

上四味，捣罗为末，炼蜜丸如弹子大。每服一丸，生姜汤化下。

治中暑毒，闷乱不省人事，**万金散**方

硫黄研　蛤粉各一两

上二散，研为细末。每服一钱匕，新汲水调下。

治中暍冒闷，吐逆头痛，出冷汗，**玉珠散**方

硫黄舶上者　滑石色白者　凝水石烧。各一两

上三味，捣研为散。每服二钱匕，艾汤调下。

疟病门

诸疟统论

论曰：夏伤于暑，秋成痎疟，该于时而作也。方夏之时，阴居于内，暑虽入之，势未能动，候得秋气，阳为之变，汗出遇风，乃成此疾，故曰痎疟。皆生于风，蓄作有时，其气阴阳上下交争，虚实更作，阴阳相移也。阳并于阴，则阴实而阳虚，阳明虚则寒栗鼓颔，巨阳虚则腰背头项痛，三阳俱虚，则阴气胜，阴气胜则骨寒而痛，寒生于内，故中外皆寒；阳盛则外热，阴虚则内热，内外皆热，则喘而渴，故欲冷饮。皆得之夏伤于暑，热气盛藏于皮肤之内，肠胃之外，此荣气之所舍也，令人汗孔疏，腠理开，因得秋气，汗出遇风，及得之于浴，水气舍于皮肤之内，与卫气并居。卫气者，昼行于阳，夜行于阴，此气得阳而外出，得阴而内薄，内外相薄，是以日作。其间日作者，其气之所舍深也，其作之早晏者，随风府日下一节也。是以或先寒后热，或先热后寒，

或但热无寒，又或本于痰，或本于癥，或本于鬼神，或本于邪气，大概外传经络，内入五脏，证既不同，治法亦异，治疟者不辨阴阳虚实，概以吐药投之，有非痰实而真气受弊者固多矣。《内经》论五脏诸经之疟，本以刺法补泻，其寒热先后，与夫发止早晏，又皆不同，明邪气所传，不可一概论。今备载诸证，参以治法之轻重，要在随证而治，庶乎无一曲之蔽也。

寒　疟

论曰：寒疟之状，《内经》所谓先寒后热，病以时作是也。盖伤暑汗出，腠理开发，因遇夏气凄沧之水寒，其气藏于腠理皮肤之中，秋伤于风，则病成矣。其证先起于毫毛，伸欠乃作，寒栗鼓颔，腰脊俱痛，寒去则内外皆热，头痛饮冷是也。

治寒疟先寒后热，头痛不可忍，热极即汗出烦渴，**吴茱萸汤方**

吴茱萸汤浸，焙，炒。一两　羌活去芦头。半两　甘草炙，剉　半夏汤洗七遍，焙　干姜炮　芎䓖　细辛去苗叶　麻黄去根节　高良姜　藁本去苗、土　桂去粗皮。各一分

上一十一味，粗捣筛。每服三钱匕，水一盏，煎至七分，去滓，未发前温服。

治寒疟，**神效槟榔汤方**

槟榔剉　桂去粗皮　常山　陈橘皮汤浸，去白，炒　甘草炙，剉。各等分

上五味，粗捣筛。每服三钱匕，酒半盏，水一盏，煎至一盏，去滓，未发前温服。

治寒疟不差，**橘皮散方**

陈橘皮汤浸，去白，焙。一两　牡蛎熬。三分　桂去粗皮　常山各半两

上四味，为细散。每服三钱匕，温酒调下，未发前并三服。

治疟先寒战，寒解即壮热，**鳖甲常山酒方**

鳖甲去裙襴，醋炙。一分　淡竹叶一两　常山　甘草炙，剉。

各三分

上四味，粗捣筛。每服五钱匕，酒半盏浸药，盖于地上一宿，次日添水一盏，煎至七分，去滓，未发前温服，得吐为验。

治疟寒多热少，**柴胡桂姜汤方**

柴胡去苗。四两　桂去粗皮　黄芩去黑心。各一两半　栝楼根　牡蛎熬　甘草炙，剉　干姜炮。各二两

上七味，粗捣筛。每服三钱匕，水一盏半，煎至一盏，去滓温服，初服微烦，汗出即愈。

治寒疟，**蜀漆散方**

蜀漆洗去腥，焙　云母烧一昼夜　龙骨各一两

上三味，为细散。每服半钱匕，未发前浆水调下。

治寒疟，**草豆蔻饮方**

草豆蔻去皮　高良姜　常山　青橘皮汤浸，去白，焙　陈橘皮汤浸，去白，焙。各一分　生姜半分　淡竹叶一握　黑豆五十粒

上八味，咬咀如麻豆。都用水三盏，煎至一盏半，去滓，未发时通口分温二服。

治寒疟，**牡蛎汤方**

牡蛎熬　麻黄去根节。各四两　甘草炙，剉。二两　蜀漆洗去腥，焙。三两

上四味，粗捣筛。每服四钱匕，水一盏半，煎至一盏，去滓，未发前温服。

治寒疟胸满，**人参汤方**

人参半两　蜀椒去目及闭口者，出汗。一分　干姜炮。一两　阿魏三分。酒浸，去沙石，面和作饼，炙

上四味，粗捣筛。每服三钱匕，水一盏，煎至七分，去滓温服，不拘时。

治寒疟，**乌梅丸方**

乌梅肉炒　桃仁去皮尖、双仁，炒，研　常山　豉炒。各三分　升麻　肉苁蓉酒浸，切，焙　桂去粗皮　人参　甘草炙，剉。各半两

上九味，为细末，炼蜜丸如梧桐子大。每服二十丸，空心未

发前温酒下，日二，加至三十丸。

治寒疟先寒后热，**常山汤方**

常山　甘草生，剉　干姜炮。各一分[1]　附子炮裂，去皮脐
柴胡去苗。各半两

上五味，咬咀如麻豆，每以五钱匕，酒一盏半，煎至一盏，去
滓，分为二服，空心未发前并食后各一服。

治寒疟无问远近，**虎骨丸方**

虎头骨酥炙　乌梅肉炒　桂去粗皮　甘草炙，剉　人参各半两
桃仁去皮尖、双仁，炒，研　常山　升麻　肉苁蓉酒浸，切，焙。
各三分　附子炮裂，去皮脐。半两　麝香研。一钱　豉炒。一合

上一十二味，除桃仁外，捣罗为末，和匀，炼蜜丸如梧桐子
大。每服三十丸，未发前米饮下。

治寒疟不瘥，**二姜散方**

干姜炮　高良姜各三分[2]

上二味，炒令黑色，捣罗为散。每服一钱匕，未发前温酒调
下，日三，不拘时。

治寒疟涂方

鳖甲去裙襕，醋炙。半两　乌贼鱼骨去甲　附子炮裂，去皮脐，
切　甘草炙，剉　常山各一两

上五味，捣罗为末。每服五钱匕，酒一盏半，煎十数沸，留一
宿。次日以酒先涂手足并背上，如不发即止，如发即饮此酒一盏。

治寒疟涂之方

附子一枚。生，去皮脐

上一味，捣罗为末，未发时，用苦酒和，涂病人背上佳。

温　疟

论曰：温疟之状，《内经》所谓先伤于风，后伤于寒，其证先

---

① 分：日本抄本、文瑞楼本同，明抄本、乾隆本作“两”。
② 三分：日本抄本、文瑞楼本同，明抄本、乾隆本作“一两”。

热后寒，病以时作是也。盖风为阳气，寒为阴气，风气先胜，故先热而后寒。得之冬中风，寒气藏于肾，内至骨髓，至春阳气大发，邪气不能自出，至夏大暑，脑髓烁，肌肉消，腠理发泄，或有所用力，邪气与汗俱出，故气从内之外也。其法宜先治其阳，后治其阴也。

治温疟初发，身热头痛不可忍，临醒时即寒栗战动，**麻黄汤**方

麻黄去根节，煎掠去沫，焙　羌活去芦头　牡丹去心　独活去芦头　栀子去皮　柴胡去苗　桔梗剉，炒　升麻　荆芥穗　大黄剉，炒　半夏洗，去滑，焙　木香　知母焙　黄芩去黑心。各半两

上一十四味，粗捣筛。每服三钱匕，水一盏，入生姜二片，同煎取七分，去滓，未发时服。

治温疟初壮热，后寒战，骨节酸痛，口干烦渴，**芦根汤**方

芦根剉。一两　麦门冬去心，焙　升麻　葛根剉。各三分　山栀子去皮。半两　石膏一两

上六味，粗捣筛。每服五钱匕，水一盏半，入竹叶十片，煎取一盏，去滓温服，未发前连三服。

治温疟骨节①疼痛，时呕，朝发暮解，暮发朝解，**知母汤**方

知母焙干。三分　甘草炙，剉。一两　石膏碎。三两　粳米一合　桂去粗皮。半两

上五味，粗捣筛。每服五钱匕，水一盏半，煎取一盏，去滓温服，未发前不拘时候。

治温疟壮热憎寒，不能食，**地骨皮汤**方

地骨皮　知母剉，焙。各三分　鳖甲去裙襕，醋浸，炙黄　常山剉。各半两　石膏碎。一两

上五味，粗捣筛。每服五钱匕，水一盏半，入竹叶十片，煎至一盏，去滓，未发前温服。

治温疟寒少热多，**冬瓜汤**方

---

① 节：明抄本、乾隆本、文瑞楼本同，日本抄本作"根"。

常山细剉。一两　甘草炙，剉。半两

上二味，粗捣筛。每服二钱匕，用冬瓜汁一盏，煎七分，放温，未发前服。

治温疟，**常山汤方**

常山剉。半两　鳖甲去裙襕，醋浸，炙黄　甘草生，剉。各一两　车前草一握。切。或用子三合

上四味，粗捣筛。每服三钱匕，用浆水一盏，浸药一宿，当发前一日，以急火煎取七分，去滓温服。

治温疟热渴体痛，**松萝汤方**

松萝半两　乌梅肉炒　栀子去皮　鳖甲去裙襕，醋浸，炙黄。各半两　升麻三分

上五味，粗捣筛。每服三钱匕，水一盏，入茶末半钱匕，煎至七分，去滓，未发前空腹温服。

治温疟，**常山丸方**

常山剉　乌梅肉炒　豉炒　天灵盖酥炙黄。各三分　丹砂研　知母切，焙　蜀漆各半两

上七味，捣罗为末，炼蜜和丸如梧桐子大。每日空腹以温酒下二十丸，渐加至三十丸，日三，并未发前服。

治温疟壮热微寒，**常山饮方**

常山剉。半两　淡竹叶剉。一握　小麦一合

上三味，以水三盏渍药一宿，明旦煎取二盏，去滓，未发前逐旋温服。

治温疟日渐羸瘦，欲成骨蒸，**常山汤方**

常山剉　猴骨炙黄。各三分　乌梅肉炒　甘草炙，剉。各半两　车前叶一握　天灵盖烧作灰。一分

上六味，粗捣筛。每服三钱匕，水一盏，煎至七分，去滓，疟未发前温服，微吐为效。

寒热往来疟

论曰：阴阳相胜而寒热互作者，以邪气相并也。故气并于阴

则为寒，气并于阳则为热，寒则振栗鼓颔，以阴实阳虚故也，热则渴而饮冷，以阴衰阳胜故也。

治疟发寒热，**柴胡桂枝汤方**

柴胡去苗。四两　桂去粗皮　黄芩去黑心　芍药　人参各一两半　甘草炙。一两　半夏汤洗七遍，焙。一两一分[1]

上七味，粗捣筛。每服六钱匕，水二盏，入生姜一枣大，拍碎，枣二枚，擘破，煎至一盏，去滓温服。

治疟壮热憎寒，大便秘涩，**鳖甲汤方**

鳖甲醋炙，去裙襴　赤芍药　桃仁去皮尖、双仁，炒，研　当归切，焙　大青　天灵盖酥炙，别捣末　知母焙。各三分　牵牛子三分。炒令半生半熟　干姜焙。半两

上九味，除天灵盖外，粗捣筛。每服三钱匕，水一盏，煎至七分，去滓，调天灵盖末一钱匕，未发前温服，仍留其滓重煎。若先自利，去牵牛子。

治诸疟疾先热后寒，头痛，四肢烦倦，**麻黄汤方**

麻黄去根节　乌梅肉炒　秦艽去苗、土　柴胡去苗　甘草炙　麦门冬去心，焙　犀角镑。各三分　青蒿子一两半　常山一两

上九味，粗捣筛。每用五钱匕，水一盏半，入桃柳枝心各七枚，细锉，豉五十粒，煎至一盏，入朴消少许，更煎一二沸，去滓，分二服，早晨及卧时温服之。

治疟先寒后热，四肢黄瘦，头痛，**常山饮方**

常山一两　豉一合[2]　葛根锉　柴胡去苗　升麻　牡蛎熬　大黄锉，炒　前胡去芦头　知母焙　山栀子仁　枳壳去瓤，麸炒。各三分　半夏汤洗七遍，去滑，炒　麦门冬去心，焙　桃仁去皮尖、双仁，炒　甘草炙　犀角镑。各半两

上一十六味，㕮咀如麻豆大。每用五钱匕，水一盏半，入葱、薤白各三寸，切碎，煎取一盏，去滓，分二服，发前及发时热

---

① 一两一分：日本抄本、文瑞楼本同，明抄本、乾隆本作“一两”。

② 合：明抄本、乾隆本、文瑞楼本同，日本抄本作“分”。

服之。

治疟寒热作时，面色黄，**人参汤**方

人参　常山各半两　甘草生。三分　陈橘皮汤浸，去白，焙。
一分①

上四味，粗捣筛。每服五钱匕，水一盏半，入茶末半钱匕，
灯心五茎，煎至七分，去滓，入酒半盏，和匀候温，未发前顿服
取吐，如未吐再服，以痰出尽为度。

治疟经吐下后，寒热头痛，烦渴，**犀角汤**方

犀角镑　甘草炙。各半两　麦门冬去心，焙　升麻　知母
焙　鳖甲醋炙，去裙襴。各三分　石膏碎。一两二钱②

上七味，粗捣筛。每服五钱匕，水一盏半，煎至一盏，去滓，
食前温服，未发前再服。

治疟疾寒热，**丹砂丸**方

丹砂　雄黄各一两　砒霜半两　桃仁去皮尖、双仁，麸炒。
二十一枚　麝香　阿魏各一钱　安息香一分

上七味，各研极细，再合研匀，用糯米粥和丸如鸡头大。每
服半丸细嚼，新汲水下，取吐即愈。

治诸疟发歇，寒热不定，**二豆丸**方

绿豆　黑豆去皮　丹砂研。各一分　砒霜研。半两

上四味，先研二豆如面，入砒拌匀，滴水丸如梧桐子大，丹
砂为衣。每服一丸，发前取桃心七个烂嚼，冷水吞下。如无桃心，
取桃枝煎汤放冷下。

治诸疟寒热往来，止而复发，**常山散**方

常山末。一两　砒霜研。一分　丹砂研。一钱

上三味，研匀，入白面糊和作饼子，油内煮焦黑为度，再研
极细。每服半钱匕，夜半冷茶清调下。

治疟疾作发寒热，**三圣丸**方

---

①　一分：明抄本、乾隆本、文瑞楼本同，日本抄本作"各三分"。
②　一两二钱：日本抄本、文瑞楼本同，明抄本、乾隆本作"一两半"。

凝水石二两　砒霜一两　腻粉一分

上三味，研细，用陈粟米饭和作梃子，以湿纸十重裹，慢火内烧令焦黑，再研为末，粟米饭和丸如绿豆大。每服三丸，夜半桃心水下。

治诸疟寒热不已，日渐萎黄，**常山饮方**

常山半两　乌头炮裂，去皮脐。七枚　甘草生用。一分　蒜一颗八瓣者　糯米炒。一合　豉炒。一合　甑带三寸

上七味，粗捣筛，以酒一升二合浸，月下露一夜，横刀一口置药上，俟天明煎取五合，去滓，空心顿服，良久吐出恶痰即愈。如吐不已，煮浆水粥止之。

治寒热往来，疟久不差，**鳖甲大黄丸**方

鳖甲去裙襕，醋炙　大黄生，剉　常山　人参　蜀漆　甘草炙，剉　附子炮裂，去皮脐　白薇各三分①

上八味，捣罗为末，炼蜜和丸如梧桐子大。每服十五丸，淡竹叶汤下，平旦一服，食后良久再服。

治诸疟寒热往来，**附子丸方**

附子炮裂，去皮脐　大黄剉，炒。各三分　常山　蜀漆各一两一分②

上四味，捣罗为末，炼蜜和丸如梧桐子大。每服三丸，米饮下，未发一服，临发再一服。

瘅 疟

论曰：瘅疟之状，《内经》所谓但热不寒，阴气先绝，阳气独发，少气烦冤，手足热而欲呕是也。得之邪热留于身中，厥逆上冲，中气实而不外泄，因用力腠理开，风寒舍于皮肤之内、分肉之间而发，发则阳气盛，不及于阴，故但热不寒，气内藏于心，外舍于分肉之间，令人消烁脱肉，名之曰瘅疟，以单阳无阴故也。

---

① 各三分：日本抄本、文瑞楼本同，明抄本、乾隆本作"一两"。
② 一两一分：日本抄本、文瑞楼本同，明抄本、乾隆本作"一分"。

治瘅疟发作有时，但热不寒，头痛不安，通身俱黑，大肠秘热，小便黄赤，**茵陈蒿汤方**

茵陈蒿　山栀子去皮　柴胡去苗　黄芩去黑心　桔梗炒　牡丹皮　贝母去心　荆芥穗去梗　升麻　杏仁汤浸，去皮尖、双仁，炒　半夏汤洗七遍，去滑，切，焙　羌活去芦头　独活去芦头　麻黄去根节，煎去沫，焙。各半两　细辛去苗叶。一分

上一十五味，粗捣筛。每服三钱匕，水一盏，生姜二片，煎一沸急泻出，临发热头痛时，去滓热服，仍须食后，但此疟止发热并初发时先壮热者，可服。

治瘅疟上焦热，身重目黄，**茵陈枳壳汤方**

茵陈蒿取叶　枳壳去瓤，麸炒。各一两　桔梗剉，炒。三分　大黄剉，微炒　甘草炙令黄。各半两

上五味，粗捣筛。每服三钱匕，水一盏，煎至六分，去滓温服，不计时候。

治瘅疟阴气孤绝，阳气独发，脉微，其候少气烦满，手足热欲呕，但热而不寒，邪气内藏于心，外舍于分肉之间，令人消烁脱肉者，**白虎加桂汤方**

石膏碎。一两六钱　知母六钱　甘草炙。二钱①　粳米半合

上四味，除粳米外，㕮咀拌匀，以水一升，煮药五钱匕，以米烂为度，去滓，加桂末三钱匕，煎取四合，作一服，覆令汗，先寒发热汗出者愈。

治瘅疟但热不寒，呕逆不下食，**香豉饮方**

豉半合　葱白七茎。切　常山三分　升麻一两　鳖甲醋炙令黄，去裙襕　知母焙　生地黄各一两半　槟榔煨。三分

上八味，剉如麻豆，每以十钱匕，以水三盏，于星月下浸一夜，横刀一口，安在药上，早晨煎取一盏半，去滓，空腹分为二服，重者不过两剂差。

治瘅疟积热痰盛，寒少热多，但热不寒，烦躁引饮，**大青**

---

① 钱：日本抄本、文瑞楼本同，明抄本、乾隆本作"两"。

饮方

大青一两。茎叶紫者是，不紫即是远志，不可用也。如无真者，以青黛代之　大黄醋炒　赤芍药　常山细剉，炒　甘草炙　龙胆去土。各半两

上六味，粗捣筛。每服五钱匕，用水一盏半，煎至八分，去滓温服，气盛热多，宜服得利，或热稍退即止。人宿有冷疾，年四十以上者，虽有热证，不宜多服。

治瘴疟发热不止，**常山散方**

常山剉。一两　升麻三①分　鳖甲去裙襴，剉，生用　山栀子去皮。各半两

上四味，捣罗为散。每服三钱匕，未发前用温水调下，取吐即差。

治瘴疟，**豉心饮方**

豉心一合　雄鼠粪末，炒。二钱匕　童子小便三升五合　甘草炙。半两　鳖甲醋炙，去裙襴　柴胡去苗。各一两一分②　山栀子去皮。三分　乌梅七枚。去核　桃心一握　柳心一握　生地黄汁二合　生姜一分

上一十二味，除鼠粪、地黄汁、小便外，余并细剉，入小便中浸一宿，明日煎取八合，去滓，下鼠粪并地黄汁，分为三服，空心一服，食后再服。

治瘴疟热甚不差，**栀子汤方**

栀子仁一两　常山剉。三分　车前叶炙干。半两　粳米四十九粒

上四味，粗捣筛。每服五钱匕，水一盏半，煎至一盏，去滓温服。未发前一服，临发一服，以吐利为度。利若不止，以冷饭止之。

治瘴疟，**石膏汤方**

---

① 三：日本抄本、文瑞楼本同，明抄本、乾隆本作"一"。
② 一两一分：日本抄本、文瑞楼本同，明抄本、乾隆本作"一两"。

石膏碎。二两　白秫米五十粒　常山剉。三分

上三味，粗捣筛。每服五钱匕，以水一盏半，入淡竹叶七片，细剉，煎至一盏，去滓，空腹温饮一服，欲发时一服，正发时一服。三服讫，净室中卧，勿与人语，过发时后，即得洗手面及饮食，七日内禁房室及酒面，久疟不过再剂。一方加乌梅肉二七枚。

治瘅疟，**麻黄丸方**

麻黄去根节。一两　常山剉　知母剉，焙干　甘草炙　大黄生，剉。各半两

上五味，捣罗为细末，炼蜜和丸如梧桐子大。每服五丸，温水下，未发前服，日二服，不差稍增之。

治瘅疟壮热不止，渴欲饮水，**车前草汤方**

车前草　常山剉　升麻　豉炒　甘草生。各半两　白粳米半合

上六味，粗捣筛。每五钱匕，以水二盏，宿浸药，于星月下横一小刀于药上，入五更煎取一盏，去滓，分温二服，空腹及未发前各一服，良久即吐，吐定，食少浆水粥。

治瘅疟但热不寒，烦渴不止，**常山饮方**

常山剉，炒。半两　甘草剉，炒。一分　乌梅七枚。椎碎，去核，焙　青蒿焙。一分①

上四味，粗捣筛。都以小便一盏，水一盏，酒一盏，煎至一盏，去滓，当发日空心服。

---

① 一分：文瑞楼本同，明抄本、乾隆本作"五钱"，日本抄本作"一两"。

卷第三十五

疟病门

间日疟　痰疟　痎疟　劳疟　久疟　鬼疟　疟母

疟病门

间日疟

论曰：间日疟者，邪气著于阴，不得与阳气俱出也，卫气昼行于阳，邪气不得出，故必再会而后发，是以间日乃作也。

治间日疟先寒战后壮热，**常山汤方**

常山　甘草炙。各三两　鳖甲去裙襕，醋炙。一两　淡竹叶切。三升。洗

上四味，㕮咀，以酒三升渍之，上覆头，安露地，明旦以水七升，重汤内煮，水过半为度，其酒分五服，未发饮之当吐，吐已不必尽剂。

治间日疟，**醇醨**[①]**汤方**

大黄剉，炒。三分[②]　甘草炙　常山各一分半

上三味，㕮咀，以水三盏，煎取一盏，去滓，更以水一盏煎滓，取七分。未发先服醨药，是后煎者；相次服醇药，是前煎者，差。

治间日疟，**常山酒方**

常山一两　蒜独头者，一颗。去根茎，横切　糯米　黑豆各一百粒

上四味，㕮咀，以清酒一升，病未发前一日，以酒浸药于碗中，以白纸覆之，碗上横一刀，欲发时，三分饮一分，如未吐，更服一分，得吐则差。

---

① 醇醨：原指厚酒与薄酒，此处指药味的浓厚与淡薄。醇，指先煎所得之药汁，药味浓厚；醨，指煎药滓所得之药汁，药味淡薄。

② 分：明抄本、乾隆本、文瑞楼本同，日本抄本作"两"。

治间日疟，**备急一元散方**

上烧黑牛尾作灰，酒服方寸匕，日三。

治间日疟发寒热，**常山汤**^①方

常山　竹叶细剉。各三分　秫米五十粒。糯米亦得　石膏碎。二两

上四味，粗捣筛。每服五钱匕，以水一盏半，浸药一宿，明旦煎至一盏，去滓温服，未发前一服，临发再服，当日勿洗漱，勿饮食，并用余药汁，涂五心及胸前头面，药滓置枕边。

治间日疟，**糯米煮散方**

糯米四十粒　常山剉　乌梅肉炒　竹叶剉　甘草炙。各半两　石膏一两半。碎

上六味，捣罗为散。每服五钱匕，以水一盏半，煎至七分，去滓，未发前温服。

治疟间日发^②，**大黄汤方**

大黄生。半两　甘草炙，剉　常山剉　桂去粗皮。各一分

上四味，粗捣筛。每服五钱匕，水一盏半，煎至七分，去滓，未发前温服。

治间日疟^③，**神圣丸方**

黑豆小者，二十一粒。水浸，去皮　砒霜研。一钱　大枣一^④枚。煮，去皮、核

上三味，须于重午七夕日修合，同研，丸如豌豆大，以丹砂为衣，合时忌妇人鸡犬见。于发日早晨，将药一丸，面北香上度过，用冷茶清下。忌热物一复时。

痰　疟

论曰：痰疟之状，胸中不利，头痛，振寒忕栗而不能食，食

---

① 常山汤：日本抄本、文瑞楼本同，明抄本、乾隆本作"常山竹叶汤"。
② 疟间日发：日本抄本、文瑞楼本同，明抄本、乾隆本作"间日疟先寒后壮热"。
③ 疟：日本抄本、文瑞楼本同，明抄本、乾隆本此后有"先寒后热"。
④ 一：文瑞楼本同，明抄本、乾隆本、日本抄本作"三"。

即呕，寒去则内外皆热。寒热更作，心下支满，痰积胸中，气逆烦呕，故谓之痰疟。

治痰疟发作有时，热多寒少，头痛、额角并胸前肌肉瞤动，食才入口即吐出，面色带赤，**半夏散方**

半夏汤洗去滑，为末，生姜汁和作饼，暴干　藿香去梗　羌活去芦头　芎䓖　牵牛各半两

上五味，捣罗为细散。每服三钱匕，食后白汤调下，以吐为度，未吐再服。

治一切痰疟，**石膏饮方**

石膏碎　淡竹叶各三两　常山　甘草生，剉　乌梅各二两　粳米半合

上六味，粗捣筛。每服五钱匕，水一盏半，煎至一盏，去滓温服，吐痰即差，如热盛加大黄一两。

治一切疟，及吐一切痰疾，**胡粉丸方**

胡粉研　砒霜研　寒水石煅，研。各一两

上三味，合研匀，滴水丸如鸡头大。发前新汲水吞下一丸，即大吐，至来日困睡为验。

治痰疟吐膈，**细辛汤方**

细辛去苗叶　松萝　犀角屑　甘草生。各三分　常山　升麻各一两一分　栀子仁　玄参各一两

上八味，粗捣筛。每服三钱匕，水一盏，煎七分，去滓温服，以吐为度。

治痰疟吐痰，**犀角饮方**

犀角屑镑　升麻　玄参　常山各半两　松萝　甘草生，剉　细辛去苗叶　山栀子仁各一分

上八味，粗捣筛。每服五钱匕，水一盏半，煎至八分，去滓，空心徐徐温服，取吐为度。

治痰疟，寒热温疫等，**防葵饮方**

防葵　鳖甲醋炙，去裙襕　松萝　甘草生。各半两　常山三分

上五味，粗捣筛。每服五钱匕，水一盏半，煎至八分，去滓，

未发前徐徐温服，取吐为度。

治痰疟[1]，**豉心丸方**

豉微炒。一合　大黄生用。一两半　常山三分　升麻半两　附子少者，炮裂，去皮脐。一枚

上五味，捣罗为细末，炼蜜丸如梧桐子大。每服七丸，发前米饮下，吐后更干咽七丸。

治痰逆多时，久疟不差，及面目四肢黄肿，**蜀漆丸方**

蜀漆叶　牡蛎烧赤　黄芩去黑心。各一两　大黄生，剉　甘草炙，剉　犀角屑各三分　知母焙。半两

上七味，捣罗为末，炼蜜丸如梧桐子大。每服二十丸，空心温水下。

治痰实疟，发歇不止，**常山酒方**

常山三分　乌梅肉生用　甘草生用。各半两

上三味，细剉，以酒二盏，浸一宿，早晨去滓煎，温服一盏。良久以箸入喉中引之，吐痰即差。

治痰疟发作无时，**升麻常山汤方**

升麻一两　常山二两　蜀漆叶一两半

上三味，粗捣筛。每服四钱匕，井华水一盏半，煎至一盏，空心顿服，良久即吐。吐定，食浆水粥和之。

治痰疟吐不出，**乌头汤方**

乌头炮裂，去皮脐　半夏汤洗去滑，焙　桂去粗皮　芫花醋炒　常山各半两　豉炒。一合

上六味，剉如麻豆。每服三钱匕，酒一盏，煎至七分，去滓，发前温服，相次再服，取吐为度。

治痰疟寒热，**常山甘草饮方**

常山　甘草炙，剉　大黄剉，炒。各一两　桑根白皮剉。一两半　乌梅五枚。去核　杏仁汤去皮尖、双仁，炒。十枚　黄连去须。一两　羌活去芦头。一两半　黄芩去黑心。半两　芎䓖[2]　枳壳

---

①　疟：日本抄本、文瑞楼本同，明抄本、乾隆本此后有"呕吐痰沫"。
②　芎䓖：日本抄本、文瑞楼本同，明抄本、乾隆本作"川芎五钱"。

去瓤，麸炒　赤茯苓去黑皮。各一两　旋覆花熬。半两　柴胡去苗。一两半　附子炮裂，去皮脐。一两　牵牛子炒。一两半　桂去粗皮。一两　虎头骨牙齿酥炙黄。一两半

上一十八味，剉如麻豆。每服五钱匕，水一盏半，煎至八分，去滓温服。

痃 疟

论曰：痃疟者，以疟发该时，或日作，或间日乃作也。入卫气流行，合于昼夜阴阳，邪气内舍于荣，随卫气以出入，而应于风府，其作早晏，皆以时发也。寒温瘅疟，动皆该时，故《内经》统谓之痃疟，其状伸欠乃作，寒栗鼓颔，腰脊痛，寒去则内外皆热，头痛如破，渴欲冷饮。

治痃疟，寒疟温疟瘅疟悉治之，**丹砂丸方**

丹砂研。一分　常山捣末。三分

上二味，研令匀，炼蜜和丸梧桐子大。午时发者，平旦米饮服三丸，辰时巳时，及临发时，各服三丸，至夜然后得食。

治痃疟连年不差，**蜀漆丸方**

蜀漆叶　乌梅肉炒　白薇　升麻　地骨皮　知母焙　麦门冬去心。各半两　常山剉　鳖甲醋炙。各三分　萎蕤半分　豉一合。微炒　石膏研。一两　甘草炙。一分

上一十三味，捣罗为细末，炼蜜丸如梧桐子大。每服十丸，未发前米饮下，临发再服，加至二三十丸，醋汤下亦得。

治痃疟[①]，**麻黄丸方**

麻黄去根节，汤掠去沫，焙。一[②]两　常山剉　知母焙　甘草炙　大黄生用。各半两

上五味，捣罗为细末，炼蜜丸如梧桐子大。每服五丸，未发、临发各一服，未差渐增丸数。

---

① 疟：文瑞楼本同，明抄本、乾隆本、日本抄本此后有"发作有时"。
② 一：明抄本、乾隆本、文瑞楼本同，日本抄本作"二"。

治痎疟以时发，**鳖甲渍酒方**

鳖甲醋炙。半两　乌贼鱼骨去甲　常山各二两　附子炮裂，去皮脐　甘草炙。各一两

上五味，剉如麻豆。每服五钱匕，以酒一盏半，渍药一宿，明日以酒先涂五心，过发时疟断，若不断，可饮药酒一二盏即差。

治痎疟先寒战动，寒解壮热，日发及间日发，**常山酒方**

常山　淡竹叶切，洗。一两　鳖甲去裙襕，酥炙。一分①　甘草炙，剉。三分

上四味，粗捣筛。每服五钱匕，以酒半盏浸药，覆安露地一宿，明旦以水一盏，煎至七分，去滓，未发前温服尽，当吐，既效不必尽剂，过发时，良久方可食。

治痎疟，**霜墨丸**②方

砒霜一钱　墨　蓐草灰各半③钱　绿豆粉一分

上四味，一处细研为末，用糯米粥和丸如小豆大。每服两丸，未发前一时辰，醋汤下。端午日未出时，面东修合，不得言语，勿令妇人鸡犬见。

治疟及有孕妇人患者，无不愈，**如圣饮方**

甘草炙　柴胡去苗　常山　乌梅去核。各半两

上四味，剉碎，用银器或沙石铫，当发日绝早以好酒二升，慢火熬至一盏，滤去滓，放温，作一服饮尽，良久吐涎即愈，如尚觉有寒气未退，候五七日再服。

治一切疟疾，**五行神验丸方**

淀花二两。东方　桂一两。南方　干姜一两。西方　巴豆④一两。北方　硫黄一两。中央　麝香少许

上六味，将五般药于盘内，据五方排定，取四月二十八日夜，安桌子上，于中庭露，以香一炉，当虔心启请五行神，天上五星

---

① 分：日本抄本、文瑞楼本同，明抄本、乾隆本作"两"。
② 霜墨丸：日本抄本、文瑞楼本同，明抄本、乾隆本作"京墨丸"。
③ 半：日本抄本、文瑞楼本同，明抄本、乾隆本作"一"。
④ 巴豆：日本抄本、文瑞楼本同，明抄本、乾隆本无此药。

神，人间一切主药神，请加备此五行法，疟丸露后，取端午日修合，当启祝云，广施功德，无所希求，须夜夜志心，再三启祝，至天明早收，莫令鸡犬飞鸟见，安于高净处，亦依方所安著，如是露七夜，至午日，将巴豆去壳，汤煮三五十沸，捣研余药为散，入麝香，以薄面糊调淀花末为丸如樱桃大。合时忌女子等见。丸了焙干，于合内盛，不得触污，莫令香歇，唯在心法，不得容易，此方带之，无不神验。修合人当月忌眼见一切魔污，若俗人须解之，宜加净洁专志，不然则药无神效。发日净手取，以绵裹，香火炙令热，男左女右，预前带安耳中，便利时除却，净手后再安耳中，不得女子捻触，女子患男子为安。日忌一切荤辛果子，一丸男度十人，女度三人。此方极神验，须将广施，若有希取，即无效验也。

治诸疟，**知母丸方**

知母焙　乌梅肉炒。各二两半　肉苁蓉切，焙　常山　豉炒。各二两　甘草炙，剉　人参　桂去粗皮。各一两半

上八味，捣罗为末，炼蜜和丸如梧桐子大。每服二十丸，温酒下。

治一切疟方

地黄汁一升　砒霜研。半两　蜡少许

上三味，先将地黄汁于瓷器中暖候沸，入砒霜，不住手搅煎令稠，次入蜡相和，丸如绿豆大。每发时，用井华水下一丸，未差，发前更服一丸。

治疟，**知母饮方**

知母焙　鳖甲醋炙，去裙襕　桃仁去皮尖、双仁，炒　附子炮裂，去皮脐　常山　狼牙各半分　乌梅去核。一枚

上七味，剉如麻豆。每服五钱匕，糯米四十九粒。隔夜浸至五更初，同煎取七分，去滓，乘热，分作两服。未发时一服，发时一服。

治一切疟，无问远近，**乌梅丸方**

乌梅肉炒　桂去粗皮　甘草炙，剉　虎头骨酥炙。各二两　桃

仁①去皮尖、双仁，炒，研　常山　升麻　肉苁蓉酒浸，切，焙。各三两　附子炮裂，去皮脐。一枚　麝香研。一分　人参　豉一升。炒

上一十二味，捣研为末，炼蜜丸如梧桐子大。每服三十丸，空腹饮下，如虚②劳，加鳖甲三两。

治疟，**常山酒方**

常山　鳖甲醋炙，去裙襕。各三分　虎头骨炙。半两　豉炒。半分③　桃枝一握　柳枝一握　桃仁三七枚。去皮尖、双仁，炒　干枣三枚。去核　乌梅炙。七枚

上九味，细剉，以酒一升浸一宿，明日入生姜五片，煎取五合，去滓，空心分为二服。

治痎疟，**扼④虎膏方**

烟脂　阿魏各一大豆许。同研

上二味，同研，以大蒜肉研和为膏，用大桃核一枚，劈开，去仁，取一片，以药膏子填在核内，疟发时，用药桃核覆在手虎口上，男左女右，令药著肉，以绯帛系定，经宿乃去，疾更不发。

劳 疟

论曰：劳疟者，以久疟不差，气血俱虚，病虽间歇，劳动则发，故谓之劳疟。邪气日深，真气愈耗，表里既虚，故食减肌瘦，色悴力劣，而寒热如故也。

治劳疟毛发枯焦，寒热不定，饮食减少，肌肉消瘦，面色青黑，两足无力，非时足冷，小便频数，大便不调，夜梦泄精，**鳖甲煮散方**

鳖甲去裙襕，醋炙。半两　羌活去芦头　独活去芦头　柴胡去苗。各一分　黄耆剉。半两　赤茯苓⑤去黑皮　生干地黄焙　木香

---

① 桃仁：日本抄本、文瑞楼本剂量同，明抄本、乾隆本作"二两"。
② 虚：明抄本、乾隆本、文瑞楼本同，日本抄本作"疟"。
③ 分：文瑞楼本同，明抄本、乾隆本作"合"，日本抄本作"两"。
④ 扼：明抄本、乾隆本、文瑞楼本同，日本抄本作"握"。
⑤ 赤茯苓：日本抄本、文瑞楼本剂量同，明抄本、乾隆本作"五钱"。

各一分　牛膝酒浸，切，焙　天灵盖酥炙　续断　菟丝子酒浸，别捣。各半两　芎䓖　藿香叶　陈橘皮汤浸，去白，焙　山茱萸各一分　麝香研。一钱

上一十七味，捣罗为散。每服三钱匕，水一盏，入盐少许，同煎七分，空心和滓服，或炼蜜丸如梧桐子大，空心盐汤下四十丸，亦得。

治劳疟，**秦艽酒方**

秦艽去苗、土　柴胡去苗　甘草炙　鳖甲去裙襕，醋炙。各半两　常山　葱白各二两　豉一分

上七味，剉如麻豆，用无灰酒三升浸一宿，于近火处顿，常令微温。每服一盏，未发时，不拘时服，既服又添酒一盏于药中，再添至三升即止。

治劳疟久作不已，日致憔悴，势渐危困，**鳖甲散方**

鳖甲去裙襕，醋浸，炙　常山剉　蜀漆叶　乌贼鱼骨去甲　附子炮裂，去皮脐。各半两　知母切，焙　蜀椒去目及闭口，炒出汗。各一分①　黄耆剉　柴胡去苗。各三分

上九味，捣罗为散。每服三钱匕，以酒一盏渍一宿，平旦温服，未发前再一服。

治劳疟，**柴胡汤方**

柴胡去苗。一两　人参　栝楼根　黄芩去黑心　甘草炙，剉　黄耆剉。各半两

上六味，粗捣筛。每服五钱匕，水一盏半，生姜半分，切，枣两枚，去核，煎至一盏，去滓温服，空腹、欲发前各一服。

治劳疟经年不差，寒热瘵瘦，**祛劳汤方**

柴胡去苗　常山剉　鳖甲去裙襕，醋浸，炙　知母切，焙　青蒿干者　甘草炙，剉　枳壳去瓤，麸炒　桂去粗皮。各一两②　木香半两

---

① 各一分：日本抄本、文瑞楼本同，明抄本、乾隆本作"一两"。
② 各一两：日本抄本、文瑞楼本同，明抄本、乾隆本作"二两"。

上九味，粗捣筛。每服五钱匕，水一盏半，入柳枝心七枚，葱白三寸，煎至一盏，去滓，空腹温服。

治劳疟寒热萎黄，渴躁烦闷，**甘草汤**方

甘草炙。三分　蜀漆叶半两　天灵盖酥炙。一两　黑豆生　桃仁汤浸，去皮尖，研　乌梅肉炒。各一分

上六味，粗捣筛。每服三钱匕，水一盏，入竹叶三片，煎至七分，去滓，空腹未发前一服，临发时再服。

治劳疟久不差，熻熻发热，骨节痛，不下食，小便赤，渐加瘦弱，**柴胡枳壳汤**方

柴胡去苗　枳壳去瓤，麸炒　升麻　麦门冬去心，焙　鳖甲醋浸，炙令黄，去裙襕　甘草炙，剉　桃仁汤浸，去皮尖、双仁，别研。各三分①

上七味，粗捣筛。每服三钱匕，水一盏，煎至七分，去滓，未发前不拘时温服。

治劳疟，热多寒少，**知母汤**方

知母切，焙　常山细剉　松萝　桔梗去芦头，切，炒　柴胡去苗　鳖甲醋浸，炙令黄，去裙襕　橘叶各三分

上七味，粗捣筛。每服五钱匕，水一盏，柳枝心七枚，童子小便半盏，煎至七分，去滓，未发前温服。

治劳疟，**豉心饮**方

豉心五十粒　甘草生用。一分　鳖甲去裙襕，醋浸，炙黄　柴胡去苗。各半两　栀子去皮。一分　乌梅肉七枚　桃枝心七枚　柳枝心七枚　生地黄汁一合　雄鼠粪炒，为末。半钱

上一十味，除地黄、鼠粪外，粗捣筛，都用童子小便一盏半浸药一宿，明旦煎取一盏，去滓，下鼠粪末半钱，地黄汁一合，生姜汁一合，分为两服，空心一服，欲发前一服。

治劳疟，并积劳寒热，**常山丸**方

常山细剉。三分　乌梅肉炒　甘草炙，剉　鳖甲去裙襕，醋

① 各三分：日本抄本、文瑞楼本同，明抄本、乾隆本作“一两”。

浸，炙　萋蕤各半两　石膏碎。一两　知母焙　蜀漆叶　白薇　升麻　地骨皮　麦门冬去心，焙。各三分　豉炒。一合^①

上一十三味，捣罗为末，炼蜜丸如绿豆大。每服十丸，空腹米饮下，未发前再服，渐加丸数，以差为度。

治远年劳疟，**雄黄丸方**

雄黄研　丹砂研　麝香研。各半两　木香　龟甲去裙襕，醋浸，炙　鳖甲去裙襕，醋浸，炙　虎头骨酥炙　羚羊角屑　犀角屑　白薇　玄参　当归切，焙　知母焙　防风　麻黄去根节　龙胆　牡蛎熬　猪苓去黑皮　柴胡去苗　茯神去木　升麻　槟榔微煨，剉　地骨皮　赤芍药　栀子仁　黄连去须　乌梅肉炒　桃仁汤浸，去皮尖、双仁，炒，别研　阿魏醋研化，入面调作饼，炙　安息香入胡桃仁，研　萋蕤　龙齿各三分

上三十二味，除研药外，捣罗为末，再同研匀，炼蜜丸如梧桐子大。每服二十丸，空腹白粥饮下，发前再服。

治积年劳疟不差，颜色羸瘦无力，**乌梅丸方**

乌梅肉炒　甘草炙，剉　升麻　人参　桂去粗皮。各半两　肉苁蓉酒浸，切，焙　桃仁汤浸，去皮尖，炒，别研　常山剉。各三分　豉微炒。一合^②

上九味，除桃仁外，捣罗为末，入桃仁再研匀，炼蜜丸如梧桐子大。每服二十丸，空腹温米饮下，发前再服，渐加至三十丸。

治劳疟，**人参丸方**

人参　乌梅肉炒　桃仁汤浸，去皮尖、双仁，别研　常山剉　肉苁蓉酒浸，切，焙　升麻各三分　杏仁汤浸，去皮尖、双仁，别研　桂去粗皮。各半两　鳖甲去裙襕，醋浸，炙　甘草炙。各三分　丹砂研　阿魏研　龙齿研。各一分

上一十三味，捣研为末，炼蜜丸如梧桐子大。每服二十丸，空腹米饮下，未发时并两服。

---

① 合：明抄本、乾隆本、文瑞楼本同，日本抄本作"分"。
② 合：日本抄本、文瑞楼本同，明抄本、乾隆本作"分"。

治劳疟，**桂参丸**方

桂去粗皮。一两　肉苁蓉酒浸，切，焙。半两　豉微炒。一合　麝香研。一钱　桃仁汤浸，去皮尖，别研　乌梅肉炒　常山剉　人参各三分

上八味，捣研为末，炼蜜丸如梧桐子大。每服空腹米饮下十丸，未发时再服，渐加至二十丸。

治劳疟，**豆桂丸**[①]方

巴豆去皮，生，研　桂去粗皮　淀花研　阿魏醋化，面调作饼，炙　安息香入胡桃仁，研。各一分

上六味，除研药外，捣罗为末，再研匀，用面糊丸如梧桐子大。每用绵裹一丸，香烟上度七遍，安耳内，男左女右，又带之。

治劳疟瘴疟，积年不差，**乌梅丹砂丸**方

乌梅肉炒。半两　丹砂研　鳖甲去裙襕，醋浸，炙。各半两　知母焙　常山剉　石膏碎　甘草炙　升麻　蜀漆叶　白薇　地骨皮　葳蕤各一分　牛黄研。半分　豉炒。一合　麦门冬去心，焙。半两　青蒿干者。半两　麝香研。半分

上一十七味，除研药外，捣罗为末，研匀，炼蜜丸如梧桐子大。每服空心温酒下二十丸，未发前再服，渐加至三十丸，或吐出痰即安。

治劳疟积时不断，众治不效，**牛膝饮**方

牛膝生者。一两。剉细

上一味，用水二盏，煎取一盏，去滓，分为二服。未发前一服，临发再服。

治劳疟经年不差，**常山汤**方

常山　鳖甲去裙襕，醋炙黄　知母焙　柴胡去苗　青蒿焙　甘草炙，剉　枳壳去瓤，麸炒　桂去粗皮。各一两　桃枝　柳枝各一握

---

① 豆桂丸：日本抄本、文瑞楼本同，明抄本、乾隆本作"桂香丸"。

上一十味，粗捣筛。每服五钱匕，水一盏半，入葱白、薤白各三寸，切，同煎至八分，去滓温服，不拘时。

治劳疟累服药不差，经年羸劣，状如劳疾，**乌梅五补丸方**

乌梅肉熬。二两　肉苁蓉去皱皮，酒浸，切，焙　黄耆剉　桂去粗皮。各二两　生干地黄焙　柴胡去苗　常山　桃仁去皮尖、双仁，炒，研　升麻　当归切，焙　人参　赤茯苓去黑皮。各一两　甘草炙，剉。一两半　豉心一合。炒　麝香别研。半两

上一十五味，除研外，捣罗为末，入麝香、桃仁合研匀，炼蜜和丸如梧桐子大。每服空心酒下二十丸，加至三十丸。

治劳疟久疟，连延不差，**阿魏丸方**

阿魏　麝香　雄黄　丹砂四味并研。各半分①　鼠骨　牛骨　虎骨　兔骨　龙骨　蛇骨　马骨　羊骨　猴骨　鸡骨　犬骨　猪骨十二味并酒炙，同为末。各一分

上一十六味，捣研为末，和匀，取人日于北斗下，以阿魏水煮糊，丸如小豆大。每服十五丸，温酒下，空心服。

治久患劳疟、瘴疟等，**胜金丸方**

寒水石三分。细研　砒霜一两。细研

上二味，以厚纸两重，糊黏于铫子底，将砒安下，次寒水石盖上，以匙紧按，将盏子盖，又以糊纸数重黏四畔，令缝不得通气，以竹柴火烧，令下面纸黄焦为候，待冷再研，于地上出火毒一周时，以粟米为丸如大麻子大。发日以冷醋汤下五丸，如年深者，先以五丸，将热茶下，吐却痰后，再以冷醋汤下三丸，兼治积年心痛，发时冷姜醋汤下七丸，立差。

治劳疟食减肌瘦，**二物汤方**

童子小便一升半　蜜三匙头许

上二味相和，分作三服，每于银石器内，煎两沸，温服，空心食前。

---

① 分：明抄本、乾隆本、文瑞楼本同，日本抄本作“两”。

久 疟

论曰：久疟者，疟久不差，发汗吐下过甚，真气虚，邪气深，沉以内薄，卫气不应，故积岁月而难治也，虽有虚否，不可攻治，当先其发时，用汤液以发汗，盖浸渍熏蒸，邪气方出，出则微汗小便利者，表里俱和，久疟自差矣。

治诸疟久不差，发动无节，日渐虚困羸瘦，**乌梅丸方**

乌梅肉微炒。一两半　鳖甲酒浸，去裙襕，炙令黄色。一两　天灵盖涂酥，炙令黄色。一两　虎头骨酒浸，炙令黄色。一两　常山细剉。一两　柴胡去苗。一两　肉苁蓉去皴皮，酒浸，炙干。一[1]两　蜀漆叶三分　知母剉，焙干。三分　甘草炙。三分　升麻三分　大黄剉。半两　豉炒令黄。半两　桃仁二十九[2]枚。汤浸，去皮尖、双仁，生，别研

上一十四味，除桃仁外，捣罗为细末，与桃仁相和，炼蜜丸如梧桐子大。每日空腹未发前，以枳壳桑根白皮汤下二十丸，渐加至三十丸，如差后，觉冷损惫，即加生干地黄、防风、黄耆、桂各一两，豉心减半，日一服。

治疟久不差，**鳖甲丸方**

鳖甲醋浸，炙令黄色，去裙襕。一两　虎头骨酒浸，炙令黄色。三分　乌梅肉炒令干。三分　麦门冬去心，焙。一两　豉微炒。一两　石膏碎，研。三分　常山细剉。一两　白薇半两　萎蕤半两　升麻三分　人参一两一分　知母剉，焙干。三分　地骨皮半两

上一十三味，捣罗为末，炼蜜丸如梧桐子大。未发前米饮服二十丸，明日早晨，又服三十丸，如人行十里，即食一碗白粥，至临发时，又服三十丸即差，不吐不利，差后三日内，将息如常法。

治久疟不差，发不以时，或朝或夜，肌瘦食少，**地骨皮汤**方

---

① 一：日本抄本、文瑞楼本同，明抄本、乾隆本作“三”。

② 二十九：文瑞楼本同，明抄本、乾隆本作“二十七”，日本抄本作“三十九”。

地骨皮　升麻　犀角镑　玄参各三分　常山一两。细剉

上五味，粗捣筛。每服三钱匕，以水一盏，煎至七分，去滓，空腹未发前温服，欲吐须忍，俟不能禁即吐，如此吐下即差。

治久疟四肢虚汗不止，**黄耆散**方

黄耆去苗，细剉。一两　牡蛎烧，研如粉。一两　麻黄根一两　知母剉，焙干。一两　人参一两

上五味，捣罗为细末，研令极细。每服三钱匕，用河水煎小麦汤，未发前调下，未差再服。

治疟久不差，发歇无时，渐至黄黑，枯瘁成劳，**松萝饮**方

松萝三分　甘草生。半两　常山细剉。半两　鳖甲去裙襕，醋浸，炙令黄色。三分　竹叶切。半两

上五味，粗捣筛。每服五钱匕，以水一盏半，煎至一盏，去滓，空心未发前温服，以吐为差。

治久疟日多，憎寒壮热不止，渴饮水，**车前草汤**方

车前草半两　常山细剉。半两　升麻半两　白粳米半合　豉炒。半两　甘草生。半两

上六味，粗捣筛。每用三钱匕，以水一盏，半宿浸药，置于星月下，横一小刀子于药上，五更煎取七分，去滓，分温二服，空腹未发前一服，相次再服，良久得吐，吐定即得食浆水粥。

治久疟不差，将成骨蒸劳，寒热无时，**柴胡饮**方

柴胡去苗。半两　常山三分　甘草生。半两　附子炮裂，去皮脐。半两　干姜炮裂。一分

上五味，剉如麻豆。每用五钱匕，用酒一盏半，煎至一盏，去滓，分二服，空心未发前一服，食后再服。

治疟经年不差，**栀子汤**方

栀子仁一两　常山细剉。三分　车前叶炙干。半两　粳米半合①

上四味，粗捣筛。每服五钱匕，水一盏半，煎至一盏，去滓温服。未发前一服，临发一服，以吐利为差，利若不止，以冷饭

---

①　合：明抄本、乾隆本、文瑞楼本同，日本抄本作"两"。

止之。

治久疟，**黄连酒方**

黄连去须。一两。剉　常山细剉。一两

上二味，以酒一升半浸之经宿，向发前煎取一盏，分二服，临发更一服，有热当吐，有冷当下。

治疟久难差，**鲮鲤甲酒方**

鲮鲤甲酒浸，炙令黄色。半两　常山三分　鳖甲去裙襕，醋浸，炙黄。半两　乌贼鱼骨去甲。三分　乌梅肉微炒。一分　桃仁二十四枚。汤浸，去双仁、皮尖　竹叶一握　豉一合　葱白七茎。切

上九味，剉如麻豆大，用生绢袋盛，以酒三升浸经一宿。每日空腹，温服半盏，良久取吐。如不吐，至巳午时，再服三两服，如不差，隔日更依前服之。

治疟久不差，**鳖甲酒方**

鳖甲去裙襕，醋浸，炙令黄色。一分　升麻一分　附子炮裂，去皮脐。一分　常山三分　乌贼鱼骨去甲。一分

上五味，剉如麻豆大，用生绢袋盛，以酒三升渍之，渐令近火，一宿药成。初服半盏，比至发时，可数服，快吐即差。

治疟久不差，**常山汤方**

常山一两　乌梅肉一两　甘草三分。并生用

上三味，粗捣筛。每服二钱匕，水一盏，入生姜三片，煎至六分，去滓，不计时温服。

治疟百方不差，宜服**久疟丸方**

砒霜一分。研　乳香半两。研　半夏汤洗七遍，焙干，秤。一两

上三味，重午日合，同捣罗为末，正午时粽子尖和丸如皂子大。发时以醋汤下一丸，更不再服，如非重午日合药，须两服差。

治久疟不差，恶寒壮热，百节疼痛，面色黄瘦，**神功丸**[①]方

阿魏研　丹砂研　雄黄研。各一两　腊月狐肝焙，研。二

① 神功丸：日本抄本、文瑞楼本同，明抄本、乾隆本作"神效丸"。

两　麝香研。一钱

上五味，同研为细末，用重午日日未出时，粽子丸如梧桐子大。病者以绯线系一丸男左女右中指上，未差，桃仁汤下一丸。合药时北面，勿令鸡犬妇女见。

治一切疟疾，经年不差，**常山饮方**

常山　鳖甲去裙襴，醋炙。各一两　知母焙　白头翁　甘草炙，剉　柴胡去苗。各三分　青蒿一握　桃枝　柳枝各一握　桂去粗皮。半两

上一十味，粗捣筛。每服四钱匕，酒一盏半，入葱白、薤白各三寸，切，浸一宿，煎取八分，去滓温服，空心服，欲发时再服。

治疟久不差，**乌梅苁蓉丸方**

乌梅肉焙　肉苁蓉酒浸，切，焙　附子炮裂，去脐皮。各二两　常山三两　桃仁去皮尖、双仁，炒。四两　豉三合　知母焙　虎头骨炙。各一两半　麝香研。一分　桂去粗皮。一两

上一十味，捣罗为末，炼蜜和丸如梧桐子大。每服三十丸，空心米饮下。

鬼　疟

论曰：鬼疟者，外邪之所乘也。人真气内虚，神守不固，则鬼邪投间而入，故恍惚喜怒，寒热更作，若有所持而屡发屡止也。治法宜禳去之，而兼以祛邪安神之剂。

治鬼疟，**干桃丸方**

树上自干桃子二七①枚　黑豆一两　巴豆七粒。去皮、心、膜，出尽油

上三味，捣罗为细末，滴冷水丸如梧桐子大，丹砂为衣。每服一丸，凌晨面东，井华水吞下。

---

① 二七：日本抄本、文瑞楼本同，明抄本、乾隆本作"三十一"。

治鬼疟^①，**阿魏丸方**

阿魏研　砒霜研　丹砂研。各皂子大　画钟馗纸烧灰二钱

上四味，研为细末，用寒食面丸如小豆大。每服一丸，发时冷水下。宜用正月十五日，五月五日合。

治鬼疟，**丹雄丸方**

丹砂研。一钱　腻粉三钱　巴豆七粒。去皮、心、膜，出油　乳香研　麝香研　雄黄研　砒霜研。各半钱

上七味，研为细末，水浸炊饼心为丸如梧桐子大。每服一丸，发前新汲水下，只一服差。

治鬼疟，**独胜丸方**

上以桃仁一枚，和皮尖、双仁者，擘作两片，一片内书奉敕斩鬼字，一片内书奉敕杀鬼字，却合作一枚，以线系定，五更新汲水吞下。

治鬼疟，**三圣丸方**

雌黄研　雄黄研　大黄生，为细末。各一两

上三味，再研为细末，水浸炊饼为丸如梧桐子大。每服二丸，发日早晨面向东北，新汲水下，宜五月五日午时合。

治鬼疟经久不差，**阿魏雄黄丸方**

阿魏研　雄黄研。各半两　柳枝　桃枝各取向东者一七茎，每茎长一尺。剉，焙，捣为细末　丹砂研。一分

上五味，再研为细末，用三家粽子角为丸如梧桐子大，别研丹砂为衣。发时用净盏摩一丸，涂鼻尖并人中上，未退以冷水服一丸。仍须五月五日午时合。

治鬼疟，**万安丸方**

虎头骨酒炙。三两　藜芦六两　雄黄研　鬼臼　天雄炮裂，去皮脐　芜荑炒　皂荚酥炙，去皮子。各一两

上七味，除雄黄外，捣罗为末，入研者雄黄和匀，炼蜜丸如弹子大。令患者头上戴一丸立差。若除伏尸，于房四角烧四粒；

① 疟：日本抄本、文瑞楼本同，明抄本、乾隆本此后有"精神不守"。

若除疫气，于床前烧一粒；或渡江海，男左女右，臂上带一粒，得渡不溺。

治鬼疟，**丹砂丸方**

丹砂研　阿魏研。各半钱① 　砒霜研。一钱　豉四十九粒。汤浸，去皮，研

上四味，再同研为细末，滴水丸，分作四十九丸。每服一丸，如脾寒，取东南枝上桃心、柳心各七枚，煎汤放冷，面南吞之；寻常疟发时，面北新汲水下。

治鬼疟，**被除丸方**

雄黑豆小者是，一百二十粒。醋浸三日，去皮，研为膏　砒霜研。一钱　雄黄研。半两

上三味，除黑豆外，研令极细，与黑豆膏同研，丸如梧桐子大，丹砂为衣，用素绢袋子盛，挂于神室前。有患者，取二丸，未发时服一丸，面东新汲水下，临发时，更服一丸；妇人患，即男子与药，男子患，即妇人与药，仍令患者闭目服。须是端午日合，若缓急即八节日合亦得，合药时不得见鸡犬妇人。服了药，不得食热物一日。

治鬼疟，**鬼臼丸方**

鬼臼　常山　甘草炙，剉　绿豆粉各一两　鳖甲醋炙，去裙襕。三分　雄黑豆二百五十粒。汤浸，去皮，焙　砒霜半两。研，生使

上七味，捣罗为细末，醋煮面糊丸如梧桐子大，丹砂为衣。每服一丸，日未出面东，用桃心七枚同新汲水下。

治鬼疟，**一字散方**

鬼箭羽　鲮鲤甲烧存性。各一分

上二味，捣罗为细散。每服一字，搐在鼻中，临发时用。

治鬼疟寒热日发，**鬼箭羽散**②方

---

① 半钱：日本抄本、文瑞楼本同，明抄本作"一钱"，乾隆本作"二两"。
② 鬼箭羽散：日本抄本、文瑞楼本同，明抄本、乾隆本作"一字散"。

鬼箭羽一分。为细末　砒霜研。一钱　五灵脂研。一两

上三味，再同研为细散。每服半钱匕，临发时冷茶清调下。

治鬼疟，**辅正丸方**

天灵盖酥炙　砒霜研　丹砂研　麝香研　虎头骨酒炙　铅丹研　猢狲头骨酒炙　绿豆粉各半两

上八味，捣罗为细末，用粟米饭和研，丸如梧桐子大。每服一丸，未发前新汲水下，或以手握之差，有孕妇人不得食，小儿只可半丸，以绿豆汁下。其药以五月五日合，面东捣之。

治鬼疟，**虎睛丸方**

虎睛一对。酒浸，炙　丹砂研　麝香研　雄黄研　砒霜研　安息香入胡桃仁，和研　阿魏研　天灵盖酥炙。各一分

上八味，捣二味，入研药再研为细末，用烧饭和研，丸如小豆大。每用一丸，未发前，男左女右手把之，一丸可疗十人。

疟　母

论曰：疟母者，病疟不差，结为癥瘕是也。邪伏于阴，故久而成形，不治其母，虽或时差，已而复发，其本未除故也。治宜以破结削瘕之剂，除其病本。

治疟久不差，结为癥瘕，名曰疟母，**鳖肉煎丸方**

生鳖肉半斤。治如食法　黄芩去黑心　柴胡去苗　蜣螂去翅、头、足，炒。各半两　鼠妇炒，去足　干姜炮　大黄生，剉　海藻洗去咸汁，焙　葶苈子纸上炒　桂去粗皮　牡丹皮　厚朴去粗皮，生姜汁炙，剉　紫菀切，焙　瞿麦去梗　半夏汤洗，去滑，焙　人参　大戟剉　䗪虫炒　射干炮　阿胶炙燥　桃仁汤浸，去皮尖、双仁，别研　石韦去毛　赤芍药各一分　桑螵蛸炒。一[①]两

上二十四味，捣罗为细末，取灶下灰三升，酒二升淋灰，取灰汁先煮鳖肉令烂，绞去鳖肉，后入诸药末，内鳖肉汁，更煎成膏，可丸即止，丸如梧桐子大。每服二十丸，未发前温酒下。

---

① 一：明抄本、乾隆本、文瑞楼本同，日本抄本作"二"。

治一切远年疟，结成癥瘕，**雄黄丸方**

雄黄研　丹砂研　麝香研。各半两　木香　龟甲醋炙　鳖甲醋炙，去裙襕　虎骨头酒炙　羚羊角镑屑　犀角镑屑　白薇　玄参　当归切，焙　知母焙　防风去叉　麻黄去根节　龙胆去苗　牡蛎烧赤　猪苓去黑皮　柴胡去苗　茯神去木　升麻　槟榔剉　地骨皮　赤芍药　栀子仁　黄连去须　乌梅肉炒　阿魏研　桃仁汤浸，去皮尖、双仁、炒，研　安息香研　姜蕤　龙齿各三①分

上三十二味，除别研外，捣罗为细末，合研匀，炼蜜丸如梧桐子大。每服二十丸，白粥饮下，未发前服。

治疟母，**二黄丸方**

上以生砒、黄豆黄末各一两，以酽醋二升，一处煎成膏，可丸取出，别入丹砂、雄黄、麝香各一钱，研细和，搜众手为丸如绿豆大。每服五丸，未发前，煎生姜汤下。

治疟母，**至妙疟丹②方**

砒霜研。半两　寒水石研。一两

上二味，先用研了砒，在生铁铫内，用寒水石末围之，以瓷碗合定，湿纸封于碗上，烧候烟出，熏纸黄色即止，取出以纸衬于地上，出火毒须臾，细研为末，入研了丹砂、龙脑、麝香各半钱许和匀，汤浸炊饼，丸如梧桐子大，以丹砂作衣。每服一丸，于未发前早晨面北，用井华水下。忌吃热物一时辰。

治疟母，**丹砂丸方**

丹砂研　绿豆去皮，研粉　砒霜研。各半两

上三味，于端午日静室内，面向东南，用乳钵先将绿豆研细，次入砒霜、丹砂，研一千遍，用稀米粥，丸如梧桐子大，阴干。每服一丸，未发前五更时，井华水面北咽下，少顷方可食。

治疟疾结成癥瘕，**如圣丸方**

巴豆三粒。去壳　黑豆四十九粒　砒霜研。半两

---

① 三：明抄本、乾隆本、文瑞楼本同，日本抄本作“二”。
② 疟丹：日本抄本、文瑞楼本同，明抄本、乾隆本作“丸”。

上三味，将巴豆、黑豆，用米醋浸一宿，去皮膜，入乳钵内，顺研一百匝，入砒又逆研一百匝，丸如小豆大，用丹砂为衣。每服一丸，取嫩桃叶七片，水一盏，煎数沸，倾入盏内，用醋一二滴打匀，通口令病人面向东方吞下，如无桃叶，以桃枝七寸煎汤代之。

卷第三十六

疟病门

足厥阴肝疟　手少阴心疟　足太阴脾疟　手太阴肺疟
足少阴肾疟　足少阳胆疟　足阳明胃疟　足太阳膀胱疟
疟病发渴

疟病门

足厥阴肝疟

论曰:《内经》谓足厥阴肝疟，在经则令人腰痛少腹满，小便不利如癃状，非癃也，数便，意恐惧，气不足，腹中悒悒，在脏则令人色苍苍然，太息，其状若死者，俱刺足厥阴。盖足厥阴之脉循阴器，邪气客之，则少腹满，小便不利也。肝为将军之官，谋虑出焉，故病则恐惧不足也。苍苍者，肝之色也，宜察其经络腑脏而治之。

治肝疟，颜色苍苍，颤掉气喘，积年不差，**鳖甲丸方**

鳖甲去裙襕，醋浸，炙　蜀漆叶　乌梅取肉，炒　常山剉　知母焙。各一分　甘草微炙　细辛去苗叶　苦参　萎蕤各半分　香豉一合。微炒　石膏半两。研

上一十一味，捣罗为末，炼蜜丸如梧桐子大。每服十丸，未发前米饮下，临发再服。

治肝疟，**木香犀角丸方**

木香　犀角镑屑　羚羊角镑屑。各一两半　升麻　玄参坚者　猪苓去黑皮　槟榔各二两半　鳖甲酥炙　甘草炙。各二两　豉五①两。炒

上一十味，捣筛为末，炼蜜和丸如梧桐子大。温酒或米饮下

---

① 五:明抄本、乾隆本、文瑞楼本同，日本抄本作"三"。

三十丸，日再服。体热即去甘草槟榔，加大黄五两。

治肝疟，颜色苍苍，颤掉气喘，**蜀漆丸方**

蜀漆　乌梅取肉，微炒　常山剉。各半两　石膏研　鳖甲去裙襕，醋炙。各一两　豉一合。炒　甘草微炙，剉　知母　苦参剉　麝香①细研　桃仁汤浸，去皮尖、双仁，麸炒过。各半两

上一十一味，捣研为末，同研令匀，炼蜜和捣三二百杵，丸如梧桐子大。空心温酒下二十丸，晚食前再服。

治肝疟久不差，**乌梅丸**②方

乌梅取肉，酒浸，微炒　常山剉。各一两　知母　犀角镑屑　丹砂研　龙骨　升麻　豉炒　桂去粗皮　甘草微炙，剉　桃仁汤浸，去皮尖、双仁，麸炒过。各半两　虎头骨酥炙　鳖甲去裙襕，醋炙黄。各一两

上一十三味，捣研为末，同研匀炼蜜，和捣二三百杵，丸如梧桐子大。空心温酒下二十丸，晚食前再服。

治肝疟上焦壅滞，心烦头疼，寒热不止，肌肉消瘦，不下食，**知母汤**方

知母　地骨皮　升麻各一两　鳖甲去裙襕，醋炙黄　犀角镑屑　人参　麦门冬去心，焙　柴胡去苗　石膏各二两　甘草生，剉。半两　虎头骨酥炙过。一两半

上一十一味，粗捣筛。每服四钱匕，水一盏，入香豉五十粒，煎至六分，去滓温服，不计时候。

治肝疟，小便不利如癃，**乌梅饮**方

乌梅取肉　山栀子仁各半两　知母一两　芍药　木通剉　生地黄　升麻各三分

上七味，㕮咀如麻豆。每以五钱匕，水一盏半，煎至一盏，去滓，下朴消一钱匕，食后未发前分温二服。

---

① 麝香：日本抄本、文瑞楼本剂量同，明抄本、乾隆本作“一钱”。
② 乌梅丸：日本抄本、文瑞楼本同，明抄本作“乌梅鳖甲丸”。

手少阴心疟

论曰：心疟者，《内经》谓令人烦心甚，欲得清水，反寒多，不甚热，刺手少阴是也。盖心为神舍，邪不可干，邪气干之，故烦心，其欲清水者，以心火内热故也。其反寒多不甚热者，内热而外寒故也，治宜通心经利邪热则愈。

治心疟[①]，**常山丸方**

常山别捣。一两　桃仁取陈者，去双仁，炒，和皮捣。一两　铅丹八钱。细研　豉一合。炒令烟尽，手捻可碎，摊冷别捣

上四味，捣研为末，炼蜜和再捣千杵，丸如梧桐子大。每服十五丸，鸡鸣时空心酒下，欲发时再服十五丸，其日不得梳洗，发过方可饮食。

治心疟，烦心甚，欲得清水，反寒多，不甚热，**常山汤方**

常山剉。一两　栀子仁七枚　石膏碎，研。一两　乌梅去核，炒。七枚　鳖甲醋浸，炙，去裙襕。一两　甘草炙，剉。一分　豉微炒。一合　蜀漆三分

上八味，粗捣筛。每服三钱匕，水一盏，入竹叶三片，剉碎，煎至七分，去滓，未发前温服，临发再服。

治心疟，**熊胆丸方**

砒霜研。半两　丹砂研　麝香研　雄黄研　熊胆各二两

上五味，以熊胆和前四味为丸如绿豆大。发日空心冷水下两丸，临发时再服一丸，皆以冷饭压，或当日便止，或大作乃差。如欲吐，即以暖水下之，当吐出痰涎，即差。

治心疟，**黄连散方**

黄连去须

上一味，捣罗为散。发前以酒和三指撮服。

---

① 疟：日本抄本、文瑞楼本同，明抄本、乾隆本此后有"苦烦，邪气干之"。

足太阴脾疟

论曰：足太阴之经，脾之脉也。脾经之疟，令人不乐，好太息，不嗜食，多寒热汗出，病至则呕，呕已乃寒，寒则腹中痛，热则肠中鸣，鸣已汗出，故谓足太阴疟，又名脾疟。

治脾疟寒热时作，肌瘦食减，肠泄腹痛，**吴茱萸汤方**

吴茱萸汤洗，焙干，炒　苍术米泔浸一宿，切，焙　鳖甲去裙襕，醋炙　防风去叉　人参　芎䓖　藿香叶　柴胡去苗　肉豆蔻去壳　甘草炙。各半两

上一十味，粗捣筛。每服三钱匕，水一盏，生姜二片，煎至七分，去滓，未发前温服。

治脾疟不思食，**厚朴汤**[①] 方

厚朴去粗皮，生姜汁炙。三两　半夏为末，姜汁作饼，焙干。一两　陈橘皮汤浸，去白，焙。二两

上三味，粗捣筛。每服三钱匕，水一盏，生姜三片，枣一枚，擘破，煎至七分，去滓，空心日午临卧各一服。

治脾疟[②]，**木香丸**[③] 方

木香　附子炮裂，去皮脐　大黄剉，炒　厚朴去粗皮，姜汁炙　人参各一两　芍药　桂去粗皮　京三棱煨　独活去芦头　干姜炮　芎䓖　羌活去芦头　甘草炙。各半两　陈橘皮汤浸，去白，焙　槟榔剉。各二两

上一十五味，为细末，炼蜜丸如梧桐子大。每服三十丸，未发前温水下，日三。

治脾疟寒热[④]，**槟榔汤方**

槟榔剉　青橘皮汤浸，去白，焙　前胡去芦头　白术　菝葜各一两

---

① 厚朴汤：日本抄本、文瑞楼本同，明抄本、乾隆本作"厚朴陈皮汤"。
② 疟：日本抄本、文瑞楼本同，明抄本、乾隆本此后有"多寒热汗出"。
③ 木香丸：日本抄本、文瑞楼本同，明抄本、乾隆本作"木香附子丸"。
④ 热：日本抄本、文瑞楼本同，明抄本、乾隆本此后有"不嗜食"。

上五味，粗捣筛。每服三钱匕，水一盏，煎至七分，未发前，去滓温服。

治脾疟无问远近，**阿魏丸方**

阿魏研　安息香入胡桃瓤，同研　莱菔子炒。各三钱　芜荑仁微炒，为末。一分

上四味，为细末，炼蜜丸如绿豆大。每服二十丸，未发前，温水下，得吐则差。

治脾疟寒热，善呕多汗，**青蒿汤方**

青蒿　附子炮裂，去皮脐　桂去粗皮　厚朴去粗皮，姜汁炙　甘草炙　陈橘皮汤浸，去白，焙　半夏为末，姜汁和作饼，暴干　麻黄去根节　草豆蔻去皮　白术各半两　藿香叶一两

上一十一味，剉如麻豆。每服三钱匕，水一盏，生姜三片，枣一枚，擘破，煎七分，去滓温服，日三，不拘时。

治脾疟，**人参饮方**

人参　甘草炙。各一分　陈橘皮汤浸，去白，焙。半两　乌梅五①枚。去核，焙　草豆蔻七枚。去皮

上五味，粗捣筛。每服五钱匕，用湿纸裹定，熟水二盏，生姜一枣大，拍碎，枣二枚，擘破，瓷器内煎至一盏，去滓，未发前温服。

治脾疟寒多热少，有汗，头目昏暗，背胛拘急，或胸膈痞闷，呕逆咳嗽，心腹胀痛，面黄肌瘦，肢节疼倦，**柴胡汤方**

柴胡去苗　葛根剉　枣肉焙　甘草炙　槟榔剉　常山　乌梅去核，焙　草豆蔻去皮　厚朴去粗皮，姜汁炙。各四两

上九味，粗捣筛。每服五钱匕，酒半盏，水一盏，煎至一盏，去滓，未发前温服。

治脾疟无问新久，**鳖甲散方**

鳖甲去裙襕，醋炙　甘草炙。各一两三分　常山一两　乌梅去核，焙。一两一分　陈橘皮汤浸，去白，焙　松萝　桂去粗皮。各

---

① 五：日本抄本、文瑞楼本同，明抄本、乾隆本作"七"。

三分

上七味，为细散。每服二钱匕，未发前以酒调下，日三。

治脾疟，**硫黄丸**方

硫黄研　桂去粗皮　巴豆去皮、心、膜，出油，研　干姜炮。各半两　蓝淀研。一分

上五味，捣罗二味为末，入别研三味和匀，面糊丸绿豆大。每用一丸绵裹，未发前男左女右，塞耳中差。合时取五月五日午时，面北先吸气七遍，却于药上呵七遍，神验。

治脾疟，**橘皮散**[①]方

陈橘皮汤浸，去白，焙　常山　干漆炒烟出　桂去粗皮。各三分　牡蛎烧赤。一分

上五味，为细散。每服三钱匕，未发前温酒调下，三服必差。

治脾疟[②]，**半夏散**方

半夏为末，姜汁调作饼，焙干　阿魏研。各一钱

上二味，研匀，以温酒半升，未发前调匀，旋旋服之。

治脾寒疟疾，**七枣散**方

乌头大者一枚。炮良久，移一处再炮，凡七处炮满，去皮脐

上为细末，都作一服，用大枣七枚，生姜七片，葱白七寸，水一碗，同煎至一盏，疾发前，先食枣，次温服药，只一服差。一方乌头不炮，用沸汤一盏泡，以物盖之候温，温更泡，满四遍，去皮，切，焙干，依上法作一服。

手太阴肺疟

论曰：肺疟者，《内经》谓令人心寒，寒甚则热，热间善惊，如有所见，刺手太阴阳明是也。盖心肺独居膈上，其气相通，故疟邪干肺，内动于心，则为寒热善惊之候也。

治肺疟心寒，甚即发热，热即惊，如有所见，**常山秫米汤**方

---

① 橘皮散：日本抄本、文瑞楼本同，明抄本、乾隆本作"陈皮散"。
② 疟：日本抄本、文瑞楼本同，明抄本、乾隆本此后有"多痰"。

常山一两半　秫米一分　甘草炙，剉。半两

上三味，粗捣筛。每服三钱匕，水一盏，煎至七分，去滓，未发前温服，发时再服。

治肺疟心寒热善惊，如有所见，**人参丸方**

人参　鳖甲醋炙，去裙襕　桃仁去皮尖、双仁，炒，研　常山　甘草炙，剉　肉苁蓉酒浸，切，焙　升麻各三分　杏仁去皮尖、双仁，炒，研　桂去粗皮。各半两　丹砂研　阿魏研。各一分　乌梅肉炒　龙齿研。各一两

上一十三味，为细末，炼蜜丸如梧桐子大。每服十五丸，空心米饮下，未发时并两服。

治肺疟，及补心气，**麦门冬汤方**

麦门冬去心。一两半　升麻　知母剉，焙　甘草炙，剉　鳖甲醋炙，去裙襕　柴胡去苗　前胡去芦头　桃仁去皮尖、双仁，炒，研　枳壳去瓤，麸炒。各一两　栀子去皮　芦根剉　乌梅肉炒。各半两　人参三分

上一十三味，粗捣筛。每服三钱匕，水一盏半，入桃柳枝各五寸，剉，生姜三片，煎至八分，去滓，入石膏末半钱匕，更煎沸，未发前一二服。

治肺疟心惊，**常山丸方**

常山捣末　桃仁去皮尖、双仁，炒，研　铅丹研。各一两　豉炒。一合

上四味，为细末，炼蜜和捣千杵，丸如梧桐子大。每服十五丸，食前温酒下，未发时服。

治肺疟[1]，**杏仁丸方**

杏仁四十枚。汤浸，去皮尖、双仁，炒黄　常山三分　丹砂别研。半两　甘草生，剉。一分

上四味，为细末，炼蜜丸如绿豆大。每服十丸，未发前米饮

---

① 疟：日本抄本、文瑞楼本同，明抄本、乾隆本此后有"寒热，多惊恐，如有所见"。

下，日再服。

治肺疟心寒热善惊，**丹砂丸方**

丹砂别研　阿魏醋化去沙石，麸和作饼，炙　麝香研。各一分　铅丹研。一两

上四味，合研细末，取五月五日午时粽子尖三七枚，与药同研，于北斗下露一宿，丸如梧桐子大。未发前热水下一丸，将一丸以绯帛裹，安耳内，男左女右。

治肺疟心神惊悸，**二丹丸方**

丹砂别研　铅丹别研　甘草炙，剉。各半两　当归切，焙　常山各三分

上五味，为细末，炼蜜丸梧桐子大。每服三丸，食前温酒下，未发时再服。俟饥即以葱豉粥与之。

治肺疟①，**乌梅丸方**

乌梅肉炒　常山切　鳖甲去裙襕，醋炙　人参　肉苁蓉酒浸，切，焙　知母焙　桃仁去皮尖、双仁，炒，研。各半两

上七味，为细末，炼蜜丸梧桐子大。每服三十丸，温酒或米饮下，未发前三服。

治肺疟②心虚，**黄连汤方**

黄连去须。一两半　当归切，焙。一两　干姜炮。半两

上三味，粗捣筛。每服三钱匕，水一盏，煎至七分，去滓，临发时服。

足少阴肾疟

论曰:《内经》谓足少阴肾疟，在经则令人呕吐甚，多寒热，热多寒少，欲闭户牖而处，其病难已，在脏则令人洒洒然，腰脊痛宛转，大便难，目眴眴然，手足寒，刺足太阳、少阴。盖肾脉入肺中，肺脉环胃口，故使人呕，阴虚则阳气偏，故热多。若夫

---

① 疟：日本抄本、文瑞楼本同，明抄本、乾隆本此后有"心神多惊，喜渴"。
② 疟：日本抄本、文瑞楼本同，明抄本、乾隆本此后有"寒热，善惊"。

洒淅腰脊痛，大便难，目䀮，手足寒，特以脏气内虚，机关不利，故为此证也。

治肾疟令人洒洒然，腰脊痛，大便难，目䀮，手足寒，**乌梅丸方**

乌梅肉炒。一两半　常山剉。三分　豉一合。炒　桃仁汤浸，去皮尖、双仁，炒，研。一两　虎头骨酥炙。半两　附子炮裂，去皮脐。半两　肉苁蓉酒浸，切，焙。半两　知母切，焙。一分　麝香研。一钱　桂去粗皮。一分①

上一十味，捣研拌匀，炼蜜和丸梧桐子大。每服空腹米饮下二十丸，未发时服。

治肾疟，**苁蓉丸方**

肉苁蓉酒浸，切，焙。半两　乌梅肉炒。半两　桃仁汤浸，去皮尖，炒，研。三分　常山剉。三分　豉炒。三分　升麻半两　桂去粗皮。半两　甘草炙。半两

上八味，捣研和匀，炼蜜丸梧桐子大。每未发日，空腹温酒下二十丸，米饮亦得，至发时，更服二十丸。

治肾疟，**天雄丸方**

天雄炮裂，去皮脐。一两半　铅丹研。三分　人参三分

上三味，捣研和匀，炼蜜丸如梧桐子大。每服五丸，未发日空腹米饮下，日三五服。

治足少阴疟，呕吐寒热，**人参汤方**

人参　常山剉。各半两　甘草生，剉。三分　灯心五十茎　陈橘皮汤浸，去白，焙　茶末各一分

上六味，粗捣筛。每服五钱匕，水一盏半，煎至七分，去滓，入酒半盏相和，未发前顿服，以吐为效，未吐再服。

治足少阴疟呕吐，**半夏散方**

半夏汤洗，去滑，为末，生姜汁和作饼，暴干，再为末　阿魏细研。各一两

---

① 一分：日本抄本、文瑞楼本同，明抄本作"五钱"，乾隆本脱。

上二味，同研匀。每服二钱匕，温酒一盏调下，未发日顿服。

治足少阴疟呕吐，**半夏散**[1]方

半夏汤洗，去滑，生姜汁制，焙　干姜炮。各半两　绿矾研。一钱[2]

上三味，捣研和匀。每服半钱匕，未发日，以醋汤调下。

足少阳胆疟

论曰：足少阳疟之状，《内经》谓令人身体解㑊，寒不甚，热不甚，恶见人，见人心惕惕然，热多，汗出甚，刺足少阳是也。盖胆为中正之官，决断出焉，今疟邪外中，其气不守，故常心惕惕然，邪盛故热多，有风故汗出。

治足少阳疟，身体解㑊，见人心惕惕然，热多汗出，**升麻汤方**

常山一两半　升麻　鳖甲醋炙，去裙襴　淡竹叶各一两　犀角屑　麦门冬去心，焙　知母切。各三两　甘草炙。半两

上八味，咬咀如麻豆大。每服五钱匕，水一盏半，煎至一盏，去滓，空心日午温服。

治足少阳疟，**清胆黄连丸方**

黄连去须。一两　甘草炙，剉。半两　龙胆去苗　铅霜研　定粉研　人中白各三分　马牙消研。一两

上七味，捣研为细末，用猪胆汁和丸如梧桐子大。每服二十丸，用枇杷叶拭去毛煎汤下，日三。

治足少阳疟，身体解㑊，或寒或热，心惕惕然汗出，**犀角丸方**

犀角屑一分　常山一两[3]　蜀漆叶半两　豉炒。一合

上四味，捣罗为细末，炼蜜丸如梧桐子大。每服十丸，未发前米饮下。

① 半夏散：日本抄本、文瑞楼本同，明抄本、乾隆本作"半夏生姜散"。
② 钱：明抄本、乾隆本、文瑞楼本同，日本抄本作"两"。
③ 两：明抄本、乾隆本、文瑞楼本同，日本抄本作"分"。

治足少阳疟，热多汗出，**芦根汤方**

生芦根剉。三两　麦门冬去心，焙　升麻　葛根各一两半　栀子仁一两　石膏碎，研。二两

上六味，㕮咀如麻豆大。每服五钱匕，水一盏半，入淡竹叶二七片，煎至一盏，去滓温服，早晚食前。

治足少阳疟解㑊，热多汗出，**犀角汤方**

犀角镑　甘草炙。各一两①　麦门冬去心，焙　升麻　知母　鳖甲醋炙，去裙襕。各一两半②　石膏碎，研。二两

上七味，㕮咀如麻豆大。每服五钱匕，水一盏半，煎至一盏，去滓，未发前温服。

治足少阳疟，热多汗出，**柴胡汤方**

柴胡去苗　秦艽去苗、土　麦门冬去心，焙　芦根　淡竹叶各一两

上五味，㕮咀如麻豆大。每服五钱匕，水一盏半，煎至一盏，去滓，入青蒿自然汁半合，再煎沸，未发前，五更初温服。

足阳明胃疟

论曰：足阳明胃疟，在经则令人先寒洒淅，寒甚久乃热，热去汗出，喜见日月光火气乃快然，当刺足阳明跗上。在胃则令人旦病③，善饥而不能食，食则支满腹大，当刺足阳明太阴横脉出血。盖胃围冲气，为水谷之海，邪气客之，则冲气不和，故善饥不能食，食则支满腹大，传于经者，为寒热，阳不胜于阴，故喜日月光及火气也。

治胃疟腹满，人参蜀椒汤方

人参半两　蜀椒去目及闭口，炒出汗。一分　干姜炮。一两　阿魏面和作饼，炙。三分

上四味，剉如麻豆。每服三钱匕，水一盏，煎至七分，未发

---

① 两：明抄本、乾隆本、文瑞楼本同，日本抄本作"分"。
② 一两半：明抄本、日本抄本、文瑞楼本同，乾隆本作"一两"。
③ 旦病：《太素·十二疟》作"疸病"。据文义似当作"瘅病"。

前，去滓温服。

治胃疟饥不能食，**蒜姜酒方**

独窠蒜一颗　生姜一分

上二味，研碎，以酒半升调，去滓，未发时，旋旋服之。

治胃疟①，**阿魏酒方**

阿魏研末。一钱匕　半夏为末，生姜汁作饼，暴干，再捣取半钱匕

上二味，以酒一盏调，未发时温服。

治胃疟胀满不食，**常山橘皮散方**

常山一两一分　陈橘皮汤浸，去白，焙。一两　牡蛎熬　桂去粗皮。各三分

上四味，捣罗为散。每服一钱匕，未发前温酒调下，至日西煮温粥压之，当日不得以冷水洗手面。

治胃疟，心腹胀满不食，**枳壳汤方**

枳壳去瓤，麸炒。三两　厚朴去粗皮，生姜汁炙　人参　白术　白茯苓去黑皮。各二两

上五味，粗捣筛。每服四钱匕，水一盏半，入生姜一枣大，切，煎至一盏，去滓温服。

治胃疟②，**黄连汤方**

黄连去须。一两半　当归切，焙。一两　干姜炮。半两

上三味，粗捣筛。每服三钱匕，水一盏，煎至七分，去滓，未发时并二服。

治胃疟不食，支满腹胀，时作寒热，**正气汤方**

藿香叶　陈橘皮汤浸，去白，焙　厚朴去粗皮，生姜汁炙　半夏为末，生姜汁作饼，暴干　甘草炙。各一两

上五味，粗捣筛。每服三钱匕，水一盏，生姜三片，煎至七分，去滓，未发时并两服。

---

① 疟：乾隆本、日本抄本、文瑞楼本同，明抄本此后有"痰壅不能食"。
② 疟：乾隆本、日本抄本、文瑞楼本同，明抄本此后有"肢满，时作寒热"。

治足阳明胃疟，支满腹大，**顺气汤**^①方

厚朴去粗皮，生姜汁炙　陈橘皮汤浸，去白，焙　白术　半夏汤洗七遍，焙。各一两　干姜炮　柴胡去苗　甘草炙。各半两

上七味，粗捣筛。每服三钱匕，水一盏，生姜五片，枣二枚，擘破，煎至七分，去滓温服，不拘时。

治足阳明胃疟，寒热汗出，食则支满腹大，**厚朴汤方**

厚朴去粗皮，生姜汁炙。二两　白术　陈橘皮汤浸，去白，焙。各一两　甘草　桂去粗皮。各半两

上五味，粗捣筛。每服三钱匕，水一盏，生姜三片，枣二枚，擘，煎至七分，去滓，食前温服。

足太阳膀胱疟

论曰：足太阳疟之状，《内经》谓令人腰痛头重，寒从背起，先寒后热，熇熇暍暍然，热止汗出难已，刺郄中出血。盖膀胱经下抵腰中，上巅络脑，故腰痛头重，寒从背起也。经虚受邪，故先寒后热也。热止汗出难已，以真气不胜邪故也。

治足太阳疟寒热，**柴胡汤方**

柴胡去苗　常山剉　鳖甲去裙襕，醋炙令黄色　知母焙　青蒿干者　甘草炙，剉　枳壳去瓤，麸炒　桂去粗皮。各一两

上八味，粗捣筛。每服三钱匕，水一盏，入柳枝心七枚，葱白二寸，细切，同煎至七分，去滓，空腹温服，发前再服。

治足太阳疟，腰痛头重，寒热互作，**酒煎饮方**

常山一两　鳖甲去裙襕，醋炙令黄。一两　知母三分　白头翁三分　桂去粗皮。半两　青蒿一握　甘草生。三分　桃李枝头心各七枚　葱薤白各七茎^②　柴胡去苗。三分

上一十二味，细剉如麻豆大。每服五钱匕，以酒一盏半浸一宿，平旦煎取一盏，去滓，空腹顿服，当吐痰出，再煎滓服。

---

① 顺气汤：日本抄本、文瑞楼本同，明抄本、乾隆本作"大顺气汤"。
② 茎：明抄本、乾隆本、文瑞楼本同，日本抄本作"两"。

治足太阳疟，腰痛头重，寒多热少，**柴胡桂姜汤方**

柴胡去苗。八①两　桂枝去粗皮。二两　黄芩去黑心。三两　栝楼根四两　牡蛎熬　甘草炙　干姜炮。各二两

上七味，㕮咀。每服五钱匕，水二盏，煎至一盏，去滓温服，日三。初服微烦，汗出愈。

治足太阳疟，**牡蛎汤方**

牡蛎熬。四两　麻黄去根节，煎掠去沫，焙。四两　甘草炙。二两　蜀漆②三两。若无，常山代之

上四味，㕮咀。每用五钱匕，水二盏，煎至一盏，去滓温服。若吐，勿更服。

疟病发渴

论曰：《内经》谓诸疟皆得之夏伤于暑，以热气盛，藏于皮肤之内、肠胃之外，此荣气之所舍也。阳盛则外热，阴虚则内热，外内皆热，则喘而渴，故欲冷饮也。

治疟发渴者，与**柴胡去半夏加栝楼根汤方**

柴胡去苗。一两三分　黄芩去黑心　人参　甘草炙，剉。各三分　栝楼根剉。一两

上五味，粗捣筛。每服五钱匕，水一盏半，入生姜一枣大，拍碎，枣三枚，擘破，同煎至一盏，去滓，空腹温服，日晚再服。

治久疟憎寒壮热，渴欲饮水，**车前草汤方**

车前草　常山剉　升麻　豉炒　甘草生，剉。各半两　粳米半合

上六味，粗捣筛。每以五钱匕，水一盏半浸药，于星月下，横一小刀子在药上，候五更，煎至一盏，去滓，分温二服，空腹一服，未发前再服，良久吐，吐定即食浆水粥。

治疟病发渴，饮水不止，**常山汤方**

---

① 八：明抄本、乾隆本、文瑞楼本同，日本抄本作"三"。
② 蜀漆：乾隆本、日本抄本、文瑞楼本同，明抄本作"常山"。

常山三^①两　石膏八两　白秫米二合

上三味，㕮咀。每服五钱匕，以水一盏半，入竹叶十片，煎取八分，去滓温服，平旦一服，欲发再服，正发时又一服。

治疟经数年不差，发渴者，**栀子汤**方

栀子仁一分　常山剉。三分　车前叶焙。一两　白粳米^②半合

上四味，粗捣筛。每服三钱匕，水一盏，煎至七分，去滓温服，未发前一服，临发一服。

治疟发热骨节痛，口干烦渴，**芦根汤**方

生芦根剉。三两　麦门冬去心，焙　升麻　葛根剉。各一两半　山栀子去皮。一两　石膏二两。碎　篁竹叶^③一握。切

上七味，粗捣筛。每以五钱匕，水一盏半，煎至八分，去滓，食前分温二服。

治疟病苦渴，**乌梅饮**方

乌梅二十枚。擘破

上一味，以水三盏，煎取一盏半，去乌梅，和蜜一匙，分二服，细细啜之。

治疟，止渴，**生姜饮**方

生姜　大枣　甘草微炙　草豆蔻去皮　木通各一分

上五味，㕮咀如麻豆。水三盏，煎至一盏半，去滓，分三服，温饮之。

治疟疾发渴引饮，烦躁，**妙应丸**方

绿豆四十粒。杵末　黑豆三十粒。杵末　砒霜半钱。研　丹砂黑豆大二粒。研　铅丹一钱匕^④。研

上五味，同研极匀，滴水和丸，作二十粒。每服一丸，以东南桃心七枚，取井华水研，向日吞服之，醋水下亦得，服后病稍重者只微寒，若小可便绝。有孕妇人，不可服。

---

① 三：乾隆本、日本抄本、文瑞楼本同，明抄本作"二"。
② 白粳米：日本抄本、文瑞楼本同，明抄本作"粳米"，乾隆本作"糯米"。
③ 篁竹叶：日本抄本、文瑞楼本同，明抄本、乾隆本作"淡竹叶"。
④ 一钱匕：日本抄本、文瑞楼本同，明抄本、乾隆本作"一钱"。

治疟病发渴，及寒热攻作，**常山汤方**

常山 蜀漆烧烟尽 甘草炙，剉。各二两 淡竹叶切。一升 大黄生，剉。三 [1] 两

上五味，粗捣筛。每服五钱匕，水一盏半，煎至八分，去滓温服。

---

① 三：乾隆本、日本抄本、文瑞楼本同，明抄本作"二"。

卷第三十七

疟病门

疟病发热身黄小便不利　疟痢　瘴气　瘴疟　寒热往来

疟病门

疟病发热身黄小便不利

论曰：寒热凌疟于人，名为疟。病疟而发热，小便不利者，身必发黄。此盖热气下迫，入于小肠，水道既涩，故小便不利也。

治疟病手足苦烦，发热渴躁，通身悉黄，小便不利，**常山饮方**

常山　柴胡去苗　甘草①炙微赤，剉　栀子仁各一两　赤茯苓去黑皮　石膏②　蜀漆　鳖甲涂醋炙令黄，去裙襕。各二两

上八味，粗捣筛。每服五钱匕，水一盏半，入竹叶二七片，豉五十粒，煎至八分，去滓，不计时候温服。

治疟病发热烦渴，咽干口燥，身黄怠堕，小水涩滞，**知母汤方**

知母　地骨皮　升麻　犀角屑　人参　麦门冬去心，焙　柴胡去苗。各一两　石膏　鳖甲醋炙令黄，去裙襕。各二两　甘草生，剉。半两③　赤茯苓去黑皮。三两

上一十一味，粗捣筛。每服四钱匕，水一盏半，入香豉五十粒，煎至八分，去滓，不拘时候温服。

治疟病大渴，烦躁，引饮不止，身体皆黄，小便不利，**柴胡汤方**

---

① 甘草：乾隆本、文瑞楼本同，日本抄本作"半夏"。
② 石膏：乾隆本、文瑞楼本同，日本抄本无此药。
③ 半两：日本抄本、文瑞楼本同，乾隆本作"一两半"。

柴胡去苗。二两　甘草炙微赤，剉。半两　知母　人参　麦门冬去心，焙　杏仁汤浸，去皮尖、双仁，麸炒微黄。各一两

上六味，粗捣筛。每服四钱匕，水一盏，煎至六分，去滓，不计时候温服[①]。

治疟病发热烦躁，体黄，小便不利，**麦门冬汤**方

麦门冬去心，焙　犀角屑　杏仁汤浸，去皮尖、双仁，麸炒微黄　常山剉　甘草炙微赤，剉。各半两　糯米八十一粒

上六味，粗捣筛。以水五盏，煎至三盏，去滓，分为五服，于发时前温服。

治疟病发热，身体皆黄，小便不利，**升麻汤**方

升麻　柴胡去苗。各四两　桂[②]去粗皮　人参　常山　甘草炙。各二两[③]　大黄炮。半两

上七味，粗捣筛。每服三钱匕，水一盏，煎八分，去滓温服，不拘时。

治疟病但热不寒，遍身发黄，小便涩滞，**茯苓散**[④]方

赤茯苓去黑皮。三两　桂去粗皮　麻黄去节　甘草炙，剉。各一两

上四味，捣罗为散。每服三钱匕，新汲水调服，不拘时。

治疟发热身黄，小便不利，**蜀漆汤**方

蜀漆　常山　人参　赤茯苓去黑皮　桂去粗皮。各一两　大黄炮。半两

上六味，粗捣筛。每服三钱匕，水一盏，入生姜五片，枣三枚，擘，同煎至八分，去滓温服，不拘时。

治疟病发热烦躁，身面皆黄，小便不利，**茯苓汤**[⑤]方

赤茯苓去黑皮　桂去粗皮　黄芩去黑心。各一两　升麻　常

---

① 服：日本抄本、文瑞楼本同，乾隆本此后有"以利为度"。
② 桂：日本抄本、文瑞楼本同，乾隆本作"桂心五钱"。
③ 各二两：日本抄本、文瑞楼本同，乾隆本作"一两"。
④ 茯苓散：日本抄本、文瑞楼本同，乾隆本作"赤茯苓散"。
⑤ 茯苓汤：日本抄本、文瑞楼本同，乾隆本作"赤茯汤"。

山　蜀漆　甘草炙，剉。各半两

上七味，粗捣筛。每服三钱匕，水一盏，煎至七分，去滓温服，不拘时①。

治疟病头痛发热，身面黄色，小便不利，**常山散方**

常山　栀子仁　桂去粗皮　赤茯苓去黑皮　甘草炙，剉

上五味，等分，捣罗为散。每服二钱匕，温水调下，不拘时。

治疟病身黄发热，小便不利，**常山散方**

常山　鳖甲涂醋炙令黄，去裙襴　升麻　赤茯苓去黑皮　栀子仁　人参各一两

上六味，捣罗为散。每服二钱匕，温水调服，不拘时②。

治温疟发热身黄，咽干苦渴，小便不利，**鳖甲汤方**

鳖甲涂醋炙令黄，去裙襴　甘草生用。各一两　冬瓜汁四合　车前叶一握。无叶取子，二合　常山半两

上五味，粗捣筛四味，浆水二盏，并冬瓜汁隔宿浸，欲发日五更初，以急火煎取一盏半，去滓。分为二服，五更一服，取快吐三五度，至发时又服，亦取吐三五度，过时便得吃浆水粥补之。

治温疟发热，身面皆黄，小便不利，**常山丸方**

常山　赤茯苓去黑皮　黄芩去黑心。各二两　香豉炒干。二合

上四味，捣罗为末，以粟米饭和丸如梧桐子大。每服三十丸，温酒下，不拘时。

治疟病身黄发热，小便不利，**升麻汤方**

升麻一两　常山　槟榔各三分　鳖甲涂醋炙令黄，去裙襴　知母　生地黄各一两半

上六味，剉如麻豆。每服五钱匕，水一盏半，入葱白三寸，豉三十粒，同煎至八分，去滓温服，不拘时③。

治疟病发热身黄，小便不利，**茯苓汤**④方

---

① 时：日本抄本、文瑞楼本同，乾隆本此后有"以利为度"。
② 时：日本抄本、文瑞楼本同，乾隆本此后有"以利为度"。
③ 时：日本抄本、文瑞楼本同，乾隆本此后有"以利为度"。
④ 茯苓汤：日本抄本、文瑞楼本同，乾隆本作"赤茯苓汤"。

赤茯苓去黑皮　白芍药　瞿麦穗各一两　白术三分

上四味，粗捣筛。每服五钱匕，水一盏半，入葱白五寸，生姜一分，拍碎，同煎至七分，去滓，食前温服[①]。

疟痢

论曰：疟痢者，疟久不差，寒热邪气内传肠胃也。其病寒热往来，痢下脓血，赤白相杂，肠中切痛，随其阴阳而治之。

治[②]疟兼痢，无问赤白，水谷鲜血，皆主之，**黄连犀角丸方**

黄连去须　犀角屑　豉炒。各二两　龙骨四两　牡蛎熬。半两

上五味，为细末，炼蜜丸如梧桐子大。每服三十丸，米饮下，日三。

治疟痢无度，赤白相杂，**黄连丸方**

黄连去须　黄檗去粗皮，剉，炒　羚羊角[③]屑　艾叶炒　赤芍药各二两　当归切，焙。一两

上六味，为细末，炼蜜和捣三百杵，丸如梧桐子大。每服三十丸，粥饮下，不拘时。

治疟痢挟热，下血腹痛，**地榆汤方**

地榆剉　黄连去须　黄芩去黑心　犀角屑各一两　升麻　茜根各半两

上六味，粗捣筛。每服四钱匕，水一盏半，煎至八分，去滓温服，不拘时。

治疟兼痢不止，**常山丸方**

常山　黄连去须　豉炒。各三两　附子炮裂，去皮脐。二两

上四味，为细末，炼蜜丸梧桐子大。每服四丸，米饮下，未发前空腹服，欲发更服三丸，自旦至暮乃食，三日勿杂食佳。

治疟痢苦渴，**乌梅饮方**

乌梅二十枚。擘破

① 服：日本抄本、文瑞楼本同，乾隆本此后有"以利为度"。
② 治：日本抄本、文瑞楼本同，乾隆本此后有"伤寒病"。
③ 羚羊角：乾隆本、文瑞楼本剂量同，日本抄本作"一两"。

上一味，以水三盏，煎至一盏，去滓，和蜜一匙，细细饮之。

治疟痢，**黄连散方**

黄连去须　当归切，焙。各一两　干姜炮。半两

上三味，为细散。每服三钱匕，水一盏，煎至七分，放温临发时服，如茶点或熟水调服亦得。

治疟痢，**牡蛎散方**

牡蛎熬　常山剉　陈橘皮汤浸，去白，焙　桂去粗皮。各三分①

上四味，为细散。每服一钱匕，温酒调下。

治疟气急黄并痢，**前胡丸方**

前胡去芦头　赤茯苓去黑皮　芍药　枳壳去瓤，麸炒　黄芩去黑心。各半两　大黄一两。生　大麻仁一两半。细研

上七味，为细末，炼蜜丸如梧桐子大。每服十丸，午食前以米饮及浆水下，令溏利为度，不利加至十五丸，老小量意服之，有痃癖者，宜加后药。

虻虫去翅、足，炒。二十枚　黄耆薄切　天门冬去心，焙。各一两　鳖甲去裙襴，醋炙　生干地黄焙。各二两　赤茯苓去黑皮　人参各半两

上七味，为细末，与前药末相和，炼蜜丸如梧桐子大。每服二十丸，渐加至三十丸，空心地黄酒下，以差为度。

瘴　气

论曰：传言瘴者山川厉毒之气，又云江山雾气多瘴，凡以其气郁蒸而然也。诸家方论治瘴之法不一，或谓其证与伤寒相类，有在表可汗者，有在里可下者，有在膈可吐者，又或以治疟之法治之者。今原广南山川地形瘴气所生之因，及春夏之交，瘴气所起之时，与夫人染瘴气而拯治之法，悉著于篇，庶可考焉。且阳生于子盛于巳，阴生于午盛于亥，阳不极则阴不萌，阴不极则阳不芽，而广南位当巳午，则阴阳之气，蕴积于此可知矣。天不满

---

① 各三分：文瑞楼本同，乾隆本作"五钱"，日本抄本作"各三两"。

西北，地不满东南，西北方阴也，土地高厚，东南方阳也，土地卑下，而广南方属东南，则土地之卑下可知矣。以其土地卑下，而阴阳二气之所蕴积，是以四围之山，崇高回环，百川之流，悉所归赴，及秋草木不凋瘁，当冬蛰虫不伏藏，寒热之毒，蕴积不散，雾露之气，易以伤害，此正岐伯所谓南方其地下，水土弱，雾露之所聚者也，故瘴气独盛于广南。然瘴气所起，其名有二，孟夏之时，瘴名芳草，而终于秋，孟冬之时，瘴名黄芒，而终于春。四时皆能伤人，而七八月之间，山岚烟雾蛇虺郁毒之气尤甚。故当是时，瘴疾大作，不论壮老，或因饥饱过伤，或因荣卫虚弱，或冲烟雾，或涉溪涧，但呼吸斯气，皆成瘴疾。其状头疼体痛，胸膈烦满，寒热往来，咳逆多痰，全不思食，发渴引饮，或身黄肿胀眉须脱落，是皆毒疬郁蒸所致。夫生于陵者，安于陵，其土人宜无所虑矣。然且日食槟榔，盖槟榔之为性，破坚毒除蕴积故耳。治法当先以磁石下收其阴，次以丹砂上正其阳，阴阳气正，中满自消，然后以槟榔解其余蕴①。

治瘴收阴，**磁石丸**方

磁石三两。煅，醋淬一七遍

上一味，捣罗为末，醋煮面糊丸如梧桐子大。每服三十丸，新汲水咽下，临卧一服。

治瘴正阳，**丹砂散**方

丹砂三两。水飞，研

上一味，飞研取细。每服半钱匕，温蜜水调下，平旦一服。

治瘴解蕴，**槟榔汤**方

槟榔三两。生，剉

上一味，粗捣筛。每服二钱匕，水一盏，煎至七分，日午一服。凡服此药，隔夜先服磁石丸，次日一服丹砂散，当日午服槟榔汤，至夜再依此次第服之，三日后病势减，药减半，病势尽药

---

① 蕴：乾隆本、日本抄本、文瑞楼本同，日本抄本旁注《纂要》'蕴'下有'毒斯愈矣'四字"。

即止。

治山岚气，安心脏，**丹砂丸方**

丹砂研。半两　阿魏一分。米醋浸令软，研，以醋为糊用　白术　人参　白茯苓去黑皮　当归切，焙。各半两

上六味，捣研五味为末，用阿魏醋煮面糊，丸如梧桐子大。如常服，空心温酒嚼下七丸，遇患者空心，桃仁汤嚼下十丸，槟榔汤亦得。

治山岚瘴气如疟，**秦艽汤方**

秦艽去苗、土　柴胡去苗。各半分　常山一分　乌梅肉三枚　糯米一撮

上五味，剉如麻豆。都用水二盏，煎至一盏半，去滓，分温二服，未发前服之，取吐利。

治山岚气，**炒桃仁方**

桃仁一斤　吴茱萸　青盐各四①两

上三味，一处锅内炒，候桃仁熟为度，以瓷瓶贮密封，一七日后取出，去茱萸并盐，只将桃仁去皮尖，时嚼一二十枚，大辟山岚毒气。

治山岚瘴毒气，令不著人，**草豆蔻饮方**

草豆蔻去皮　高良姜　甘草炙。各半两

上三味，粗捣筛。每服五钱匕，煎作熟水，频饮之。

治山岚瘴气，有黑雾起处，急服**却毒散方**

麻黄去根节　蜀椒去目并合口，炒出汗。各一两　乌头炮裂，去皮脐　白术各半两　防风去叉。一两　桔梗炒　桂去粗皮。各半两　干姜炮。一分

上八味，捣罗为散。每服一钱匕，温酒调下，每日食前常服。

治山岚瘴，面黄力劣，寒热往来，心胸烦闷，**常山饮方**

常山二两　干漆炒烟出。三分　甘草炙，剉。一两　豉生用。一合

---

① 四：乾隆本、文瑞楼本同，日本抄本作"二"。

上四味，粗捣筛。每服五钱匕，水一盏半，同煎八分，去滓，空心温服，吐出黄痰效。

治山岚瘴气，痰滞呕逆，时发寒热，**荷叶散方**

干荷叶大者。一片　砒霜研。一分　绿豆半两　甘草一分。炙

上四味，捣罗为散。每服半钱匕，冷水调下，吐出痰效。

治岚瘴鬼疟等，**辟邪丸方**

绿豆四十粒。为末　黑豆三十粒。为末　砒霜半钱。研细　丹砂两粒如豆大。研　铅丹一钱。研，留少许为衣

上五味，同入乳钵内，滴冷水，丸如梧桐子大。每服一丸，以东南桃心七枚，取井华水研，向日咽下，醋水亦得。

治瘴气数日，寒热不定，**鳖甲丸方**

鳖甲去裙襴，醋浸，炙　常山炒　豉炒。各半两

上三味，捣罗为末，入麝香少许，再研匀炼蜜，丸如梧桐子大。每服十丸至二十丸，空心临卧温米饮下，于发前服。慎热物一时久，即不吐泻。

治岭南①瘴气，头疼体痛，寒热往来，胸满腹胀，烦渴呕逆，咳嗽多痰，心躁狂言，大便难，小便赤，**露宿汤方**

常山炒。一两　秦艽去苗、土　栀子仁　柴胡去苗　青蒿子　槟榔生，剉　甘草炙，剉。各半两　桂去粗皮。一分

上八味，粗捣筛。每服三钱匕，水三盏，入乌梅二枚，黑豆二十粒，煎至一盏半，去滓，露一宿，五更初再温服，其滓再入水二盏，煎至一盏，去滓，当夜临卧时服。

治瘴气虚弱，面色萎黄，不思饮食，或困或省，心腹胀满，痞气耳鸣，补元气，**十补丸方**

巴戟去心　肉苁蓉酒浸，切，焙　白术米泔浸一宿，切，焙　五加皮剉　石斛去根。各一两　鹿茸去毛，酥炙。半两　人参　菟丝子酒浸一宿，别捣　柏子仁研　菊花各三分

上一十味，等分，捣罗为末，炼蜜丸如梧桐子大。每服二十

---

① 岭南：日本抄本、文瑞楼本同，乾隆本作"伤寒"。

丸，空心临卧温酒下，盐汤亦得。

治岭南诸瘴，**豫固丸方**

丹砂　雄黄各一两。并水飞过，令干　鬼臼半两。为末　阿魏一分。法酒半升熬成膏

上四味，再研匀，阿魏膏和丸如鸡头大。绯绢袋贮十丸，常执手中频嗅，瘴气内行不著人，遇瘴病者，并华水嚼下三丸，五服可差。

治瘴气恶心，四肢疼痛，口吐酸水，不思饮食，憎寒壮热，发过引饮。二广七闽，多山岚烟雾蛇虺郁毒之气，当秋七八月之间，芒华发时，此疾大作，谓之黄芒瘴，又谓黄茅瘴是也。盖人或因饥饱，或由虚怯，或冲烟雾，或涉溪涧，遂得此疾，谓之黑脚瘴、虾蟆瘴、哑瘴，其名不一，并皆疗之，**香椿散方**

香椿嫩叶酒浸，焙。三两　甘草炙　南壁土向日者　腊茶各一两

上四味，捣罗为散。每服二钱匕，用酒调下。如患久者，更入甘遂、柴胡各半两，空心临卧服。

治瘴疫时气温黄，若岭表行，此药常带随身，**茵陈蒿丸方**

茵陈蒿四两　大黄五两　豉五合。熬　常山　栀子仁熬　芒消研　杏仁去皮尖、双仁，炒，研。各三两　鳖甲去裙襕，醋浸，炙。二两　巴豆半两。去皮、心，熬，别研去油

上九味，捣研为末，炼蜜丸如梧桐子大。初得时气三日，旦服五丸，至半时许，或吐或利或汗为效；如不吐利不汗，更服一二丸，即以热饮投，老小加减。凡黄病痰癖时气伤寒疟痢，小儿热欲发痫，服之皆差，治瘴气尤妙。

治瘴气久治不差者，**菖蒲散方**

菖蒲干者　白术剉，炒　苍术剉，焙　栀子仁　荆芥穗　芎劳各一两　甘草炙，剉　干薄荷①　侧柏炒黄色　吴茱萸汤洗，焙干　消石研。各半两

---

① 干薄荷：日本抄本、文瑞楼本同，乾隆本作“荷叶”。

上一十一味，捣罗为散。用薄荷汤调下二钱匕，如患热疾，水一盏，入生姜五片，枣二枚，擘破，煎至七分，温服。

治岚瘴，**煮豆丸方**

白术　贯众去土　苍术去皮　甘草炙。等分

上四味，捣罗为末，炼蜜丸如弹子大，每一丸，先用黑豆一盏，铫子内铺面令平，于豆中心安药丸，在豆内添水，高豆一指许，慢火煮水干，取豆，暴干，以绢袋盛豆。每服二十粒，新水下，有瘴处空心一服；如涉远遇饥，新水下五十粒至一百粒，粗可充馁。

治瘴，**木香丸方**

槟榔鸡心者　陈橘皮汤去白，焙。各二①两　木香　附子大者。炮裂，去皮脐　人参　厚朴去粗皮，生姜汁炙　桂去粗皮　羌活去芦头　京三棱炮　独活去芦头　干姜炮　甘草炙，剉　芎䓖　大黄剉，炒　芍药各半两　牵牛子一斤。捣取末。四两　肉豆蔻六枚。去壳

上一十七味，捣罗为末，瓷器盛密封，临服再用牵牛末二两，药末一两，同研令匀，炼蜜为丸如梧桐子大。心腹胀满，一切风劳冷气，脐下刺痛，口吐清水白沫，醋心痰癖气块，男子肾脏风毒，攻刺四肢，及阳毒脚气，目昏头痛呕逆，及两胁坚满，临卧橘皮汤下三十丸，以利为度。妇人血痢，下血刺痛，积年血块，胃逆手足心烦热，不思饮食，生姜汤下三十丸取利。小儿五岁以上，疳气腹胀气喘，空心温汤下五七丸，小者减丸数服。凡胸腹饱闷不消，脾泄不止，临卧温酒下取利，食毒痈疽发背，岚瘴气，才觉头痛背膊拘紧，便宜服之，快利为度，常服可以不染瘴疾。凡瘴疾皆因脾胃实热所致，常以凉药解膈上壅热，并以此药通利弥善。此药本治岚瘴及瘟疟大效，昔人尝刻石于大庾岭，蒙效者不可胜数，皆以快利为度。

治瘴气，**乌药汤方**

---

① 二：乾隆本、文瑞楼本同，日本抄本作"一"。

乌药剉，焙。一斤　半夏半斤。生姜绞汁浸三宿，焙干　桂去粗皮。一①两　马鞭草焙。半斤　荆芥穗　陈橘皮去白，焙干。各四两　甘草炙，剉。二两

上七味，粗捣筛。每服二钱匕，水一盏，入生姜五片，煎七分，去滓，不拘时温服。

治初得温黄瘴气，憎寒壮热，速宜通转，**茵陈丸方**

茵陈蒿一两　大黄剉　鳖甲去裙襕，醋浸，炙黄　常山　杏仁汤，去皮尖、双仁，炒令黄　栀子仁各半两　巴豆去皮、心、膜，研出油尽　芒消研。各一分

上八味，捣研为末，以豉汁和丸如梧桐子大。每服空心茶下五丸，得快利，以冷粥止之。

瘴疟

论曰：人与天地同流，通万物一气，故有感于山川毒厉之气而为病者，瘴疟是也。以其寒热时作，与疟同类，故谓之瘴疟。传谓两山夹水多疟，盖阴气多而阳气少，则易为寒热之疾故也。

治瘴疟经百日或一年者，**白薇汤方**

白薇　蜀漆叶各半两　常山一两　知母切，焙。半两　鳖甲去裙襕，醋炙黄。三分　甘草炙，剉　苦参各半两　大黄生。一两　升麻半两　石膏碎。三分　豉一合　蒜独颗者，三枚。切　淡竹叶切。三两　赤茯苓去黑皮。三分　龙胆　黄芩去黑心。各半②两

上一十六味，剉如麻豆。每服三钱匕，水一盏，酒半盏，同煎至一盏，去滓，未发前温一服，发时一服，仍以药汁涂手面③良。

治瘴疟，**麝香散方**

麝香研。一钱　鳖甲去裙襕，醋炙黄。半两　丹砂研。二分　甘草炙。半两　大黄炒。三分　常山一两

上六味，捣罗为散。每服二钱匕，未发前温酒调下，临发时

---

① 一：日本抄本、文瑞楼本同，乾隆本作“二”。
② 半：乾隆本、文瑞楼本同，日本抄本作“一”。
③ 手面：乾隆本、文瑞楼本同，日本抄本作“手心并面”。

更一服。

治诸瘴疠及蛊毒疟等，**木香丸方**

木香一分半　升麻三分　鳖甲去裙襕，醋炙黄　甘草炙。各半两　玄参　猪苓去黑皮。各三分　犀角镑　槟郎剉。各半两　豉炒。一合

上九味，捣罗为末，炼蜜丸如梧桐子大。每服三十丸，空腹温酒下，日三服。

治山岚瘴疟，或入山早吸毒气，令人寒热如疟，终日不已，头痛痰逆，呕吐不下食，日渐羸瘦，**砒霜丸方**

砒霜半两　雄黄　丹砂已上三味同一处研　玳瑁镑　藜芦炒　椿叶阴干者。各一两　阿魏一两半。别研

上七味，捣研为末，和匀，用安息香一两，酒浸，重汤煮为糊，丸如赤小豆大。每用三丸，男左女右，以绯绢袋盛，系于臂或衣带上。如疟不已，即用醋汤面东咽下三丸；如要吐，空心浆水下五丸；如吐甚，以冷水调绿豆末一二钱匕，服即止。忌热物，此药五月五日合，勿令妇人鸡犬见。

治瘴疟，**白术丸方**

白术　丹砂研　麝香研　丁香　诃黎勒皮　安息香入胡桃仁，研　檀香剉　荜拨　犀角镑。各半两　薰陆香　苏合香　龙脑研。各一分　莎草根　石膏　木香各半两

上一十五味，捣研为末，炼蜜丸如梧桐子大。每服十丸，空腹井华水下，老人小儿三丸。仍用纱绢袋盛，带于臂，辟鬼气。腊月合，以新瓷器盛，勿令泄气。

治岚瘴寒疟，兼解邪毒，**砒霜丸方**

砒霜一分　淀花二两　铁砧上末四两。淘净

上三味，捣研为细末，用麝香少许，金银箔四十片，以糯米粽子，丸如鸡头大。每服一丸，用酒磨下，或吐或泻为差。

治山岚瘴疟，寒热往来，或二日、三日一发，**常山饮方**

常山剉　厚朴去粗皮，生姜汁炙熟。各一两　草豆蔻去皮　肉豆蔻去壳。各两枚　乌梅和核。七枚　槟榔剉　甘草炙。各半两

上七味，粗捣筛。每服二钱匕，水一盏，煎至六分，去滓，候冷，未发前服，如热吃即吐。

治山岚瘴疟，寒热^①久不差，**保安汤**方

常山半两　青蒿　知母各一两　桃仁汤浸，去皮尖、双仁，研。半两

上四味，粗捣筛。每服二钱匕，水一盏，生姜半分，同煎至六分，去滓，稍热服，不拘时。

治一切瘴疟，**常山饮**方

常山　秦艽去苗　甘草炙，剉　麻黄去根节　乌头炮裂，去皮脐，剉　杏仁去皮尖、双仁，炒，研　陈橘皮汤浸，去白，焙　干姜炮　厚朴去粗皮，生姜汁炙。各半两

上九味，剉如麻豆。每服五钱匕，水一盏半，生姜半分，枣二枚，擘破，煎至一盏，去滓，未发前，不拘时温服。

治山岚瘴疟，**赤小豆丸**方

赤小豆三分　鬼臼　丹砂研　雄黄研　阿魏研　鬼箭羽各半两

上六味，先捣研五味为末，酒煎阿魏和丸如梧桐子大。每服一粒，用绯绢帛子系中指上，男左女右。

治山瘴疟，南方山岭瘴气，令人寒热发作无时，萎黄肿满，四肢痹弱，**鲮鲤甲酒**方

鲮鲤甲炙。五枚　鳖甲去裙襕，醋炙黄　乌贼鱼骨去甲　附子炮裂，去皮脐。各一分　常山半两

上五味，细剉，以酒二升半，渍一宿，疟发前，稍稍服之，勿绝药味也，兼以酒涂身体，服药良久，方可进饮食。

寒热往来

论曰：寒热往来者，阴阳虚实更胜也。夫阴实生内寒，阳虚生外寒，皆为阴胜阳；阳实生外热，阴虚生内热，皆为阳胜阴；阴阳相胜，故寒热互作而往来。治法宜使阴阳和平，气无相胜，

---

① 寒热：日本抄本、文瑞楼本同，乾隆本作"瘴疟"。

则病可愈。

治寒热往来，夜卧盗汗，四肢无力，饮食口苦，上气咳嗽，**柴胡汤**方

柴胡去苗。一两半　五味子　桔梗炒　熟干地黄焙　白茯苓去黑皮　麦门冬去心，焙　紫菀去苗　人参　地骨皮　黄耆剉　白术　桂去粗皮　牡蛎研粉。各一两　半夏去滑，汤洗七遍　甘草炙。各三分

上一十五味，粗捣筛。每服三钱匕，水一盏，生姜半分，拍碎，枣三枚，擘破，煎至六分，去滓温服，不拘时候。

治寒热往来，久成劳瘵，**地骨皮汤**方

地骨皮　知母焙　柴胡去苗　枳壳去瓤，麸炒。各半两　鳖甲去裙襴，醋炙。三分　赤茯苓去黑皮。三分　虎头骨一两。酒涂炙焦

上七味，粗捣筛，分为五贴。每贴以水三盏，煎取一盏，下地黄汁一合，更煎三五沸，去滓，分温二服，食后良久，相继服，日一贴。

治寒热似疟，**桔梗汤**方

桔梗剉，炒。一两　甘草炙。半两　知母焙。半两　柴胡去苗。一两半　大黄剉，炒。半两　鳖甲去裙襴，醋炙。二两

上六味，剉如麻豆。分为六贴。每贴用童子小便二盏，葱白三茎，豉半合，浸食顷，煎取一盏，去滓，食后分温二服，日一贴。

治寒热乍进乍退，**虎骨汤**方

虎头骨一两。酒炙为末　甘草炙。一分　知母焙。半两　葱白七茎　鳖甲去裙襴，醋炙。半两　豉一分

上六味，细剉如麻豆。用水三盏，煎取二盏，下童子小便半盏，和煎数沸，去滓，食后良久分温三服。

治寒热不能饮食，羸瘦少力，**黄耆汤**方

黄耆剉。二两　人参　白茯苓去黑皮。各一两　柴胡去苗　当归切，焙。各半两　白术一两　桂去粗皮。半两　甘草炙。半

两　枳壳半两。去瓤，麸炒　桔梗剉，炒。半两　桃仁半两。汤浸，去皮尖、双仁，麸炒黄

　　上一十一味，粗捣筛。每服三钱匕，水一盏，生姜半分，拍碎，枣三枚，擘破，煎至六分，去滓，不计时候温服。

卷第三十八

霍乱门

霍乱统论　霍乱吐利　霍乱呕吐不止　霍乱四逆　霍乱欲死
霍乱心腹痛　霍乱心腹筑悸　霍乱心腹胀

霍乱门

霍乱统论

论曰：三焦者，水谷之道路，气之所终始也。因风冷或饮食伤胃，致中焦不和，则正气不守，而邪得以干，挥霍之间，便致撩乱，故名霍乱。盖清浊相干于肠胃之间，心痛则吐，腹痛则利，甚者吐利俱发。其不吐不利，俗谓之干霍乱，亦以冷气暴争于中而不得出也。然脉必代者，以气不足也。脉大能言者为可治，若其脉微气劣而不欲言者，为难治。

霍乱吐利

论曰：霍乱吐利者，以三焦气不升降，而清浊相干于肠胃间。若先心痛则吐，先腹痛则利，心腹并痛，则吐利俱发。治此者，当以中焦为本，中焦既和，则清浊自分，而吐利止矣。

治霍乱吐利不止，**藿香汤方**

藿香去梗。半两　白芷　缩砂去皮。各一两　丁香一分

上四味，粗捣筛。每服二钱匕，水一中盏，煎至六分，去滓热呷，不计时候。

治霍乱吐利不止，**正胃汤方**

枇杷叶拭去毛，炙　桂去粗皮　厚朴去粗皮，姜汁炙　陈橘皮去白，焙。各半两

上四味，捣罗为粗末。每服二钱匕，水一盏，入生姜三片，煎至六分，去滓热服，不计时候。

治霍乱吐利，**白术汤**方

白术三两　甘草炙　附子炮裂，去皮脐　人参各一两　桂去粗皮　当归切，焙　陈橘皮去白，焙。各二两

上七味，剉如麻豆。每服五钱匕，煮小麦汁一盏半，入竹叶一握，生姜半分，拍碎，煎至八分，去滓温服，日三。

治霍乱吐利，**陈橘皮汤**[①]方

陈橘皮去白，焙。二两　甘草炙。一两　白术三[②]两

上三味，粗捣筛。每服五钱匕，水一盏半，入竹叶十片，生姜半分，小麦汁半盏，煎至八分，去滓温服，日三。

治霍乱[③]，**大豆饮**方

大豆　香薷　芦根　枇杷叶拭去毛，炙　竹茹　前胡去芦头　陈橘皮去白，焙

上七味，等分，㕮咀。每服五钱匕，以水一盏半，入生姜一分，切，煎取一盏，去滓温服[④]。

治霍乱吐利不止[⑤]，**理中汤**方

人参　白术各三两　甘草炙　干姜炮。各二两

上四味，粗捣筛。每服五钱匕，以水一盏半，煎取一盏，去滓温服；若胸满腹痛吐下者，加当归二两，切，焙，厚朴二两，去粗皮，姜汁炙透。

治霍乱吐下，虚冷厥逆，腹痛干呕，**四顺汤**方

干姜炮　甘草炙　人参各二两　附子一枚。炮裂，去皮脐

上四味，剉如麻豆。每服五钱匕，以水一盏半，煎取一盏，去滓温服。一方，下甚，加龙骨二两，腹痛不止，加当归二两，切，焙。

治霍乱吐泻不止，**菖蒲饮**[⑥]方

---

① 陈橘皮汤：日本抄本、文瑞楼本同，乾隆本作"陈皮汤"。
② 三：乾隆本、文瑞楼本同，日本抄本作"一"，旁注"一作三"。
③ 乱：日本抄本、文瑞楼本同，乾隆本此后有"吐利不止"。
④ 服：日本抄本、文瑞楼本同，乾隆本此后有"以差为度"。
⑤ 止：日本抄本、文瑞楼本同，乾隆本此后有"虚冷"。
⑥ 菖蒲饮：日本抄本、文瑞楼本同，乾隆本作"石菖蒲饮"。

菖蒲切，焙　高良姜　青橘皮去白，焙。各一两　白术　甘草炙。各半两

上五味，捣为粗末。每服三钱匕，以水一盏，煎十数沸，倾出，放温顿服。

治冷热不调，霍乱吐泻，**香薷丸方**

香薷一两半　白藊豆炒　木香各一两　丁香皮二两　藿香去梗　零陵香各半两　益智仁一分

上七味，捣罗为末，面糊和丸如梧桐子大。每服二十丸，食前温紫苏汤下。

治霍乱吐下，**人参汤方**

人参　干姜炮　陈橘皮去白，焙　桂去粗皮。各一两　甘草炙。半两

上五味，粗捣筛。每服三钱匕，水二盏，入枣三枚，擘，煎取一盏，去滓热服，连进三服，立止。

治霍乱不止，**丁香散方**

丁香　木香　肉豆蔻去壳。各一两

上三味，捣罗为细散。每服二钱匕，白粥饮调下，热服。

治霍乱吐逆腹痛，或便利数多，冷热不调，**诃黎勒丸方**

诃黎勒皮微炒　陈橘皮去白，焙。各一两　干生姜切。三分　甘草炙。半两

上四味，捣罗为末，炼蜜丸如梧桐子大。每服二十丸，煎生姜米饮下，不计时候。

治饮食过多，当风履湿，薄衣露坐，或夜卧失覆，霍乱吐利，**人参丸方**

人参　高良姜炮。各一两

上二味，捣罗为末，炼蜜和丸如弹子大。每服一丸，温米饮嚼下，不计时候。

治霍乱吐利不止，**正元汤方**

枇杷叶拭去毛，炙　桂去粗皮　厚朴去粗皮，姜汁炙　陈橘皮去白，焙。各半两

上四味，粗捣筛。每服三钱匕，水一盏，入生姜三片，煎至六分，去滓热服，不以时候。

治霍乱吐泻，四肢厥冷，**香薷饮**方

香薷去梗。二两半　草乌头浸，切，去皮脐，暴干。二两。入盐三两，同炒，乌头黄褐色，去盐不用　藿香去梗，焙。二两　黄连去须，以吴茱萸二两同炒黄连，去茱萸不用。取二两

上四味，捣罗为粗末。每服三钱匕，以水二盏，酒半盏，同煎至一盏，去滓，新汲水沉极冷顿服，相次四肢暖，吐泻定，病轻每服一二钱匕。

治霍乱吐逆不定，手足厥冷面青，诸药不效，**青金散**方

硫黄一两。熔作汁　水银一两。随硫黄汁结作沙子

上二味，研为散。每服二钱匕，冷木瓜汤调下，冷米饮亦得。

治霍乱吐泻，冷热不调，**和气煮散**方

胡椒　绿豆各一两　人参一分

上三味，生捣罗为散。每服三钱匕，水一盏，同煎五六沸，去滓热服。

治食饮过伤，霍乱吐泻，**丁香丸**方

丁香　白术　缩砂仁　木香　肉豆蔻去皮　干姜炮　桂去粗皮。各三分　陈橘皮去白，焙。一两　枳壳去瓤，麸炒　红豆蔻去皮。各半两

上一十味，捣罗为末，炼蜜和丸如梧桐子大。每服二十丸，煎生姜木瓜汤嚼下。

治霍乱吐利，心腹疼痛，气逆手足冷，**干姜汤**方

干姜炮　甘草炙　桂去粗皮　附子炮裂，去皮脐　草豆蔻去皮　肉豆蔻去壳，面裹煨　木香　高良姜炒　干木瓜各半两

上九味，剉如麻豆。每服三钱匕，水一盏，煎至七分，去滓温服。

霍乱呕吐不止

论曰：霍乱呕吐不止者，胃气逆故也。胃气逆，则气上而不

下，故呕吐不止也。若上下升降，阴阳和平，而吐自止矣。

治霍乱吐逆不定，手足厥冷，面青不乐，**青金散方**

硫黄一两。盏子内熔作汁　水银一两。二味结作沙子

上二味，为细散。每服一钱匕，冷木瓜汤调下，冷米饮亦得。

治霍乱，定呕逆，止心腹刺痛，进饮食，化痰益气，**人参藿香汤方**

藿香叶　厚朴去粗皮，姜汁炙。各二两　人参　白茯苓去黑皮　干姜炮　青橘皮汤浸，去白，焙　枇杷叶拭去毛　半夏为末，生姜汁和作饼子，暴干。各一两　甘草炙。三分①　丁香半两　草豆蔻去皮。六枚

上一十一味，粗捣筛。每服三钱匕，水一盏，生姜三片，煎至七分，去滓热服，不拘时。

治霍乱心腹痛，呕吐不止，**吴茱萸汤方**

吴茱萸汤浸，焙，炒　干姜炮。各一两　甘草炙。一两半②

上三味，粗捣筛。每服二钱匕，水一盏，煎至七分，去滓温服，不拘时。

治霍乱吐逆不止，烦闷，**香薷汤方**

香薷经霜后收，阴干。一斤　厚朴去粗皮，姜汁炙　藊豆各半斤

上三味，粗捣筛。每服五钱匕，水一盏，酒半盏，同煎至一盏，去滓，放冷并二服，未效再服。

治下虚阴阳错逆，霍乱吐逆，粥食不下，**正气丹方**

硫黄盏内熔成汁。三分　半夏为末，姜汁作饼，暴干　藿香叶各一两　水银入硫黄汁内结沙子。一分　附子炮裂，去皮脐。半两

上五味，为细末，酒煮面糊丸如梧桐子大，以丹砂为衣。每服二十丸至三十丸，米饮下，不拘时。

治霍乱呕吐不止，**冰壶汤方**

---

① 三分：日本抄本、文瑞楼本同，乾隆本作"一两"。
② 一两半：文瑞楼本同，乾隆本作"五钱"，日本抄本作"二两半"。

高良姜生，剉

上一味，粗捣筛。每服三钱匕，水一盏，枣一枚，去核，煎至五分，去滓，用水沉冷，顿服立定。

治冷热气不调，霍乱吐逆不定，腹胁胀满，**高良姜汤**方

高良姜　桂去粗皮　人参各一两　甘草炙。半两

上四味，粗捣筛。每服三钱匕，水一盏，枣一枚，去核，煎至七分，去滓温服，不拘时。

治霍乱呕吐，不思饮食，**厚朴汤**方

厚朴去粗皮，姜汁炙。二两　人参　白术各一两半　半夏为末，生姜汁调作饼，暴干　陈橘皮汤浸，去白，焙。各一①两

上五味，粗捣筛。每服三钱匕，水一盏，生姜三片，枣一枚，去核，煎至七分，去滓温服，不拘时。

治一切霍乱呕逆，手足厥冷，**返魂汤**方

盐一分　生姜洗，切。一两

上二味，用童子小便一碗半，煎取一碗，去滓，分温三服。

治脾脏②有积，霍乱吐逆，**干姜散**方

干姜炮　诃黎勒去核　白矾烧汁尽　丁香　甘草炙。各半两

上五味，为细散。每服一钱匕，饭饮调下，不拘时。

治霍乱下焦热气逆上，呕吐不止，名曰走哺，**人参汤**方

人参　栀子仁　萎蕤　黄芩去黑心　知母各一两　白茯苓去黑皮　白术　陈橘皮汤浸，去白，焙。各一两半　石膏碎。一两半

上九味，粗捣筛。每服三钱匕，生姜三片，水一盏，煎至七分，去滓温服，日三。

治霍乱走哺，呕吐不止，或噎塞，心热满闷，**香豉汤**方

豉炒。二两　生干地黄洗，切，焙。一两　白术二两　甘草炙。一两　石膏碎。三两　白茯苓去皮。一两半

上六味，粗捣筛。每服五钱匕，水一盏半，竹叶十片，葱白

---

① 一：乾隆本、文瑞楼本同，日本抄本作"三"。
② 脏：日本抄本、文瑞楼本同，乾隆本作"经"。

二寸，煎至一盏，去滓温服，日三。

治霍乱走哺，呕吐不止，噎塞满闷，**芒消汤方**

芒消别研　生干地黄洗，切，焙　白术　甘草炙。各一两　豉炒　白茯苓去黑皮。各一两半　石膏碎。二两

上七味，粗捣筛。每服五钱匕，水一盏半，竹叶十片，葱白二寸，煎至一盏，去滓温服，日三。

治霍乱吐呕，**四汁煎方**

生藕汁　生葛汁　木瓜汁各一合　生姜汁半合

上四味，银器中慢火熬如饧。每服两匙头许，含化，徐徐咽津。

治呕吐烦闷及霍乱，**鸡子汤方**

人参一两

上一味，粗捣筛。用水三盏，煎至一盏半，去滓，重煎令沸，投入鸡子白一枚，打转掠去沫，顿服。

治冷热不调，霍乱吐利，宿食不消，**理中丸方**

人参　白术　高良姜各八两　干姜炮　桂去粗皮。各六两

上五味，捣罗为末，炼蜜和丸如梧桐子大。每服二十丸，空心米饮下，日再。

治霍乱吐逆，开胃和气，**藿香散方**

藿香叶焙。一两　诃黎勒皮焙。十枚　人参　丁香各半两　糯米三百粒　石莲心二百枚　甘草炙，剉。一分①

上七味，捣罗为散。每服二钱匕，煨和皮生姜一块，枣两枚，同煎浓汤调下，食前空心。

治脾胃虚冷呕逆，霍乱泻痢胀满，**诃黎勒丸方**

诃黎勒皮　五倍子　黄连去须　钟乳粉　白矾熬令汁枯。各四两　缩砂蜜去皮　厚朴去粗皮，生姜汁炙　当归切，焙　酸石榴皮剉，炒　胡椒　樗根皮剉。各二两半　干姜炮。一两半　干木瓜剉　乌梅肉炒　橡实微炒。各五两　肉豆蔻煨，去壳。五枚　陈橘

---

① 分：乾隆本、文瑞楼本同，日本抄本作"两"。

皮汤浸，去白，焙。二①两

上一十七味，捣罗为末，醋并艾叶汁煮面糊，和丸梧桐子大。每服五十丸，枣汤下，空心食前，日二服。

治冷热不调，霍乱吐利，宿食不消，**五味理中丸方**

甘草炙，剉　人参　桂去粗皮　干姜炮　高良姜

上五味，各等分，捣罗为末，炼蜜和丸如梧桐子大。每服三十丸，温酒下，空心食前，日再服。

霍乱四逆

论曰：四肢为诸阳之本，阳气之所通也。霍乱吐利，阳气暴厥，故四肢逆冷而脉微欲绝也。古法治四逆，专于通脉，盖荣卫行流，气道升降，则手足自和，逆者顺矣。

治霍乱多寒，手足冷厥，脉绝，**四逆茱萸汤方**

吴茱萸洗，炒。四两　当归切，焙　桂去粗皮　芍药各三两　细辛去苗叶　木通剉　甘草炙。各二两

上七味，粗捣筛。每服五钱匕，生姜一枣大，拍碎，枣三枚，擘破，水一盏，酒半盏，煎至八分，去滓温服。

治霍乱呕逆，四肢厥冷，烦闷流汗，饮食不化，心腹虚满，拘急短气，**理中汤方**

麦门冬去心，焙。六两　人参　白术各五两　干姜炮。六两　甘草炙。五两　附子炮裂，去皮脐　白茯苓去黑皮。各三两

上七味，剉如麻豆。每服三钱匕，水一盏，煎至五分，去滓温服。

治霍乱四逆吐下，烦呕转筋，肉冷汗出，体痹气急垂死，音声不出，脉不通者，**附子汤方**

附子炮裂，去皮脐　人参　厚朴去粗皮，生姜汁涂炙干　白茯苓去黑皮　甘草炙　陈橘皮去白，炒　当归切，焙　葛根剉　桂去粗皮　干姜炮。各一两

---

① 二：日本抄本、文瑞楼本同，乾隆本作"一"。

上一十味，剉如麻豆。每服五钱匕，水一盏半，煎至八分，去滓温服，随药吐者，更服勿止。

治霍乱脉微欲绝，或恶寒四肢拘急，手足厥逆，或吐利已定，汗出而厥，四逆不解，**通脉四逆汤方**

甘草炙。二两　附子炮裂，去皮脐。二枚　干姜炮。三两

上三味，剉如麻豆。每服五钱匕，水一盏半，煎至八分，去滓温服，脉出即愈。面色赤者，加葱白二茎同煎；腹痛去葱白，加芍药二两；呕加生姜一分，切，同煎；咽痛去芍药，加桔梗并人参二两，以吐利止为度。

治霍乱吐利，手足逆冷，**龙骨汤方**

龙骨白者。碎　附子炮裂，去皮脐。各一两　干姜炮　甘草炙人参各一两半

上五味，剉如麻豆。每服三钱匕，水一盏，煎至七分，去滓温服[①]。

治霍乱吐利已定，汗出厥冷，四肢拘急，腹中痛不解，脉欲绝，**桔梗汤方**

桔梗剉，炒。一两　甘草炙　附子炮裂，去皮脐。各二两干姜炮。一两

上四味，剉如麻豆。每服三钱匕，水一盏，煎至七分，去滓温服[②]。

治霍乱吐下，虚冷厥逆，**干姜汤方**

干姜炮　甘草炙　人参各二两　附子炮裂，去皮脐。一枚

上四味，㕮咀如麻豆。每服六钱匕，水二盏，煎至一盏，去滓温服[③]。下甚者，加龙骨捣研二两，腹痛不止，加当归二两，切，焙。

霍乱欲死

论曰：霍乱欲死者，真气厥而邪气盛也，或邪气暴争而未得

---

① 温服：日本抄本、文瑞楼本同，乾隆本作"空心温服，以差为度"。
② 温服：日本抄本、文瑞楼本同，乾隆本作"空心温服"。
③ 温服：日本抄本、文瑞楼本同，乾隆本作"空心温服"。

吐利，或吐利虽极而邪气犹胜，故真气为之困乏。其证烦闷痞满，四逆自汗，脉微若绝者是也。此由阴阳痞隔，不得升降，《内经》所谓出入废则神机化灭，升降息则气立孤危。

治霍乱吐利已止，汗出而厥，四肢拘急不解，脉微欲绝，**通脉四逆汤**方

附子炮裂，去皮脐。一枚　甘草炙。一两半　干姜炮。三两

上三味，剉如麻豆。每服三钱匕，水一盏半，煎至一盏，去滓温服，脉出即愈。若面色赤者，每服加葱白三寸；腹中痛者，每料加芍药二两，仍去葱白；呕逆者，每服加生姜五片；咽痛者，去芍药加桔梗一两；利止脉不出者，去桔梗，加人参二两。皆与方相应，乃服之。仲景用通脉四逆加猪胆汁汤。

治霍乱吐利，烦呕转筋，肉冷汗出，手足指肿，喘息垂死，语音不出，脉不通，**人参汤**方

人参　附子炮裂，去皮脐　厚朴去粗皮，生姜汁炙　白茯苓去黑皮　甘草炙　陈橘皮汤浸，去白，焙　当归切，焙　葛根剉　干姜炮　桂去粗皮。各二两

上一十味，剉如麻豆。每服三钱匕，水一盏，煎至七分，去滓温服，不拘时。

治霍乱吐利不止，腹痛转筋，烦闷欲死，**赤茯苓汤**方

赤茯苓去黑皮　五味子　藿香叶各半两　黄耆剉　当归切，焙　白术炒。各一分　干木瓜　人参各一两

上八味，粗捣筛。每服三钱匕，水一盏，煎至七分，去滓温服，不拘时。

治霍乱不吐不利，气胀满闷欲绝者，**阿魏丸**方

阿魏研　青橘皮汤浸，去白，焙。各一分　酸石榴皮　五味子各半两　陈曲炒。一两

上五味，先捣后四味，细罗为末，与阿魏同研令匀，用糯米糊丸如梧桐子大。每服二十丸，温熟水下，如脚转筋绝甚者，研开，温熟水调下。

治霍乱吐不止欲死，**生姜散**方

生姜二^①两。切，焙　陈橘皮汤浸，去白，焙　干木瓜各一两

上三味，捣罗为散。每服二钱匕，温水调下，连三五服。

治饮食伤饱，取凉过度，霍乱胀闷欲死，上下不通，**雄雀粪散**方

雄雀粪二十一粒。炒

上一味，研细。用暖酒半盏调服，未效再服。

治霍乱多寒，手足厥冷，脉绝，**吴茱萸汤**方

吴茱萸半升。洗，焙，炒　当归切，焙　桂去粗皮　芍药各三分　细辛去苗叶　木通剉　甘草炙。各半两

上七味，㕮咀如麻豆大。每服五钱匕，水一盏，酒半盏，入生姜一枣大，拍碎，枣二枚，擘，煎至一盏，去滓温服；如气痞，加葛根半两，去枣。

霍乱心腹痛

论曰：霍乱者，由脾胃虚弱，客风冷之气，阴阳不和，致水谷相并，清浊莫分，变乱于肠胃之间，令人心胸烦懑，闷乱不安，因名霍乱。然邪气上干于阳络，则心痛而呕吐，下搏于阴经，则腹痛而泄利，故谓之霍乱心腹痛也。

治霍乱吐逆，心腹疼痛，或便利数多，冷热不调，**诃黎勒丸**方

诃黎勒皮炒　陈橘皮汤浸，去白，焙。各一两　生姜切，炒。三分　甘草炙。半两

上四味，捣罗为末，炼蜜和丸如梧桐子大。每服二十丸，煎生姜米饮下，不计时候。

治霍乱吐泻，心腹疼痛，**理中丸**方

高良姜剉　白术各一两　桂去粗皮　甘草炙。各半两

上四味，捣罗为末，炼蜜和丸如弹子大。每服一丸，不计时候，浓煎橘皮汤化下。

治霍乱心腹痛，烦呕不止，**桂心汤方**

桂去粗皮。三两　厚朴去粗皮，涂生姜汁炙。四两　枳实去瓤，麸炒。五两

上三味，粗捣筛。每服三钱匕，生姜三片，水一盏，煎至七分，去滓温服，不拘时。

治霍乱中冷心腹痛，**当归汤方**

当归切，焙。三两　桂去粗皮　甘草炙。各二两

上三味，粗捣筛。每服三钱匕，水一盏，煎至七分，去滓温服，不拘时。

治霍乱吐下，虚烦不止，心腹绞痛，**温中汤方**

人参　干姜炮　白术　甘草炙　当归切，焙[①]

上五味，等分，粗捣筛。每服三钱匕，水一盏，煎至七分，去滓温服，不拘时。

治霍乱心腹痛，**荠苨饮方**

荠苨　厚朴去粗皮，涂生姜汁炙，剉　知母焙　栝楼实[②]　枳壳去瓤，麸炒　葛根剉　犀角镑　桔梗炒　陈橘皮去白，切，焙　白茯苓去黑皮　甘草炙　人参　蓝实炒　黄芩去黑心。各一[③]两

上一十四味，粗捣筛。每服三钱匕，水一盏，煎至七分，去滓温服，不拘时。

治霍乱宿食不消，心腹疠痛，**抵圣散方**

厚朴去粗皮，生姜汁涂炙。四两　白术二两　吴茱萸汤洗，焙干，炒。一两　高良姜半两　人参　白茯苓去黑皮　甘草炙，剉　木香　枳壳去瓤，麸炒　草豆蔻去皮　陈橘皮去白，焙。各一两

上一十一味，捣罗为散。每服二钱匕，沸汤调下，不拘时候。

治霍乱心腹痛急，如中恶，**菖蒲汁方**

生菖蒲剉碎。四两

上一味，以水同捣，绞取汁一盏，分为四服，每用热汤和温

---

① 焙：日本抄本、文瑞楼本同，乾隆本此后有“各一两”。
② 实：乾隆本、文瑞楼本同，日本抄本作“根”。
③ 一：乾隆本、文瑞楼本同，日本抄本作“二”。

服，并三服。

治霍乱心腹疞痛，**沉香丸方**

沉香　丁香　犀角镑　枳实去瓤，麸炒　肉豆蔻去壳，炮　木香　蓬莪荗炮。各半两　胡椒一分　槟榔剉。四枚^①　乳香研　没药研。各半两　巴豆去皮、心，研出油　麝香研。各一钱^②

上一十三味，先捣前九味为末，与巴豆、没药、乳香、麝香和令匀，糯米粥为丸如莱菔子大。每服五丸，用生姜橘皮煎汤下，加至十丸。

治霍乱吐下，心腹痛干呕，手足冷不止，**干姜汤方**

干姜炮　甘草炙　人参各一两　附子炮裂，去皮脐。一枚

上四味，剉如麻豆。每服三钱匕，水一盏，煎七分，去滓温服，不拘时。

治霍乱卒暴心腹痛，**备急丸方**

干姜炮　大黄炮。各一两　巴豆去皮、心，炒干，别研。半两

上三味，捣罗二味为末，与巴豆和匀，面糊为丸如绿豆大。每服二丸，橘皮汤下，得利为效，痛止勿服。

治霍乱心腹痛烦不止，或呕，**厚朴汤方**

厚朴去粗皮，生姜汁炙，剉　桂去粗皮　枳壳去瓤，麸炒。各二两　芍药　槟榔剉。各一两

上五味，粗捣筛。每服三钱匕，水一盏，入生姜五片，煎取七分，去滓温服，不拘时。

治霍乱吐利不止，心腹俱痛，**桃叶饮方**

桃叶秋冬取枝捣。一升

上一味，捣碎，以水五盏，和绞取汁。每温服一盏，不拘时。

治霍乱心腹冷痛，呕逆恶心，大肠滑泄，**缩砂蜜散方**

缩砂蜜去皮，炒　陈曲炒　白术剉，炒　干姜炮　龙骨　赤石脂　吴茱萸汤浸，焙，炒　芎䓖　芍药^③

---

①　枚：乾隆本、文瑞楼本同，日本抄本作"两"。
②　钱：乾隆本、文瑞楼本同，日本抄本作"分"。
③　芍药：日本抄本、文瑞楼本同，乾隆本此后有"各一两"。

上九味，等分，捣罗为散。每服二钱匕，热米饮调下，不拘时。

治霍乱吐泻不止，心腹疠痛烦渴，**良姜**[①]**散方**

高良姜剉，炒。一分　苍术米泔浸一宿，剉，炒　麦门冬去心，焙　陈橘皮汤浸，去白，焙　肉豆蔻去壳　吴茱萸汤浸，焙，炒　人参　诃黎勒皮各三分

上八味，捣罗为散。每服三钱匕，米饮调下，不拘时服。

霍乱心腹[②]筑悸

论曰：肾水也，脾土制之，水乃下行。今霍乱吐下，脾胃既虚，则土不能制水，故肾气上乘于心，心气乃筑筑然而悸动也。

治霍乱吐下过多，脐上筑悸，恐作奔独，**理中去术加桂汤方**

甘草炙　人参　桂去粗皮。各三两　干姜炮。一两

上四味，粗捣筛。每服三钱匕，水一盏，煎至七分，去滓温服，不拘时。

治霍乱心腹筑悸，**附子汤方**

附子炮裂，去皮脐。一两　白茯苓去黑皮　人参　甘草炙　干姜炮。各二两

上五味，剉如麻豆。每服三钱匕，水一盏，煎至七分，去滓温服，日三。

治霍乱脐上筑悸，及四肢逆冷，**附子汤方**

附子炮裂，去皮脐。半两　半夏生姜汁制，炒　甘草炙。各一两

上三味，剉如麻豆。每服三钱匕，水一盏，枣一枚，擘破，粳米一撮，煎至七分，去滓温服，日三。

治霍乱洞泄不止，脐上筑悸，**干姜汤方**

干姜炮　人参　甘草炙。各三两　白茯苓去黑皮　陈橘皮汤

---

① 良姜：日本抄本、文瑞楼本同，乾隆本作"高良姜"。

② 腹：日本抄本、文瑞楼本同，乾隆本作"烦"。

浸，去白，焙。各四两　桂去粗皮　黄耆剉。各二两

上七味，粗捣筛。每服三钱匕，水一盏，煎至七分，去滓温服，日三。

治霍乱脐上筑悸，**平胃汤**方

干姜炮。二两　附子炮裂，去皮脐。半两　人参　甘草炙　白茯苓去黑皮。各三两

上五味，剉如麻豆。每服三钱匕，水一盏，煎至七分，去滓温服，日三。

治霍乱心下筑悸，肾气动，**茯苓**^①**汤**方

白茯苓去黑皮　人参各三两　甘草炙　白术各二两　干姜炮。一两

上五味，粗捣筛。每服三钱匕，水一盏，煎至七分，去滓温服，日三。

霍乱心腹胀

论曰：霍乱心腹胀者，阴阳气不升降，胃中虚，客气内实，故胀而闷乱也，挟谷不化，内烦而呕者，降气于下，则病可愈。

治霍乱心腹胀满疼痛，破气消食，**高良姜汤**方

高良姜剉　厚朴去粗皮，涂生姜汁，三度炙干　陈橘皮汤浸，去白，焙干　白术　桑根白皮剉，炒　甘草炙。各二两　人参一两　木瓜去皮瓤并子，焙干。三两　五味子拣。二两　桂去粗皮　槟榔剉　诃黎勒皮　木香　肉豆蔻仁各一两　盐三升。淘去泥滓，炼成盐花，研

上一十五味，先捣前十四味，细罗为末，与盐花末同研令匀，以水五升，下药末一时入锅中，和盐花同煎，不住手搅，候水泣，出药于盆中，干即贮之。每服两钱匕，入生姜少许，煎汤点服之。

治霍乱心腹胀满气逆，或内烦而呕，手足厥冷，**金针丸**方

阳起石煅，研　不灰木研　阿魏研。各半两　巴豆去皮、心、

---

① 茯苓：日本抄本、文瑞楼本同，乾隆本作"白茯"。

膜，不去油。二十五粒　杏仁汤去皮尖及双仁，研。二十五枚

上五味，捣罗为细末，软粟米饭丸如樱桃大。每服一丸，先穿一眼子，欲服时，灯上烧烟尽，放冷为末，生姜米饮调下，以利为度。

治霍乱一切冷气，宿食不消，心肋胀痛，胃冷呕哕，并诸痰饮，**鳖甲丸方**

九肋鳖甲厚重绿色者一枚，打铁脚子格得鳖甲者，平稳安于炉中，下用麸炭火炙之，取好米醋五大合，少少倾于甲中，旋以鸡翎涂于甲内令匀，炙尽米醋即得，切不得令火猛，及鳖甲背上色变，炙了以薄醋刷洗打碎，烈日中暴干，捣罗成粉，取五两入后药。

京三棱炮　附子炮裂，去皮脐。各二两　白石脂研　赤石脂研　白龙骨研。各半两　肉豆蔻仁一两　白豆蔻仁一两半。如无，以草豆蔻二两代之　木香　牛膝酒浸，去苗，焙　枳壳去瓤，麸炒　当归洗净，焙　白术　桂去粗皮　防风去叉　陈橘皮汤去白，焙　芍药　荜拨各二两　牛乳一升。不得令有水

上一十九味，除牛乳外，捣罗为细末，别取荜拨末一两，和牛乳，慢火煎如饧，与众药杵匀，众手丸如梧桐子大。霍乱甚者，取五十丸嚼破，以人参橘皮汤下，立愈。未全愈，更服三十丸。

治卒霍乱吐泻腹疠刺，上吐下泻，**香薷汤方**

香薷剉。二握　木瓜去瓤子，焙干，剉　荆芥穗　熟艾各半两　陈廪米炒。半合　黑豆炒。一合①

上六味，粗捣筛。每服五钱匕，水一盏半，煎至一盏，去滓温服，日三。如人行三五里，进一服。

治霍乱吐泻腹满，不消食，心腹痛，**理中汤方**

人参　干姜炮裂　白术　甘草炙。各一两

上四味，粗捣筛。每服三钱匕，水一盏，煎至七分，去滓热服。

---

① 合：乾隆本、文瑞楼本同，日本抄本作"两"。

治霍乱脾胃气攻，腹胀满，不下食，**白术汤**方

白术一两半 枳壳去瓤，麸炒。一两一分

上二味，粗捣筛。每服三钱匕，入大枣三枚，擘，去核，水一盏，煎至六分，去滓，空腹温服，早晨、午时、日晡各一服。

治霍乱呕吐，腹胁胀满，**槟榔汤**方

槟榔剉 陈橘皮汤去白，焙干 白茯苓去黑皮 防风去叉 人参 麦门冬去心，焙 紫苏茎叶 甘草炙 诃黎勒煨黄，去核。各一两

上九味，粗捣筛。每服五钱匕，入生姜一分，拍碎，陈米半合，水两盏，煎至九分，去滓温服，日三。每呕逆时，相次热服。

治霍乱未得利，腹胀疞刺，呕逆不已，**大腹**[1]**汤**方

大腹和皮用 厚朴去粗皮，生姜汁涂，三度炙干 防风去叉 半夏汤洗七遍，去滑，焙干。各半两 人参一两

上五味，粗捣筛。每服五钱匕，木瓜三片，小麦半合，生姜一分，拍碎，水两盏，煎至一盏，去滓温服，如吐时热服。

治霍乱吐利腹胀，**厚朴汤**方

厚朴去粗皮，涂生姜汁，三度炙干。四两 枳壳去瓤，麸炒微黄。一两半

上二味，粗捣筛。每服三钱匕，生姜一分，拍碎，水一盏，煎至七分，去滓温服，日三。

治霍乱不得利，气急膨满，疞刺疼痛，**吴茱萸汤**方

吴茱萸淘，炒。半两 草豆蔻仁十枚 甘草炙。一分 干木瓜去皮瓤并子，焙。三分

上四味，粗捣筛。每服五钱匕，黑豆一百粒，水一盏半，煎至一盏，去滓热服，如人行五里再服。

治冷热气不调，霍乱吐逆不定，腹胁胀闷，**高良姜煮散**方

高良姜 桂去粗皮。各一两[2] 人参三分 甘草炙。半两

---

① 大腹：日本抄本、文瑞楼本同，乾隆本作"大腹皮"。

② 各一两：日本抄本、文瑞楼本同，乾隆本作"三分"。

上四味，捣罗为细散。每服三钱匕，水一盏，入枣二枚，同煎至六分，和滓温服，不计时。

治霍乱腹胀烦闷不止，手足厥逆，**救命散方**

地龙自死者或踏死者，焙干　蛤粉①

上二味，等分，捣罗为细散。每服二钱匕，蜜水调下。

治霍乱②心下坚满妨闷，**半夏汤方**

半夏汤洗七遍，焙，切。三两三分　人参一两三③分　白茯苓去黑皮。二两半

上三味，剉如麻豆大。每服五钱匕，水一盏半，入生姜半分，切，煎至一盏，去滓温服，如人行八九里再服。

治霍乱下利气胀，饮食不消，**木香散方**

木香　丁香　白术炒　菖蒲　山姜子　桂去粗皮　甘草炙　人参　吴茱萸洗净，炒　白豆蔻仁　陈橘皮汤去白，焙　肉豆蔻去皮，炮　高良姜　草豆蔻去皮

上一十四味，等分，捣罗为细散。每用四钱匕，木瓜汤调下。

治霍乱不吐不利，壅闷腹胀，或疠痛，**桔梗散方**

桔梗炒。一两　桂去粗皮　槟榔④剉　白术各三分　人参二两　青橘皮去白，麸炒，剉　大黄炒，剉　木香各三分

上八味，捣罗为细散。以冷生姜汤调下三钱匕。

治霍乱脾气冷，腹胀不能食，胸膈气痞，**厚朴丸方**

厚朴去粗皮，生姜汁炙。三分　白术　人参　枳壳去瓤，麸炒　桂去粗皮　干木瓜各半两　干姜炮　甘草炙　胡椒各一分⑤

上九味，捣罗为末，炼蜜和丸如梧桐子大。每服二十丸，煎兰香汤下。

①　蛤粉：日本抄本、文瑞楼本同，乾隆本此后有"各五钱"。
②　乱：日本抄本、文瑞楼本同，乾隆本此后有"吐利"。
③　三：乾隆本、文瑞楼本同，日本抄本作"一"。
④　槟榔：日本抄本、文瑞楼本剂量同，乾隆本作"二两"。
⑤　分：乾隆本、文瑞楼本同，日本抄本作"两"。

卷第三十九

霍乱门

霍乱昏塞下利　干霍乱　中恶霍乱　霍乱烦渴　霍乱心烦
霍乱逆满　霍乱干呕

霍乱门

霍乱昏塞下利

论曰：霍乱昏塞下利者，其人脾肾久虚，阳气不足，因风冷之气，客于三焦，传于胃腑，使水谷不化，清浊相干，吐利不止，致令真气暴虚，阴阳离守，神识不明，大便遗利，无所觉知。

治霍乱虚寒，精神不守，泄利不止，语声不出，**茯苓安心汤方**

白茯苓去黑皮　人参　干姜炮　桂去粗皮　远志去心。各一两半　甘草炙。一两

上六味，粗捣筛。每服五钱匕，水一盏半，煎至一盏，去滓温服，日三，不拘时。

治霍乱下焦虚寒，洞泄不止，**黄檗皮**^①**汤方**

黄檗去粗皮　人参　地榆剉　阿胶炙燥。各一两半　厚朴去粗皮，姜汁炙　白茯苓去黑皮　榉木白皮各二两　艾叶一两　黄连去须。二两半

上九味，粗捣筛。每服三钱匕，水一盏，煎至七分，去滓温服，日三，不拘时。

治霍乱暴利不自知，**理中汤方**

人参　白术　干姜炮　甘草炙。各二^②两

---

① 皮：日本抄本、文瑞楼本同，乾隆本无。
② 二：日本抄本、文瑞楼本同，乾隆本作"一"。

上四味，粗捣筛。每服五钱匕，水一盏半，煎至一盏，去滓温服，日三。

治脾胃气冷，霍乱下利不自知，**诃黎勒丸方**

诃黎勒皮　黄连去须　钟乳粉　五倍子　白矾烧汁尽。各一两　缩砂去皮　厚朴去粗皮，姜汁炙　樗皮　当归切，焙　酸石榴皮各二两　木瓜切　甘草炙　橡实各一两　陈橘皮汤浸，去白，炒。二两　肉豆蔻去壳，炮。五枚　干姜炮。一两半　胡椒半两

上一十七味，为细散，先醋煎艾叶一两，去滓，取汁煮面糊，丸如梧桐子大。每服三十丸，煎枣汤下，不拘时。

治霍乱昏塞下利，**吴茱萸饼方**

吴茱萸汤洗，焙，炒　厚朴去粗皮，姜汁炙　陈橘皮汤浸，去白，焙，切，炒　人参各一两　高良姜　胡椒各一分　木瓜切　香薷各一两　乌牛溺半升

上九味，先以八味为细末，将牛溺捻作饼子，暴干，临用时炙燥，再为细末。每服二钱匕，水一盏，煎至七分，温服。

治霍乱暴利不禁，腹中雷鸣，**乌梅散方**

乌梅肉炒　黄连去须　艾叶　赤石脂别研　当归切，焙　甘草炙　附子炮裂，去皮脐　阿胶炙燥。二两

上八味，为细散。每服二钱匕，觉冷则酒调下，觉热则熟水调下。

治霍乱昏塞下利，或病后泻黄白无度，腹中虚痛，**黄连汤方**

黄连去须。四两　黄檗去粗皮　当归切，焙　厚朴去粗皮，姜汁炙　干姜炮。各三两　地榆　阿胶炙燥　酸石榴皮各四两

上八味，粗捣筛。每服五钱匕，水一盏半，煎至一盏，去滓温服，不拘时。

治霍乱下利，手足逆冷，昏塞不自知，**龙骨[①]汤方**

龙骨烧　附子炮裂，去皮脐。各一两　人参　干姜　甘草炙。

----

① 龙骨：日本抄本、文瑞楼本同，乾隆本作"白龙骨"。以下本方内"龙骨"同。

各一两半

上五味，剉如麻豆。每服三钱匕，水一盏，煎至七分，去滓温服，日三。

治霍乱暴利，昏塞不自知，**吴茱萸散方**

吴茱萸汤洗，焙，炒。一两　陈橘皮汤浸，去白，焙。二两

上二味，为细散。每服三钱匕，米饮调下，不拘时。

干霍乱

论曰：干霍乱之状，中气喘争而不吐不利是也。肠胃挟实，与冷气相搏，正气暴衰，神志昏冒，上下隔塞，白汗自出，治之稍缓则不可。

治干霍乱，大小便不通，手足心俱热，闷乱，**冬葵子汤方**

冬葵子　滑石碎　香薷择。各二两　干木瓜细切，去皮瓤。一枚①

上四味，粗捣筛。每服五钱匕，水一盏半，煎至一盏，去滓温服，大小便通利，心中快立差，日四五服。

治干霍乱，上不得吐，下不得泻，但冷汗自出，气闷将绝，**盐汤方**

盐半匙。熬　童子小便一盏

上二味，温和服，少顷吐下愈。

治干霍乱，**紫苏丸方**

紫苏　桂去粗皮　陈橘皮汤浸，去白，焙　高良姜　人参各一两

上五味，为细末，炼蜜丸梧桐子大。才觉食不消气满，恶心，欲吐不吐，干呕，每服二十丸，温酒下，日再。

治干霍乱，**厚朴汤方**

厚朴去粗皮，生姜炙。三分　大黄剉，炒。二两　槟榔剉　枳壳②去瓤，麸炒　朴消　高良姜各三分

上六味，粗捣筛。每服五钱匕，水一盏半，煎至一盏，去滓

① 枚：日本抄本、文瑞楼本同，乾隆本作“两”。
② 枳壳：日本抄本、文瑞楼本剂量同，乾隆本作“一两”。

温服。

治干霍乱，**人参汤**方

人参　厚朴去粗皮，生姜汁炙。一两　高良姜　桂去粗皮。各半两　白茯苓去黑皮。一两　甘草炙。半两

上六味，粗捣筛。每服三钱匕，水一盏，生姜三片，煎至七分，去滓，不拘时温服。

治干霍乱不吐不泻，但壅闷胀满，或疞痛，**木香散**方

木香　青橘皮汤浸，去白，焙　槟榔生，剉　大黄剉，炒。各半两　桔梗剉，炒。一两　桂去粗皮　白术各三分　人参二两

上八味，捣罗为散。每服二钱匕，冷生姜汤调下，加至三钱匕，以差为度。

治干霍乱不吐利，**大黄丸**方

大黄剉，炒。一两　干姜炮。半两　桂去粗皮。三分　巴豆十四枚。去皮、心、膜，炒，研

上四味，先捣前三味为细末，与巴豆同研令匀，炼蜜丸如梧桐子大。每服五丸至七丸，温水下，服久未动，更服三丸，以温粥饮一盏投之，取利为效。

治干霍乱上气冲急欲闷绝，大小便不通，**槟榔汤**方

槟榔七枚。剉

上一味，粗捣筛。每服五钱匕，水一盏，童子小便半盏，煎至一盏，去滓温服，日再。

治干霍乱腹胁胀满，不吐利，心胸闷乱不可忍，**陈橘皮汤**方

陈橘皮汤浸，去白，焙。三两　蜀椒去目并闭口，炒出汗。四十粒

上二味，粗捣筛。每服五钱匕，水一盏半，生姜三片，煎至一盏，去滓温服，不拘时。

治干霍乱，**黍米饮**方

黍米二合。水淘净

上一味，水研，澄取白汁，呷尽即差。

治干霍乱不吐利，四肢烦，身冷汗出，**水蓼饮**方

水蓼切　香薷择，切。各二两

上二味，以水五盏，煎取三盏，去滓，分温三服。

治干霍乱心腹胀，烦满气痛，不得吐下方

盐一合，水一升，煎令盐消。旋服之，吐出便愈，若不吐，又饮之，令吐必差。

治脾元虚损，霍乱不吐泻，腹胀如鼓，心胸痰壅，**活命饮**方

盐一合　生姜半两　甘草炙。一分　葛根半两　丁香七粒

上五味，细锉如麻豆。用童子小便一盏半，煎至一盏，去滓，分温二服。

治干霍乱不吐不利，令人昏冒，烦乱气短，上下隔塞，冷汗自出，**二胜散方**

诃黎勒皮　干姜成块者。各二两

上二味，不捣碎，同用水二升，于铫子内煎，水尽为度，取出重细切，焙干，捣罗为散。每服二钱匕，陈米饮调下。

中恶霍乱

论曰：中恶霍乱者，客邪内干，正气暴乱，使胃中食物不化，气道否结，不得宣通，令人心腹卒痛，吐利烦闷，甚则精神冒昧，靡所知识，此得之鬼气所作也。

治霍乱中恶不识人，心痛腹胀，不思饮食，**十香丸方**

丁香　苏合香　白檀香　沉香　木香　莎草根炒，去毛　白术锉，炒　高良姜锉　安息香研　麝香研　薰陆香研　丹砂研　龙脑研。各半两　荜拨炒　诃黎勒煨，取皮　犀角镑屑　厚朴去粗皮，姜汁炙。各一两

上一十七味，除别研外，为细末，与别研者药同研令匀，炼蜜丸如梧桐子大。每服五丸，温酒下，老少加减服之，甚者温酒研下，收贮于瓷合中，日四五服，以差为度。

治中恶霍乱，心痛，胸胁①疗痛，喘急，**桃枝汤方**

---

① 胸胁：日本抄本、文瑞楼本同，乾隆本作"胃"。

桃东行枝白皮一握　丹砂碎。一两　栀子仁十四枚　当归焙　桂去粗皮。各三两　附子炮裂，去皮脐　豉　吴茱萸淘，炒。各一两

上八味，剉如麻豆。每服四钱匕，水二盏，生姜三片，煎至一盏，去滓温服，日三夜一。

治中恶霍乱垂死，**丹砂丸方**

丹砂研。半分　附子炮裂，去皮。一分。为末　雄黄二豆许[①]。研

上三味，以巴豆七粒，去心、皮，别研出油后，入诸药末，研令极匀，炼蜜丸如麻子大。每服三丸，米饮下。若下利未止，加三丸至五丸，与少冷粥食之，即定。

治卒中恶霍乱，心腹刺痛，去恶气，**麝香散方**

麝香研。一分　犀角镑屑　木香各半两

上三味，为细散。空心熟水调一钱匕，日三。

治中恶霍乱，**麝醋方**

麝香一钱。细研

上一味，和醋半盏，调分二服，即差。

治中恶霍乱吐利，手足麻痹或转筋，**白术汤方**

白术剉　木瓜去瓤，切，焙　人参各一两　甘草炙　干姜炮。各半两

上五味，粗捣筛。每服三钱匕，水一盏，生姜三片，枣一枚，擘，同煎七分，去滓温服，不拘时。

治中恶霍乱，吐利心烦，**橘皮汤方**

陈橘皮汤浸，去白，焙　木瓜切，焙　桂去粗皮　草豆蔻去皮　甘草炙。各一两

上五味，粗捣筛。每服三钱匕，水一盏，煎七分，去滓温服，不拘时。

治中恶霍乱，心腹痛，烦闷，**木香散方**

---

① 二豆许：日本抄本、文瑞楼本同，乾隆本作"一钱"。

木香炮。三分　槟榔生，剉。一两　青橘皮汤浸，去白，焙　桂去粗皮　桃仁去皮尖、双仁，炒，研　人参各半两

上六味，为细末。每服二钱匕，温酒调下，不拘时。

霍乱烦渴

论曰：经曰上焦如雾，言五脏津液之所熏蒸，其气润泽，故能分布于诸脉也。今霍乱吐利之人，重亡津液，则脏腑不和，上焦热，津液不足，故因霍乱而烦渴也。

治霍乱烦渴，吐不止者，缘吐利多，津液虚少不至上焦，故渴，**人参汤**方

人参三①分　乌梅去核。二枚

上二味，粗捣筛。每服五钱匕，水一盏半，竹茹弹子大，煎至一盏，去滓热服，日四。

治霍乱心烦渴，吐利不下食，**草豆蔻汤**方

草豆蔻去皮。一分　黄连去须。一两

上二味，粗捣筛。每服三钱匕，水一盏，乌豆五十粒，生姜三片，煎至七分，去滓温服，日三。

治霍乱吐利，四肢烦疼，冷汗出，多渴，**香薷汤**方

香薷二两　蓼子一两

上二味，粗捣筛。每服二钱匕，水一盏，煎七分，去滓温服，日三。

治霍乱吐利不止，渴甚，**麦门冬汤**方

麦门冬去心，焙　栝楼仁　人参　陈橘皮汤浸，去白，焙。各半两　厚朴去粗皮，姜汁炙。一两

上五味，粗捣筛。每服三钱匕，水一盏，煎至七分，去滓温服，日三。

治霍乱津液少，渴甚，**青竹茹汤**方

青竹茹一鸡子大　人参半两　乌梅去核。二枚

---

① 三：日本抄本、文瑞楼本同，乾隆本作"二"。

上三味，粗捣筛。水三盏，煎取一盏，去滓，温分三服，不拘时。

治霍乱吐利渴躁不止，**人参汤方**

人参三分　葛根剉　白术　桔梗去芦头，剉，炒　赤茯苓去黑皮。各半两

上五味，粗捣筛。每服三钱匕，浆水一盏，煎至七分，去滓温服。

治霍乱渴甚，**糯米饮方**

糯米淘。二升

上一味，淘取泔饮之，即定。

又方

上研糯米取白汁，恣意饮之。

治霍乱吐下，大渴多饮，**粱米饮方**

黄粱米淘。五升

上一味，以水一斗，煮取五升。澄清稍温饮之，糯米饮亦得。

治霍乱吐不止兼渴，**姜藕饮方**

生藕一两。洗，切　生姜一分。洗，切

上二味，研绞取汁，分三服，不拘时。

治霍乱吐泻渴躁，烦闷不止，**肉豆蔻丸方**

肉豆蔻去壳，炮　丁香　甘草炙　陈橘皮汤浸，去白，焙　高良姜　藿香叶各半两

上六味，为细末，用枣肉丸如梧桐子大。每服二十丸、三十丸，温生姜米饮下，不拘时。

治霍乱吐逆，冷热不调，心膈烦满，咽干多渴，**藿香汤方**

藿香叶三分　枇杷叶炙，去毛　陈橘皮汤浸，去白，焙　丁香各半两　厚朴去粗皮，生姜汁炙。二两　白茅根　干木瓜　麦门冬去心。各一两　甘草炙。一两半

上九味，粗捣筛。每服三钱匕，水一盏，生姜三片，煎至七分，去滓，早晚食前温服。

治霍乱烦渴，喘促无力，食即呕吐，**木瓜汤方**

木瓜一两　木香　槟榔　生姜各半两　甘草炙。一分　黑豆炒。一合　人参三分

上七味，剉如麻豆。每服五钱匕，水一盏半，煎取一盏，去滓，早晚食前温服。

治霍乱吐利，烦渴不止，**木瓜汤方**

木瓜一枚。无生者，干者亦得　桂去粗皮。二两

上二味，咬咀如麻豆大。每服五钱匕，水一盏半，煎至八分，去滓温服。一方以豆蔻代桂。

霍乱心烦

论曰：霍乱心烦者，缘心下有水，水害心火，其气不宣，故令人心烦闷乱而不安也。盖胃土气衰，不能运化饮食，气郁于中，使清浊不分，阴阳干扰，故霍乱而神情烦躁也。

治霍乱心烦，坐卧不安，**麦门冬汤**方

麦门冬去心，焙　茯神去木　人参　陈橘皮汤浸，去白，焙　甘草炙。各一两

上五味，粗捣筛。每服三钱匕，水一盏，入生姜半分，小麦五十粒，竹叶十片，煎至七分，去滓温服，不拘时。

治霍乱吐利后心烦，**乱发汤**方

乱发一团如鸡子大。烧存性　吴茱萸汤浸，焙干。三分　甘草炙　人参各一两

上四味，粗捣筛。每服五钱匕，水一盏，酒半盏，煎至八分，去滓温服，日三。

治霍乱心烦，**芦根饮**方

芦根剉，焙。一两一分　人参　水萍紫者，焙干　枇杷叶拭去毛。各一分

上四味，粗捣筛。每服五钱匕，入薤白四寸，拍破，水一盏半，煎至八分，去滓温服，日三。

治霍乱吐后，烦满呕逆，**橘皮汤**方

陈橘皮汤浸，去白，焙　栀子仁各二两

上二味，粗捣筛。每服三钱匕，入豉半合，水一盏，煎至七分，去滓温服，日三。

治霍乱狂闷烦渴，吐泻无度，气欲绝者，**竹沥饮方**

淡竹沥一合[①]　粳米一合。炒，以水二盏，同研，去滓取汁

上二味，和匀顿服之。

治霍乱心烦不止，**厚朴汤方**

厚朴去粗皮，姜汁炙。四两　桂去粗皮。三两　枳实去瓤，麸炒。二两

上三味，㕮咀如麻豆大。每服六钱匕，水二盏，入生姜一枣大，拍碎，同煎至一盏，去滓温服，日三。如腹痛，加当归二两。

治霍乱心中烦闷，**香豉汤方**

豉七合。绵裹　栀子仁　厚朴去粗皮，姜汁炙。各三两

上三味，㕮咀如麻豆大。每服六钱匕，水二盏，煎至一盏，去滓温服。

治霍乱心烦，**粱米饮方**

黄粱米半升

上一味，捣为粉。每服六钱匕，水二盏调，顿服，糯米亦得。

治霍乱已吐利，心烦闷不止，**桑叶饮方**

桑叶一大握。切

上一味，以水一盏，煎取七分，顿服立定。

治霍乱后，心烦，卧不安席，**葱白大枣汤方**

葱白二十茎。去须　大枣二十枚。去核

上二味，以水三盏，煎取一盏半，去滓，分温二服。

治霍乱后脾胃尚虚，谷气未实，津液内燥，令人烦躁[②]，睡卧不安，**白豆蔻丸方**

白豆蔻去皮　陈橘皮去白，焙　厚朴去粗皮，生姜汁浸，炙　草豆蔻去皮　桂去粗皮　白术炒　干木瓜　人参　半夏汤洗

---

① 合：乾隆本、文瑞楼本同，日本抄本作"分"。
② 躁：日本抄本、文瑞楼本同，乾隆本此后有"多渴"。

去滑，七遍。各二两　缩砂蜜去皮　高良姜炒　甘草炙，剉　陈曲炒　麦蘗炒　木香　干姜炮　白茯苓去黑皮。各一两　桃仁四两。去皮尖、双仁，炒

上一十八味，捣研为末，炼蜜和丸如梧桐子大。每服三十丸至四十丸，空心米饮下。

霍乱逆满

论曰：霍乱逆满，虽本于饮食不消，亦或痰水积聚，满逆不行，皆气为之痞也。其证胸膈窒塞，胁肋支满，或不得吐，或吐而不止，治法顺其升降则愈。

治霍乱逆满，气痞胸膈，咽塞妨闷，饮食不消，腹胁虚胀，肠鸣刺痛，**苏桂丸方**

紫苏叶　桂去粗皮　陈橘皮汤浸，去白　人参　白术各一两　甘草炙。半两　高良姜三分①

上七味，为细末，炼蜜丸如梧桐子大。每服二十丸至三十丸，温酒下，米饮亦得。如缓急无汤酒，细嚼药咽津。

治霍乱逆满，两胁下妨闷，呕不下食，**柴胡汤方**

柴胡去苗　厚朴去粗皮，姜汁炙　白茯苓去黑皮。各二两　陈橘皮汤浸，去白，焙　人参　诃黎勒煨，去皮　桔梗去芦头，炒。各一两半　紫苏茎叶　甘草炙。各一两一分②

上九味，粗捣筛。每服五钱匕，水一盏半，入生姜一枣大，拍碎，煎至一盏，去滓温服，日二。

治霍乱逆满不下食，食即吐出，**麦门冬汤方**

麦门冬去心，焙。三③两　茅根剉，焙。五两　甘草炙，剉　人参各一两

上四味，粗捣筛。每服五钱匕，水一盏半，入竹茹弹子大一块，生姜一枣大，拍碎，煎至一盏，去滓温服，日三。

---

① 三分：日本抄本、文瑞楼本同，乾隆本作"五钱"。
② 一两一分：日本抄本、文瑞楼本同，乾隆本作"一两"。
③ 三：乾隆本、文瑞楼本同，日本抄本作"二"。

治霍乱心下逆满，吐逆冒闷，**半夏汤方**

半夏汤洗去滑，七遍。四两　厚朴去粗皮，姜汁炙。三两　赤茯苓去黑皮。二两

上三味，粗捣筛。每服五钱匕，水一盏半，入生姜一枣大，拍碎，煎至一盏，去滓温服，不拘时。

治霍乱逆满，开胃口，**藿香散方**

藿香叶一两。焙　诃黎勒煨，去核。十枚　人参　丁香各半两　糯米三百粒　石莲心二百个。如无，以白豆蔻半两代　甘草炙。一分

上七味，为细散。每服一钱匕，用煨和皮生姜一块，枣二枚，去核，煎汤调下，早晚食前服。

治霍乱逆满，风邪热气冲心，心闷气短，吐不下食，**麦门冬人参汤方**

麦门冬去心，焙。二两　人参三两　陈橘皮汤浸，去白，焙　羚羊角镑屑。各一两

上四味，粗捣筛。每服五钱匕，水一盏半，入生姜七片，煎至一盏，去滓温服，日三。

治霍乱逆满，心下痞塞，**半夏人参汤方**

半夏为末，姜汁搜作饼，焙干　人参各三两

上二味，粗捣筛。每服三钱匕，水一盏，入白蜜一匙，煎至七分，去滓温服，日三，不拘时。

治霍乱逆满，不下食，或腹中气妨闷，**豆蔻**①**汤方**

草豆蔻仁半两　人参一两　甘草炙。三分

上三味，粗捣筛。每服五钱匕，水一盏半，入生姜一枣大，拍碎，煎至一盏，去滓温服。

治霍乱逆满，胸膈噎闷，饮食不消，**紫苏子丸方**

紫苏子　陈橘皮汤浸，去白，焙。各二两　高良姜　桂去粗皮　人参各一两

---

① 豆蔻：日本抄本、文瑞楼本同，乾隆本作“草豆蔻”。

上五味，为细末，炼蜜丸如梧桐子大。每服二十丸，米饮下，不拘时，食生冷过多，欲作霍乱者，含化咽汁。

治腹脏不调，内寒外热，脾胃虚冷，宿食不消，乍秘乍利不常，霍乱逆满，**厚朴丸方**

厚朴去粗皮，生姜汁炙　赤石脂各一两半　白术　干姜炮　麦蘖炒　人参　白茯苓去黑皮　当归切，焙　橘皮汤浸，去白，焙　甘草炙，剉　诃黎勒煨，取皮。各一①两

上一十一味，捣罗为末，炼蜜和丸如梧桐子大。空心米饮下二十丸至三十丸。

霍乱干呕

论曰：霍乱干呕者，胃气逆也。本于吐利之后，脾胃俱虚，三焦不理，气时逆上，故但呕逆而无所出，即谓之干呕。

治霍乱干呕，**木瓜汤方**

木瓜干者，去瓤。一枚　厚朴去粗皮，姜汁炙。半两　干姜炮。一两　人参一两一分②

上四味，粗捣筛。每服五钱匕，水一盏半，煎至八分，去滓热服，不拘时。

治霍乱干呕，**人参汤方**

人参　甘草炙　陈橘皮汤浸，去白，焙。各二两

上三味，粗捣筛。每服三钱匕，水一盏，葱白二寸，煎至六分，去滓温服。

治霍乱干呕不止，**吴茱萸汤方**

吴茱萸汤浸，焙干，炒　干姜炮。各一两

上二味，粗捣筛。每服五钱匕，水一盏半，煎至八分，去滓温服③。

治霍乱干呕不吐，**木香汤方**

---

① 一：乾隆本、文瑞楼本同，日本抄本作"半"。
② 一两一分：日本抄本、文瑞楼本同，乾隆本作"一两"。
③ 去滓温服：日本抄本、文瑞楼本同，乾隆本作"空心温服，以差为度"。

木香　干木瓜去瓤。各一两　紫苏茎二①两

上三味，粗捣筛。每服五钱匕，水一盏半，入黑豆一百粒，生姜五片，煎至一盏，去滓温服，良久再服。

治霍乱干呕不止，**薤白汤**方

薤白一握

上一味，细切，水三盏，煎至一盏半，去滓，温分二服，不拘时②。

治霍乱饮食辄呕，**高良姜汤**方

高良姜二两

上一味，粗捣筛。每服三钱匕，水一盏，入生姜半分，拍碎，煎至七分，去滓温服，日三，不拘时。

治霍乱后胃弱呕吐不止，**厚朴汤**方

厚朴去粗皮，姜汁炙。四两　干藕豆叶二两　白术五两　人参　白茯苓去黑皮。各三两③

上五味，粗捣筛。每服五钱匕，水一盏半，煎至七分，去滓温服。

---

① 二：日本抄本、文瑞楼本同，乾隆本作"一"。
② 时：日本抄本、文瑞楼本同，乾隆本此后有"以知为度"。
③ 两：乾隆本、文瑞楼本同，日本抄本作"分"。

卷第四十

霍乱门

霍乱呕哕　霍乱下利　霍乱转筋　霍乱心下痞逆
霍乱后烦躁卧不安

霍乱门

霍乱呕哕

论曰：霍乱呕哕者，阴阳冷热不调，清浊相干，胃气不和，风冷加之，故呕，呕不止则哕。昔人谓呕哕发下焦之问是也。此甚于呕吐，治宜降气于下，令上下通达，升降无碍，则病可愈。

治霍乱呕哕，手足冷，脉绝，**四顺汤方**

人参　干姜炮　甘草炙。各三两　附子炮裂，去皮脐。二两

上四味，㕮咀。每服三钱匕，水一盏，煎至七分，去滓温服①。

治霍乱呕哕，手足冷，**当归汤方**

当归切，焙　桂去粗皮　吴茱萸汤洗，焙干，炒。各三两　细辛②去苗叶　木通剉　甘草炙　干姜炮。各二两

上七味，粗捣筛。每服五钱匕，水一盏，酒半盏，大枣二枚，去核，煎至一盏，去滓温服。

治霍乱呕哕不止，**橘皮汤方**

陈橘皮汤浸，去白，焙。二两　甘草炙。一③两　枇杷叶拭去毛，炙。二两

上三味，粗捣筛。每服三钱匕，水一盏，生姜三片，煎至七分，去滓温服，如人行五七里再服。

---

① 服：日本抄本、文瑞楼本同，明抄本、乾隆本此后有"以差为度"。
② 细辛：明抄本、乾隆本、文瑞楼本剂量同，日本抄本作"三两"。
③ 一：明抄本、乾隆本、文瑞楼本同，日本抄本作"二"。

治霍乱气厥，呕哕不得息，**半夏汤**方

半夏汤洗七遍，焙。二两　甘草炙　人参　前胡去芦头　桂去粗皮。各一两

上五味，粗捣筛。每服五钱匕，水一盏半，生姜一分，切，豉五十粒，煎至七分，去滓温服。

治霍乱心烦干呕，**芦根汤**方

芦根三两　人参一两半　薤白洗，切。七茎　枇杷叶拭去毛。一两

上四味，剉如麻豆。每服五钱匕，水一盏半，煎至一盏，去滓，空心温服。

治霍乱卒哕，**枳实汤**方

枳实去瓤，麸炒。二两

上一味，粗捣筛。每服三钱匕，羊乳一盏，羊脂一弹子大，煎至七分，去滓热服，不拘时。

治霍乱卒哕，**糯米粉**方

糯米粉一升

上一味，每服三钱匕，以井华水调下，不拘时。

治霍乱呕哕，**生姜饮**方

生姜二两。切

上一味，以水三盏，煎取一盏半，去滓，分温三服，不拘时。

霍乱下利

论曰：霍乱者，由冷热之气变乱于肠胃之间，搏于阴经则腹痛而肠鸣，故为霍乱下利之病。然赤为热，白为寒，冷热相搏，赤白交下，寒甚则青黑，不已则转筋之证生焉。

治霍乱，腹中冷气下利，**木瓜丸**方

木瓜干者。一两　当归切，焙　熟艾微炒　桂去粗皮。各半两　陈橘皮汤浸，去白，焙。三①分　木香　人参各半两　赤石脂二

---

① 三：明抄本、乾隆本、文瑞楼本同，日本抄本作"二"。

两　白术　厚朴去粗皮，姜炙，剉　诃黎勒皮^①　高良姜各三分

上一十二味，捣罗为末，炼蜜为丸如梧桐子大。每服三十丸，米饮下，空心服。

治霍乱，下焦热毒，利血如鹅鸭肝片不止，**升麻汤**方

升麻三分　犀角屑　地榆去苗。各一两　紫草去苗。三分　蘘荷根^②剉碎。一两　黄芩去黑心。三分　芭蕉根剉碎，焙干。一两　桔梗炒。三分　栀子仁一两

上九味，粗捣筛。每服三钱匕，以水一盏，煎至七分，去滓温服，日三夜一。

治霍乱，下焦虚寒，大便洞泄，小便自利，**黄檗皮汤**方

黄檗去粗皮。一两半　黄连去须。二两半　人参一两半　赤茯苓去黑皮。二两　厚朴去粗皮，姜汁炙。二两　艾叶炒。一两　地榆去苗，剉。一两半　榉木白皮剉碎，焙干。二两　阿胶炙令燥。一两半

上九味，粗捣筛。每服三钱匕，水一盏，煎至七分，去滓，空腹温服，日三。

治霍乱后虚冷腹痛，下利不止，**龙骨汤**方

龙骨　当归切，焙　干姜炮裂　甘草微炙　人参各一两　附子炮裂，去皮脐。半两

上六味，剉如麻豆。每服五钱匕，水一盏半，煎至八分，去滓热服，日三。

治霍乱下利不止而渴者，**白术汤**方

白术　厚朴去粗皮，涂生姜汁炙。三遍　当归切，焙　人参　干姜炮裂　甘草微炙。各二两

上六味，粗捣筛。每服五钱匕，水一盏半，煎至七分，去滓温服，如人行五六里再服。

治霍乱后，水利不止，**白茯苓丸**方

---

① 诃黎勒皮：日本抄本、文瑞楼本剂量同，明抄本、乾隆本作"一两"。
② 蘘荷根：日本抄本、文瑞楼本同，明抄本、乾隆本作"蘘荷叶"。

白茯苓去黑皮　黄檗去粗皮　干姜炮裂。各三①两　木瓜干者，去瓤。一枚。切，焙

上四味，捣罗为末，以粳米或粟米饮和为丸如梧桐子大，暴干。米饮下三十丸，日再。老小加减，亦治诸利。

治冷利洞泄及赤白滞利，**石榴**②**汤**方

酸石榴一枚③，大者　黄连去须。一两　干姜炮。二两

上三味，㕮咀。每服五钱匕，以水一盏半，煎至一盏，去滓，入阿胶二片，令烊，顿服之，不拘时。

治霍乱赤白冷热等利及暴泻，病势初发，吐泻不止，食入不得，并宜服**藜芦丸**方

藜芦炙，去苗　皂荚酥炙，去皮子　巴豆各一两。去心、皮、膜，炒出油

上三味，先捣前二味，细罗为末，与巴豆同研令匀，炼蜜为丸如小豆大。每旦米饮下一丸，取利为度，未利稍加之。

治霍乱下利，**陈橘皮汤**方

陈橘皮汤浸，去白，炒干　高良姜剉。各三分　厚朴去粗皮，姜汁涂，炙三遍。一两

上三味，粗捣筛。每服三钱匕，生姜半分，拍碎，水一盏，煎至七分，去滓温服，日四五服。

治霍乱水泻，肠胃冷滑，**诃黎勒丸**方

诃黎勒二两。以面裹煨，取皮并面为末　干姜炮　龙骨　赤石脂各一两

上四味，捣罗为末，以面糊为丸如梧桐子大。每服空心以米饮下二十丸。

治霍乱下焦虚寒，或先血后便，此为远血成利，**伏龙肝汤**方

伏龙肝净拣筛。二两　甘草炙。一两　干姜炮裂　生干地黄焙。各二两半　黄芩去黑心。一两半　牛膝酒浸，切，焙干。一两　乱

---

① 三：明抄本、乾隆本、文瑞楼本同，日本抄本作"二"。
② 石榴：日本抄本、文瑞楼本同，明抄本、乾隆本作"酸石榴皮"。
③ 枚：明抄本、日本抄本、文瑞楼本同，乾隆本此后有"取皮"。

发烧灰。一分

上七味，粗捣筛。每服三钱匕，生姜一分，拍碎，水一盏，煎至七分，去滓温服，日三。

治霍乱下焦虚寒，或便利后见血，**止血汤**方

续断　当归切，焙。各三两　干姜炮裂。四两　甘草炙。二①两　生干地黄焙。四两　蒲黄二两　桂去粗皮。三两　阿胶炙令燥。二两

上八味，粗捣筛。每服三钱匕，水一盏，煎至七分，去滓温服，日三。

治霍乱下焦热毒，利如鱼脑，杂赤血并下，脐腹疼痛不可忍，里急后重，**香豉汤**方

香豉微炒。二两　栀子仁一两　黄檗去粗皮。半两　地榆剉。一两　白术②　茜根拣净，剉碎。各三分③

上六味，粗捣筛。每服三钱匕，用薤白四寸，水一盏，同煎至七分，去滓温服，日三。

治霍乱下焦热结，或利下脓血，烦痛，**赤石脂汤**方

赤石脂四两　乌梅去核，炒干。一两　栀子仁半两　白术一两半　干姜炮裂。一两　升麻一两半　陈廪米微炒。半两

上七味，粗捣筛。每服五钱匕，水一盏半，煎至八分，去滓，空腹温服，日三。

霍乱转筋

论曰：霍乱转筋，缘风冷伤于三焦，传于脾胃，脾胃得冷则阳气不得宣行，致四肢筋络不得舒缓。此盖中下不足，其候冒闷不安，胫筋挛结，腨肉紧痛，反急于上，盖足阳明之经虚，膀胱之脉寒也。然足阳明之脉，其支者起胃下口，循腹里下至气冲中而合，以下髀关，抵伏兔，下入膝膑中，下循胻外廉，足太阳之

① 二：日本抄本、文瑞楼本同，明抄本、乾隆本作"四"。
② 白术：日本抄本、文瑞楼本同，明抄本、乾隆本无。
③ 各三分：文瑞楼本同，明抄本、乾隆本作"二两"，日本抄本作"各一分"。

经，其脉循髀外后廉，下合腘中，下贯腨内，是动则病髀不可回转，腘如结，腨如裂。治宜调胃腑而温膀胱之经，如此则小水得宜，寒冷自下，胃腑温和，霍乱可愈，转筋之疾，无由作也。

治霍乱转筋，**胡椒汤方**

胡椒　吴茱萸汤洗净，炒　肉豆蔻去壳。各半两　人参　桂去粗皮　干姜炮。各一两半

上六味，粗捣筛。每服五钱匕，以水一盏半，煎至八分，去滓温服。

治霍乱转筋，**蜀椒汤方**

蜀椒去目并闭口者，炒出汗。一分　乌梅七枚。去核，熬

上二味，㕮咀，以水二盏，煎取一盏，再入蜜一匙头，煎两沸，空腹顿服之，老人亦可服。

治霍乱转筋，**肉豆蔻汤方**

肉豆蔻去壳。半两　人参二两　桂去粗皮　吴茱萸汤洗净，炒。各一两半①

上四味，粗捣筛。每服三钱匕，入生姜三片，水一盏，煎至六分，去滓温服。

治霍乱转筋，**杜仲汤方**

杜仲去皮，剉，炒。一两一分　桂去粗皮。一两　甘草炙，剉。一分

上三味，粗捣筛。每服三钱匕，生姜三片，水一盏，煎至六分，去滓温服。

治霍乱转筋，闷绝欲死，**鸡白②汤方**

鸡粪白一合。熬　胡椒二十粒　高良姜　桂去粗皮　白术各一两一分　木瓜二③两　生姜切，焙。六分④

上七味，剉如麻豆。每服五钱匕，水一盏半，煎取八分，去

---

① 一两半：日本抄本、文瑞楼本同，明抄本、乾隆本作"一两"。
② 鸡白：日本抄本、文瑞楼本同，明抄本、乾隆本作"鸡屎白"。
③ 二：日本抄本、文瑞楼本同，明抄本、乾隆本作"六"。
④ 分：日本抄本、文瑞楼本同，明抄本、乾隆本作"两"。

滓，不拘时温服。

治霍乱转筋，吐泻不止，**木瓜汤方**

木瓜切。一两　青铜钱四十九文　乌梅五枚。拍碎，炒

上三味，以水二盏，煎至一盏，去滓，分三服，细呷。

治霍乱转筋，脉微而细，此风寒客于胃，吐泻不止，**厚朴汤方**

厚朴去粗皮，涂生姜汁，炙五度　干木瓜各一两　高良姜　香薷陈橘皮汤浸，去白，焙　紫苏子各半两

上六味，粗捣筛。每服五钱匕，生姜三片，盐少许，水一盏半，煎至八分，去滓温服。

治霍乱吐泻，转筋烦闷，**蘹香子散方**

蘹香子炒　木香　陈橘皮汤去白，焙　人参各半两　菖蒲切，米泔浸一日，炒。一两　甘草炙，剉。一分

上六味，捣罗为散。以冷米饮调下三钱匕，如人行三里再服。

治霍乱转筋不止，**桃仁煎方**

桃仁一千枚。汤去皮尖、双仁，研如面

上一味，以牛乳五升，解如浆水，于铜器内盛，在重汤内煎，瓷器中盛。每服空心温酒调下两匙。

治霍乱转筋，入腹欲死，**生姜酒方**

生姜五两。切

上一味，用无灰酒一升，煎取八合，顿服便差。

治霍乱转筋入腹，或腹中如欲转，**鸡白汤方**

鸡粪白炒。一两

上一味，捣为粗末。每服二钱匕，以水七合，煎三沸，去滓顿服，勿令病人知。

治霍乱转筋，淋足，**附子汤方**

附子去皮，剉。一枚　葱半斤。拍碎　生椒绵裹　生姜切，碎。各一分

上四味，以水一斗，煎三两沸，入瓷盆中，滤去滓，以盐浆水解之，冷热得所，淋洗立差。

治霍乱转筋入腹，**盐搵方**

盐三合

上一味，以水五升，煎取三升，浸青布搵转筋上。

治霍乱转筋，**苦酒絮裹足方**

苦酒一升半①

上取衣絮，内苦酒中，煮令温，从转筋处裹之。

治转筋入腹，裹足法

木瓜二枚。切破

上以水五升，煎取三升，以故青布浸汤中，用裹转筋上，如无木瓜，煎枝二两亦得。

治霍乱转筋方

木瓜汁一盏　木香末一钱匕

上二味，以热酒调下，不拘时。

治霍乱转筋，诸药不除方

胡椒末一分　木瓜汁一升　硇砂研极细。一钱匕

上三味，将木瓜汁浸椒、砂二末搅匀，微火熬令稠，和丸如梧桐子大。每服十丸，藿香汤下。

治胃气虚，霍乱吐泻，转筋腹痛，**神圣香薷饮方**

香薷穗经霜者。一两半　厚朴去粗皮　黄连去须。各二两　藕豆一两。焙

上四味，先用生姜汁四两，一处捣黄连、厚朴二味令细，炒成黑色，入香薷、藕豆二味，都粗捣筛。每服五钱匕，水一盏，酒一盏，共煎至一盏，瓷瓶内蜡纸封，沉入井底，候极冷，并服二服，至死者亦可救。

治霍乱转筋方

糯米二两。为末　干姜炮裂，为末　甘草生用，为末　人参为末。各二钱

上四味，拌匀，冷水调下三钱匕，不拘时。

---

① 一升半：日本抄本、文瑞楼本同，明抄本、乾隆本作"二升"。

霍乱心下痞逆

论曰：霍乱气结心下不散，则心气不得下通，故字书以痞为否，言其不通也。然痞为虚，按之不痛，气虽妨闷，不须快利，唯和调其胃，升降其气，则痞气自散，霍乱自宁矣。

治霍乱心下痞满，**半夏汤方**

半夏汤洗七遍，去滑，切，焙。三两　人参二两　赤茯苓去黑皮。四两

上三味，㕮咀如麻豆大。每服三钱匕，水一盏，入生姜一枣大，拍碎，煎至六分，去滓温服。

治霍乱心下结气连胸背痛，及吐酸水，日夜不止，**茯苓①汤方**

赤茯苓去黑皮　厚朴去粗皮，生姜汁炙　吴茱萸汤浸，焙，炒。各一②两　人参　陈橘皮汤浸，去白，焙。各二两　白术三两

上六味，粗捣筛。每服五钱匕，水一盏半，入生姜三片，煎至八分，去滓温服，不拘时。

治霍乱心下痞满，烦呕不止，**厚朴汤方**

厚朴去粗皮，生姜汁炙。四两　桂去粗皮　枳实麸炒，去瓤。各三两

上三味，粗捣筛。每服三钱匕，水一盏，生姜三片，煎至六分，去滓温服，不拘时。腹痛，加当归二两。

治霍乱心下气痞不通，**木瓜丸方**

木瓜去皮瓤，切，焙。十枚　木香三两　人参一两半　肉豆蔻去皮。半两　陈橘皮汤浸，去白，焙。二两　胡椒　槟榔剉。各三③两　吴茱萸汤浸，焙，炒。二两　草豆蔻去皮。三两　厚朴去粗皮，姜汁炙。二两　桂去粗皮。一两　苍术米泔浸一宿，刮去皮，焙。二两　缩砂去皮　高良姜各三④两　生姜一斤。捣绞取汁

---

① 茯苓：日本抄本、文瑞楼本同，明抄本、乾隆本作"赤茯"。
② 一：明抄本、乾隆本、文瑞楼本同，日本抄本作"二"。
③ 三：乾隆本、日本抄本、文瑞楼本同，明抄本作"一"。
④ 三：乾隆本、日本抄本、文瑞楼本同，明抄本作"二"。

上一十五味，除生姜汁外为细末，取生姜汁拌匀，用瓷瓶盛，于锅中以重汤煮一复时，取出更捣令匀，众手丸如梧桐子大。每服十丸，熟水下。

治霍乱心下痞逆，**半夏汤**方

半夏汤洗七遍，去滑，切，焙　人参各三两

上二味，剉如麻豆。每服三钱匕，入生姜三片，白蜜半匙，水一盏，煎至六分，去滓温服，不拘时。

治霍乱呕吐酸水，结气在心下，**吴茱萸汤**方

吴茱萸汤浸，焙，炒。一两　白术　赤茯苓去黑皮。各二两　陈橘皮汤浸，去白，焙。一两半　荜拨一两　厚朴去粗皮，生姜汁炙。二两　槟榔剉。二两半　人参一两半　大黄剉，炒。二两①

上九味，粗捣筛。每服五钱匕，水一盏半，竹茹弹子大，生姜三片，煎至一盏，去滓温服。

治霍乱心下痞满，饮食吐逆，水谷不化，**半夏橘皮汤**方

半夏汤洗七遍，去滑，切，焙　陈橘皮汤浸，去白，焙　厚朴去粗皮，姜汁炙。各一两　人参　白术　高良姜各半两

上六味，粗捣筛。每服五钱匕，水一盏半，生姜五片，大枣二枚，去核，煎至一盏，去滓温服。

治霍乱心下痞逆，似中恶状，**菖蒲**②**汤**方

生菖蒲一握。剉

上一味，以水同捣，取汁一盏，银石器内煎熟，分为三服，不拘时。

治霍乱呕吐涎沫，医反下之，心下作痞，**小半夏汤**方

半夏汤洗七遍，去滑，切，焙

上一味，㕮咀。每服三钱匕，水一盏，生姜三片，煎至六分，去滓温服。

---

① 二两：明抄本、乾隆本、文瑞楼本同，日本抄本作"两半"。
② 菖蒲：日本抄本、文瑞楼本同，明抄本、乾隆本作"石菖蒲"。

霍乱后烦躁卧不安

论曰：霍乱后烦躁，卧寐不安者，胃虚余势未尽，谷气郁蒸，津液内耗，血虚气乱，故烦懊不得安卧也。当安其胃气，则病可愈。

治霍乱烦躁懊憹，不得安卧，**木香汤**方

木香　干木瓜　紫苏不去茎。各一两　草豆蔻去皮。一两半

上四味，粗捣筛。每服三钱匕，水一盏，入黑豆半合许，生姜一枣大，拍碎，煎至七分，去滓温服，日三。

治霍乱烦躁眠卧不安，**麦门冬汤**方

麦门冬去心，焙。三两　茅根切，焙。五两　甘草炙　人参各一两①

上四味，粗捣筛。每服五钱匕，水一盏半，入竹茹弹子大，生姜一枣大，拍碎，煎至一小盏，去滓温服，日三。

治霍乱心烦懊不得安卧，**枇杷叶饮**方

枇杷叶拭去毛。一分　芦根洗，焙。三分　人参一分

上三味，粗捣筛。每服五钱匕，水一盏半，入薤白五寸，煎至一盏，去滓温服，有顷再服。

治霍乱烦躁不得息，**甘草汤**方

甘草炙，剉　半夏汤洗七遍，去滑　人参　陈橘皮汤浸，去白，焙。各二两

上四味，粗捣筛。每服五钱匕，水一盏半，入豉半合，生姜五片，煎至八分，去滓温服，日二。

治霍乱烦躁，卧不安，**橘皮汤**方

陈橘皮汤浸，去白，焙　人参各三②两

上二味，粗捣筛。每服四钱匕，水一盏半，入生姜三片，煎至八分，去滓温服，日三。

---

① 两：明抄本、乾隆本、文瑞楼本同，日本抄本作"分"。
② 三：日本抄本、文瑞楼本同，明抄本、乾隆本作"二"。

治霍乱后烦躁，卧不安，**橘姜汤**方

陈橘皮汤浸，去白，焙。一两　生姜二两

上二味，㕮咀。每服五钱匕，水一盏半，入醋少许，煎至一盏，去滓温服。

治霍乱后烦躁，卧不安，**豆姜**[①]**汤**方

大豆淘。一合　生姜切。半分

上二味，以酸浆水三盏，煎至一盏半，去滓，分温二服。

治霍乱后烦躁，卧不安，**葱白**[②]**汤**方

葱白十茎。切　大枣二十枚。去核

上二味，以水二盏，煎至一盏，顿服立差。

治霍乱吐利后，烦躁，卧不安，**调胃干姜散**方

干姜炮。一两

上一味，为细散。每服二钱匕，温粥饮调下。

治霍乱利后，烦热躁渴，卧不安，**竹叶**[③]**汤**方

淡竹叶[④]

上浓煮竹叶汁，饮五六合佳。

治霍乱吐后，心腹烦满，卧不安，觉热渴者，**栀子汤**方

栀子仁二两

上一味，粗捣筛。每服三钱匕，水一盏，入豉半合，煎至七分，去滓温服，有顷再服。

治霍乱利后，烦躁，卧不安，**粱米饮**方

粱米粉半升

上一味，以水一升半，和搅如白饧，分三服饮之，糯米亦得。

治霍乱后烦躁，卧不安，**姜茶散**方

干姜炮，为末。抄二钱匕　好茶末一钱匕

上二味，以水一盏，先煎茶末令熟，即调干姜末服之。

---

① 豆姜：日本抄本、文瑞楼本同，明抄本、乾隆本作"大豆　生姜"。
② 葱白：日本抄本、文瑞楼本同，明抄本、乾隆本作"葱白　大枣"。
③ 竹叶：日本抄本、文瑞楼本同，明抄本、乾隆本作"淡竹叶"。
④ 淡竹叶：原无，日本抄本、文瑞楼本同，据明抄本、乾隆本补。

治霍乱后烦躁，卧不安，服**木瓜子方**

木瓜子不拘多少

上一味，每服七粒，微嚼破，以温水半盏吞之差。

治霍乱后烦躁，眠睡不安，**神应散方**

丹砂研　硫黄研。各一钱　朴消二钱　蛤粉三钱半　人参　白茯苓去黑皮。各一分

上六味，捣罗为散。每服一钱匕，用脂麻水调下，不计时候服。

治霍乱后胃气虚，不能安卧，**香薷饮方**

香薷一握　生姜三两　木瓜一枚

上三味，细切研，搅取自然汁，空心顿服。

治霍乱烦躁不得安卧，**丁香白术丸方**

丁香一两　白术　沉香剉　胡椒各半两　肉豆蔻去壳　五味子各三①分　芎䓖　白僵蚕各一分

上八味，捣罗为末，研匀，好酒煮木瓜一枚取肉，丸如梧桐子大。若患泻，煎木瓜汤下二十丸；若气疾，温酒下。

---

① 三：明抄本、日本抄本、文瑞楼本同，乾隆本作"二"。